轻松、愉快、平安、顺利地
孕育一个既聪明又健康漂亮的宝宝

# 怀孕
## 每日一页

·科学胎教早教知识百科·

卢立芹 ◎ 编著

中国中医药出版社
·北京·

图书在版编目（CIP）数据

怀孕每日一页/卢立芹编著．—北京：中国中医药出版社，2014.1
ISBN 978-7-5132-1677-7

Ⅰ.①怀… Ⅱ.①卢… Ⅲ.①妊娠期-妇幼保健-基本知识 Ⅳ.①R715.3

中国版本图书馆 CIP 数据核字（2013）第 249365 号

中国中医药出版社出版
北京市朝阳区北三环东路 28 号易亨大厦 16 层
邮政编码　100013
传真　010 64405750
北京中振源印务有限公司印刷
各地新华书店经销

\*

开本 710mm×1000mm　1/16　印张 19.5　字数 287 千字
2014 年 1 月第 1 版　2014 年 1 月第 1 次印刷
书　号　ISBN 978-7-5132-1677-7

\*

定价 28.80 元
网址　www.cptcm.com
如有印装质量问题请与本社出版部调换
版权专有　侵权必究
社长热线　010 64405720
购书热线　010 64065415　010 64065413
书店网址　csln.net/qksd/
官方微博　http://e.weibo.com/cptcm

# FOREWORD
# 前 言

怀孕280天,是女人一生中最幸福的10个月,也是最辛苦的10个月。从备孕的懵懂,到可能怀孕的焦虑,到确认怀孕的兴奋与惶恐,到肚子一天天变大的幸福,到最后生产的恐惧与期待,我们将陪你度过孕期的每一天。

从现在开始,你将经历生命中最大的变化,你将成为一个孩子的母亲,也将完成你一生中向完美女人转变的一个重要过程。怀孕后的你可能依然坚持上班,每天带着你的宝宝,度过忙碌而又充实的一天。你可能将要一个人去医院做产检,医院走廊里排起的长队使你略感烦躁,而B超画面里的小人儿却又使你觉得自己是天底下最幸福的女人。当宝宝用力踢你的时候,你总是忍不住要幸福地微笑;当他很久不踢你时,你又不禁开始焦虑与不安。宝宝越长越大,你的负担也越来越重了,腰酸、胸闷、腿脚痛……你开始期待这280天快点走完,期待宝宝早点出来和你见面。而在期待的同时,你还会担心自己能不能顺产,担心如果是剖宫,会不会对宝宝有什么不好的影响……

为人父母的甜蜜与艰涩,幸福与困惑,这280天里你将一一体会。

你不妨和你身边的"过来人"探讨一下,她们将非常乐意和你分享曾经的宝贵经验。你也不妨跟着我们为你准备的这本《怀孕每日一页》,每天学一点孕产知识,幸福地守望天使降临人间的那一刻。关于280天从一个卵子遇到精子直到胎儿分娩,这个过程实际上有266天左右,但整个孕程一般按40周或280天来计算,这是从末次月经的第一天算起的,因为大多数孕妈妈都说不清受精具体发生在哪一天,却能牢记每个月"好朋友"来临是哪一天。

怀孕每日一页

在本书中，我们按一般惯例将末次月经的第一天作为孕期的第一天，每4周计为1个月（28天），即整个孕期280天。

《怀孕每日一页》的内容提供了全面的、系统的、权威的孕期指导，以孕期知识为主，按照怀孕时间安排内容，280天每一天都关注着孕妈妈的身体变化和心理变化。《怀孕每日一页》提供了大量的孕产信息，记录了孕期可能发生的一切，帮助孕妈妈了解更多的孕产知识。孕妈妈可以结合自身情况，找到解决自身问题的办法，在准爸爸的参与下，帮助孕妈妈健康、安全地度过整个孕期。

孕妈妈在轻松的阅读中让你获得最实用的孕产知识，在最恰当的时候提醒你应该记得的事情。陪伴你顺利、愉悦走过这280天，是我们最大的心愿。

# Contents
# 目 录

## 第 1 个月　准备要个聪明宝宝 ……………………………… 1

第 1 天　确定什么时候要宝宝 …………………………… 2
第 2 天　您准备好了吗 …………………………………… 3
第 3 天　制定一个怀孕计划 ……………………………… 4
第 4 天　避免受孕不利的时期 …………………………… 5
第 5 天　做好孕期开支计划 ……………………………… 6
第 6 天　孕前必须做的营养准备 ………………………… 7
第 7 天　一定要做孕前检查 ……………………………… 8
第 8 天　要远离烟酒茶 …………………………………… 9
第 9 天　准妈妈要远离宠物 ……………………………… 10
第 10 天　推算排卵期 …………………………………… 11
第 11 天　孕前如何饮食 ………………………………… 12
第 12 天　进行环境监测 ………………………………… 13
第 13 天　避开黑色受孕时间 …………………………… 14
第 14 天　选择最佳怀孕时间 …………………………… 15
第 15 天　宝宝悄无声息地来了 ………………………… 16
第 16 天　制定适宜的胎教计划 ………………………… 17
第 17 天　准备一本孕育日记 …………………………… 18
第 18 天　合理补充叶酸 ………………………………… 19
第 19 天　要做好情绪胎教 ……………………………… 20

HUAIYUN MEI RI YI YE

| 第20天 | 孕1月食谱 | 21 |
| --- | --- | --- |
| 第21天 | 要谨慎用药 | 22 |
| 第22天 | 选择散步运动方式 | 23 |
| 第23天 | 打造"好孕"家居环境 | 24 |
| 第24天 | 一定要远离噪声 | 25 |
| 第25天 | 生双胞胎的药要慎用 | 26 |
| 第26天 | 高龄孕妇与保胎 | 27 |
| 第27天 | 准妈妈孕前检查项目 | 28 |

## 第2个月　怀孕初始反应与应对 …… 29

| 第28天 | 准爸爸孕前检查项目 | 30 |
| --- | --- | --- |
| 第29天 | 如何知道自己怀孕了 | 31 |
| 第30天 | 了解怀孕的身体变化 | 32 |
| 第31天 | 宝宝像只"小海马" | 33 |
| 第32天 | 控制宫外孕 | 34 |
| 第33天 | 了解验孕常识 | 35 |
| 第34天 | 孕期减压方法 | 36 |
| 第35天 | 了解容易导致流产的生活习惯 | 37 |
| 第36天 | 采取正确的睡眠姿势 | 38 |
| 第37天 | 孕2月准妈妈营养补充 | 39 |
| 第38天 | 远离危险食物 | 40 |
| 第39天 | 抗过敏方法 | 41 |
| 第40天 | 怀孕的征兆解读 | 42 |
| 第41天 | 早孕食谱 | 43 |
| 第42天 | 推算预产期方法 | 44 |
| 第43天 | 异常妊娠早发现 | 45 |
| 第44天 | 孕2月的抚摩胎教 | 46 |
| 第45天 | 警惕几种炎症 | 47 |

| | | |
|---|---|---|
| 第 46 天 | 孕早期感冒需谨慎 | 48 |
| 第 47 天 | 如何准备孕妇装 | 49 |
| 第 48 天 | 不能喝的饮料 | 50 |
| 第 49 天 | 调整好准妈妈的情绪 | 51 |
| 第 50 天 | 建卡常识 | 52 |
| 第 51 天 | 预防流产 | 53 |
| 第 52 天 | 胎教音乐 | 54 |
| 第 53～54 天 | 防辐射知识 | 55 |
| 第 55～56 天 | 如何做个细心的准爸爸 | 56 |

## 第 3 个月　精心呵护孕宝宝　57

| | | |
|---|---|---|
| 第 57 天 | 腰酸背痛最好睡硬床垫 | 58 |
| 第 58 天 | 孕期看电视注意事项 | 59 |
| 第 59 天 | 胎宝宝变得有模样了 | 60 |
| 第 60 天 | 准妈妈饮食中的规则 | 61 |
| 第 61 天 | 尿失禁与对策 | 62 |
| 第 62 天 | 孕期要早补钙 | 63 |
| 第 63 天 | 孕期如何选择内衣 | 64 |
| 第 64 天 | 安全饮水原则 | 65 |
| 第 65 天 | 准妈妈洗澡常识 | 66 |
| 第 66 天 | 减缓便秘的食谱 | 67 |
| 第 67 天 | 要补充 DHA | 68 |
| 第 68 天 | 谨防牙科疾病 | 69 |
| 第 69 天 | 孕期远离化妆品 | 70 |
| 第 70 天 | 妙音是胎宝宝的享受 | 71 |
| 第 71 天 | 最好不用电热毯 | 72 |
| 第 72 天 | 多吃鱼让宝宝大脑更聪明 | 73 |
| 第 73 天 | 胎宝宝也需要环境美 | 74 |

| 第74天 | 孕早期不要擅自进补 | 75 |
| --- | --- | --- |
| 第75天 | 一些肉和水产品要忌口 | 76 |
| 第76天 | 孕早期的运动常识 | 77 |
| 第77天 | 如何缓解孕期胀气 | 78 |
| 第78天 | 不要忽视营养素 | 79 |
| 第79天 | 吃酸有讲究 | 80 |
| 第80天 | 胎教音乐 | 81 |
| 第81~82天 | 孕期流鼻血怎么办 | 82 |
| 第83~84天 | 孕期检查注意事项 | 83 |

## 第4个月　孕妈妈告别孕早期　　84

| 第85天 | 可以做一些时尚居室布置 | 85 |
| --- | --- | --- |
| 第86天 | 性生活要使用避孕套 | 86 |
| 第87天 | 宝宝进入快速生长期 | 87 |
| 第88天 | 做做孕妇体操 | 88 |
| 第89天 | 孕4月营养常识 | 89 |
| 第90天 | 孕期贫血防治 | 90 |
| 第91天 | 切不可有松懈心理 | 91 |
| 第92天 | 孕期B超如何做 | 92 |
| 第93天 | 教您看懂B超单 | 93 |
| 第94天 | 要控制体重 | 95 |
| 第95天 | 胸部保养常识 | 96 |
| 第96天 | 孕期穿衣注意事项 | 97 |
| 第97天 | 做孕期瑜伽 | 98 |
| 第98天 | 预防色素沉着 | 99 |
| 第99天 | 了解羊水知识 | 100 |
| 第100天 | 孕期性生活要注意 | 101 |
| 第101天 | 动手做些新鲜的果汁 | 102 |

第 102 天　孕期日常姿势有学问 …………………………… 103

第 103 天　准妈妈出行注意事项 …………………………… 104

第 104 天　孕期头晕怎么办 ………………………………… 105

第 105 天　唐氏综合征筛查 ………………………………… 106

第 106 天　教您读懂唐氏筛查报告单 ……………………… 107

第 107 天　准妈妈做家务要注意 …………………………… 108

第 108 天　孕期头发护理常识 ……………………………… 109

第 109～110 天　触摸胎教法 ………………………………… 110

第 111 天　选购称心的孕妇装 ……………………………… 111

第 112 天　孕期打鼾危害大 ………………………………… 112

# 第 5 个月　孕妈妈时刻要预防意外 …………………… 113

第 113 天　感觉到胎动 ……………………………………… 114

第 114 天　孕相越来越明显 ………………………………… 115

第 115 天　充满活力的小家伙 ……………………………… 116

第 116 天　孕 5 月饮食营养 ………………………………… 117

第 117 天　不能吃的滋补中药 ……………………………… 118

第 118 天　开展有意胎教 …………………………………… 119

第 119 天　孕中期宜加强运动锻炼 ………………………… 120

第 120 天　吃好三餐让您更有活力 ………………………… 121

第 121 天　均衡饮食有益胎宝宝 …………………………… 122

第 122 天　如何与宝宝"交谈" …………………………… 123

第 123 天　孕期如何护肤 …………………………………… 124

第 124 天　预防妊娠纹 ……………………………………… 125

第 125 天　及早发现胎位不正 ……………………………… 126

第 126 天　自制蔬果汁 ……………………………………… 127

第 127 天　多接触阳光 ……………………………………… 128

第 128 天　准妈妈怎样用空调 ……………………………… 129

| 第129天 | 孕期吃香蕉好处多 | 130 |
| 第130天 | 职业女性的孕期常识 | 131 |
| 第131天 | 可以带着胎宝宝去旅行 | 132 |
| 第132天 | 缓解腰酸背疼的方法 | 133 |
| 第133天 | 读唐诗给宝宝胎教 | 134 |
| 第134天 | 穿鞋的学问 | 135 |
| 第135天 | 孕期游泳常识 | 136 |
| 第136天 | 如何选择饮品 | 137 |
| 第137天 | 补钙要科学 | 138 |
| 第138天 | 胎儿镜检查 | 139 |
| 第139天 | 各阶段需补充的营养 | 140 |
| 第140天 | 产检和B超检查 | 141 |

## 第6个月 孕妈妈的幸福与挑战 …… 142

| 第141天 | 妊娠高血压综合征的危害 | 143 |
| 第142天 | 如何自测妊娠高血压综合征 | 144 |
| 第143天 | 宝宝可以倾听了 | 145 |
| 第144天 | 孕6月准妈妈饮食 | 146 |
| 第145天 | 妊娠高血压综合征的调理 | 147 |
| 第146天 | 给宝宝读读美丽的散文 | 148 |
| 第147天 | 美肤妙招 | 149 |
| 第148天 | 音乐胎教的方式 | 150 |
| 第149天 | 给胎宝宝做运动训练 | 151 |
| 第150天 | 减轻妊娠色斑的食物 | 152 |
| 第151天 | 准爸爸如何让婚姻更甜蜜 | 153 |
| 第152天 | 完美丈夫方案 | 154 |
| 第153天 | 预防孕中期贫血 | 155 |
| 第154天 | 预防孕期水肿 | 156 |

| 第155天 | 妈妈动脑宝宝受益 | 157 |
| 第156天 | 孕期哪种姿势最舒适 | 158 |
| 第157天 | 胎宝宝语言的教育 | 159 |
| 第158天 | 如何调理孕期便秘 | 160 |
| 第159天 | 怀孕中后期如何运动 | 161 |
| 第160天 | 夏季的生活调理 | 162 |
| 第161天 | 如何合理控制体重 | 163 |
| 第162天 | 孕中晚期如何预防"胃灼热" | 164 |
| 第163天 | 谐振法胎教 | 165 |
| 第164天 | 头皮按摩缓解孕期脱发 | 166 |
| 第165天 | 孕中期是进补的最佳时机 | 167 |
| 第166天 | 准妈妈秀发护理方法 | 168 |
| 第167天 | 准妈妈节假日常识 | 169 |
| 第168天 | 第四次产检——糖尿病筛查 | 170 |

## 第7个月 不要忽视了胎教 ......171

| 第169天 | 准妈妈每天散步有好处 | 172 |
| 第170天 | 孕7月的抚摩胎教 | 173 |
| 第171天 | 胎宝宝变得耳聪目明了 | 174 |
| 第172天 | 胎宝宝也有"小脾气" | 175 |
| 第173天 | 孕晚期如何安然入睡 | 176 |
| 第174天 | 孕晚期准妈妈活动安全常识 | 177 |
| 第175天 | 孕晚期如何吃有学问 | 178 |
| 第176天 | 孕晚期如何预防痔疮 | 180 |
| 第177天 | 光照胎教法 | 181 |
| 第178天 | 注意锌和铜的补充 | 182 |
| 第179天 | 不宜忽视某些疼痛 | 183 |
| 第180天 | 饮食胎教很重要 | 185 |

| 第181天 | 讲给胎宝宝的童话 | 186 |
| 第182天 | 拍摄孕期写真 | 187 |
| 第183天 | 孕期养花宜忌 | 188 |
| 第184天 | 缓解孕期忧郁的方法 | 189 |
| 第185天 | 孕期吃鱼好处多 | 190 |
| 第186天 | 夏季要注意防晒 | 191 |
| 第187天 | 胎教的四种禁忌 | 192 |
| 第188天 | 慎防尿路感染 | 193 |
| 第189天 | 十首胎教音乐 | 194 |
| 第190天 | 注意数胎动 | 195 |
| 第191天 | 怎样数胎动 | 196 |
| 第192天 | 可以上分娩课了 | 197 |
| 第193天 | 别患上恐药症 | 198 |
| 第194天 | 多看漂亮宝宝照片舒缓心情 | 199 |
| 第195天 | 要尽量少乘电梯 | 200 |

## 第8个月 孕妈妈的孕晚期 …… 201

| 第196天 | 高度近视孕晚期要尤其注意 | 202 |
| 第197天 | 上火该怎么办 | 203 |
| 第198天 | 维生素C有利分娩 | 204 |
| 第199天 | 胎宝宝开始有感情了 | 205 |
| 第200天 | 准妈妈饮食原则 | 206 |
| 第201天 | 预防孕期气短 | 207 |
| 第202天 | 早产的征兆及预防 | 208 |
| 第203天 | 冬季营造适宜家居环境 | 209 |
| 第204天 | 羊水过多或过少 | 210 |
| 第205天 | 准爸爸与胎宝宝讲话的好处 | 211 |
| 第206天 | 孕晚期不适调理 | 212 |

# 目录

第207天　孕晚期的饮食方案 …… 213
第208天　胎儿生长受限早发现 …… 214
第209天　方便面不能随便吃 …… 215
第210天　慎防下肢静脉曲张 …… 216
第211天　勿过分担忧近视 …… 217
第212天　让宝宝拥有一双明亮的眼睛 …… 218
第213天　阅读胎教法 …… 219
第214天　胎梦的秘密 …… 220
第215天　前置胎盘怎么办 …… 221
第216天　绘画胎教 …… 222
第217天　孕期痔疮调治 …… 223
第218天　宝宝长大会像谁 …… 224
第219天　粗粮的重要性 …… 225
第220天　哪些食物不能吃 …… 226
第221天　乙肝病毒母婴传播常识 …… 227
第222天　预防孕晚期维生素K的缺乏 …… 228
第223天　孕晚期要补充充足的钙 …… 229
第224天　预防孕期仰卧综合征 …… 230

## 第9个月　胎宝宝终于成熟了 …… 231

第225天　了解早产征兆 …… 232
第226天　身体沉重的准妈妈 …… 233
第227天　为出生做准备的胎宝宝 …… 234
第228天　吃点零食补充营养 …… 235
第229天　把良好的生活情趣带给宝宝 …… 236
第230天　想象宝宝的样子 …… 237
第231天　怀孕期抽筋应对方法 …… 238
第232天　准妈妈一日食谱 …… 239

| | | |
|---|---|---|
| 第233天 | 练习分娩技巧 | 240 |
| 第234天 | 多吃有助智力发育的食物 | 241 |
| 第235天 | 在孕期培养宝宝良好的习惯 | 242 |
| 第236天 | 了解脐带绕颈 | 243 |
| 第237天 | 和宝宝一起做操 | 244 |
| 第238天 | 判断胎宝宝的成熟度 | 245 |
| 第239天 | 孕晚期应注意睡眠姿势 | 246 |
| 第240天 | 孕晚期不宜旅行 | 247 |
| 第241天 | 孕晚期不宜久站 | 248 |
| 第242天 | 不要让胎宝宝缺氧 | 249 |
| 第243天 | 孕晚期胀气怎么办 | 250 |
| 第244天 | 孕晚期准妈妈装扮常识 | 251 |
| 第245天 | 孕晚期可进行的运动 | 252 |
| 第246天 | 随时做好住院的准备 | 253 |
| 第247天 | 沐浴须小心 | 254 |
| 第248天 | 孕晚期准爸爸要体贴 | 255 |
| 第249天 | 缩肛练习有好处 | 256 |
| 第250天 | 如何减轻孕晚期的疲劳感 | 257 |
| 第251天 | 需要提前待产的准妈妈 | 258 |

## 第10个月 迎接新生命的到来 ······ 259

| | | |
|---|---|---|
| 第252天 | 备齐宝宝必需的生活用品 | 260 |
| 第253天 | 了解无痛分娩 | 262 |
| 第254天 | 准妈妈要留意的急症 | 263 |
| 第255天 | 哪些食物有助产的作用 | 264 |
| 第256天 | 胎宝宝足月了 | 265 |
| 第257天 | 让胎宝宝有一颗美好心灵 | 267 |
| 第258天 | 难产常识 | 269 |

## 目录

| | | |
|---|---|---|
| 第259天 | 用美学影响胎宝宝 | 270 |
| 第260天 | 到产房看看 | 272 |
| 第261天 | 不宜睡席梦思床 | 273 |
| 第262天 | 孕期容易被忽视的安全事项 | 274 |
| 第263天 | 分娩方式早知道 | 276 |
| 第264天 | 做做分娩热身操 | 277 |
| 第265天 | 为分娩做好心理准备 | 278 |
| 第266天 | 音乐胎教 | 280 |
| 第267天 | 分娩前吃什么 | 281 |
| 第268天 | 自然分娩好处多 | 283 |
| 第269天 | 准妈妈要学会放松 | 284 |
| 第270天 | 了解分娩前征兆 | 285 |
| 第271天 | 顺产怎样避免"会阴侧切" | 286 |
| 第272天 | 入院不宜过早或过晚 | 287 |
| 第273天 | 待产包清单 | 288 |
| 第274天 | 准爸爸来做临产时的最佳配角 | 289 |
| 第275天 | 需在医院住多长时间 | 291 |
| 第276天 | 剖宫产术后新妈妈要注意什么 | 292 |
| 第277天 | 产后要及时排尿 | 293 |
| 第278天 | 产后头几天该怎么吃 | 294 |
| 第279天 | 初乳是给宝宝最好的礼物 | 295 |
| 第280天 | 宝宝的到来改变了你的世界 | 296 |

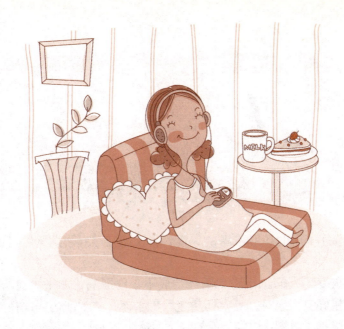

# 第1个月
## 准备要个聪明宝宝

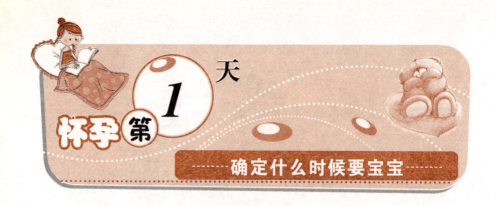

## 怀孕第1天 —— 确定什么时候要宝宝

对怀孕做了充分讨论和准备的夫妻，不仅能处理好孕期的各种问题，更能优生优育。

怀孕对夫妻二人的工作和生活将造成不小的影响，如果没有心理准备，事先没有商量好怎么应对，等到怀孕之后再来谈，由于准妈妈的情绪起伏变化不定，可能越谈越糟，这样造成的沟通不畅，会让小问题变成大矛盾。

### 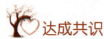 达成共识

孩子什么时候要？妻子怀孕，丈夫需要承担什么？怀孕的过程中性生活如何解决？怀孕的生活细节谁来分担，譬如家务如何分配？妻子怀孕以后，工作怎么办？……要知道对方的想法，尽可能达成共识。

###  家庭关系梳理好

不要以"老人着急"为借口逼着妻子怀孕；年轻男性对于新生命的孕育难免会有些紧张、恐惧和抵触，妻子不要埋怨丈夫不喜欢小孩；双方老人哪方来照顾孕期和小宝宝，要事先商量好；当一方父母介入小家庭的时候，要协调自己父母与另一方的关系，既考虑到父母的辛苦，也要考虑到另一方生活在你的亲友圈子中而感到的莫名孤独。

###  积极应对角色转换

**妻子：** 可能遭遇职业生涯的退潮甚至中断，出现社交缺乏。

**丈夫：** 一方面，可能要承担主要的经济压力以及妻子很多莫名其妙的情绪波动，失去更多自由的社交时间；另一方面，激发更强的进取动力，从而获得更大的职业成就感和自我价值的实现。

第1个月　准备要个聪明宝宝

怀孕第 2 天　您准备好了吗

年轻的夫妻决定要生一个宝宝，无疑是一生中最重要的决定之一。宝宝的到来，对夫妻双方都是一项重大考验。为了孕育聪明、健康的宝宝，准爸妈该做哪些准备呢？

### 远离有害物

比如说，您是否做过孕前健康检查以及咨询，是否接触过烟酒、咖啡类饮料，是否接受过辐射（如照射X光），是否在对人体有害（如农药、麻醉剂、铅、汞、镉等）的环境中作业过，是否吃过禁忌药品，停服口服避孕药是否有半年的时间，是否使用过含雌激素的护肤品，是否养过宠物，如此等等。如果这些基本的准备工作，您不了解，甚至什么都没有做，那么，建议您再准备一段时间，为胎宝宝的到来做好充分的准备。

### 调养好身体

怀孕前的几个月，准爸妈的饮食要健康，营养要均衡充足，这不仅是为将来的胎宝宝准备的，它还能使准妈妈更轻松地应对孕后及产后出现的各种变化。在准妈妈打算受孕的前3个月，每天要补充约400微克的叶酸。如果这些工作没有做到位，那么就要推迟受孕时间，以免胎宝宝的健康受到影响。

### 做好心理准备

准爸妈必须首先沟通好，夫妻双方是否能接受胎宝宝的到来，一旦确定了要宝宝，就要保持良好的心态。准妈妈怀孕期间的心理状态与情绪变化，对胎宝宝的发育，以及对宝宝成年后的性格、心理素质的发展都会造成直接的影响。因此怀孕期间准妈妈保持良好的心理状态直接影响着胎宝宝的健康。所以，如果准爸妈都希望尽快要孩子，就必须从心理和精神上做好准备。

## 怀孕每日一页

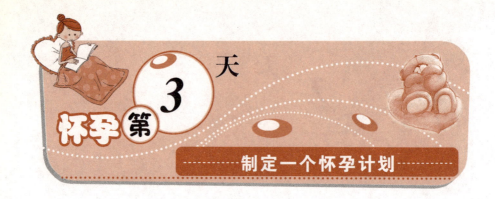

### 怀孕第 3 天 —— 制定一个怀孕计划

孕育一个聪明的宝宝,并看着他出生,这是多少年轻的夫妻期盼的事情啊!但如果准妈妈在怀孕后还浑然不觉,误服药物或疏忽了生活上的细节,就可能对胎宝宝和自己产生不良的影响。而且胎教是要从孕前开始的,在怀孕之前,准爸妈在身体和心理上所做的准备,已经是胎教真正的开端。所以,制订一份详细的怀孕计划是必不可少的。

#### 做好孕前锻炼计划

实施一个完善的孕前运动计划不仅可以使产后身材的恢复事半功倍,还可帮助产妇提高肌肉质量和关节的稳定能力,保护准妈妈及胎宝宝的生命安全,更好地保证准妈妈的健康,减少和避免妊娠高血压及糖尿病的发病概率。呼吸控制练习,还能减少生产时的痛楚,帮助产妇顺利分娩,使宝宝的健康得到更好的保障。

#### 做好孕前饮食计划

怀孕后,准妈妈并非从一开始就胃口大开。

在孕早期的前3个月里,胚胎的变化主要是生长发育,需要的营养物质并不多,而且,由于妊娠反应,准妈妈一般胃口欠佳。因此,在这一时期,准妈妈不必强求营养物质的摄入,应遵循的饮食原则是少食多餐,避免摄入油腻、不易消化的食物。应多吃一些绿色蔬菜和水果,多吃面条、馄饨、粥、汤等半流质的东西。

到了孕中期及孕晚期,随着妊娠反应的消失,准妈妈食欲大增,而且食量大增。此时胎宝宝的生长发育迅速,对各种营养素的需求增大。此时,准妈妈要本着合理、全面的原则尽量摄入多种营养素,首先是保证热量的摄入,其次是蛋白质、维生素和无机盐。食物的类型要多样,多食蔬菜和水果。

第1个月 准备要个聪明宝宝

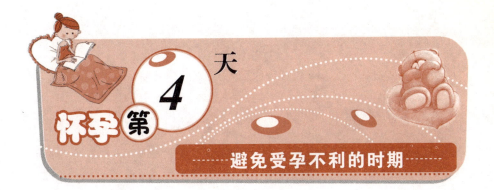

怀孕第4天 —— 避免受孕不利的时期

每个家庭都希望拥有一个健康的孩子，那么，怎样才能避免和减少残疾儿的出生，做到优生优育呢？

### 不要在旅行途中受孕

由于人在旅行途中生活起居没有规律，睡眠不足，饮食失调，营养偏缺，大脑皮质经常处于兴奋状态，加上过度疲劳和旅途颠簸，可影响胚胎生长或引起受孕子宫收缩，导致流产或先兆流产。

### 早产/流产和摘除葡萄胎后不宜立即受孕

妇女在早产、流产后子宫内膜受到创伤，立即受孕容易再度流产而形成习惯性流产，所以首次流产或早产后至少要过半年后再受孕，这样让子宫内环境有一个完全恢复的过程。葡萄胎摘除后，原已隐蔽在静脉丛中的滋养层细胞，经过一段时间后（多在1～2年），可重新活跃甚至发生恶性变化。因此，对葡萄胎手术后的病人，为防止其发展成恶性葡萄胎及绒毛膜上皮癌，至少要定期随诊两年，而这段时间内绝对不能受孕。

### 不要在炎热和严寒季节受孕

因为怀孕早期，正是胎宝宝的大脑皮质初步形成的阶段。炎热的季节，食欲不好，蛋白质摄入量减少，机体消耗量大，会影响胎宝宝大脑的发育。严寒季节准妈妈多在室内活动，新鲜空气少，接触呼吸道病毒的机会增多，容易感冒而伤害胎宝宝。

### 孕期需注意的异常信号

孕期要注意一些异常信号的出现，如阴道流血、流水、分泌物增加、腹部坠痛、肢体水肿、周身瘙痒、子宫体过快或过慢增长、胎动过频或过慢、头痛、头晕等自觉症状，若出现以上情况，要及时到正规医院就诊。

## 怀孕 每日一页

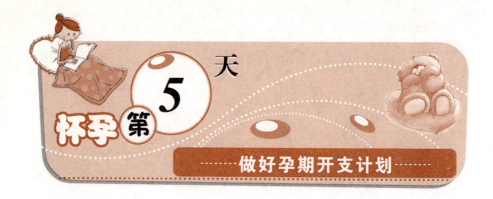

# 怀孕第 5 天

## 做好孕期开支计划

对于很多准备怀孕的夫妻来说，除了做各个孕前准备之外，还要对怀孕期间需要花费的费用做一个预估，这样在孕期就不必为各项支出的费用而担忧了。

### ❤ 营养饮食开支

怀孕期间，随着胎宝宝的不断发育，准妈妈需要摄取多种营养元素，以满足胎宝宝的营养需求。怀孕期间若准妈妈不注重摄取均衡的营养，不但会使胎宝宝的生长发育受到影响，也会使准妈妈在产后更加虚弱。因此，对孕期营养饮食方面的花费要提前做好预算。

### ❤ 产检分娩开支

准妈妈从备孕、怀孕到生产，会经历各种孕期检查项目。同时也要考虑在孕期及分娩过程中，母亲和婴儿有可能遇到的意外情况，以及住院费、手术费等方面的花销。

**孕前体检：** 女方体检费约500元，男方体检费用约300元。

全程约2500元，包括常规检查、唐氏综合征筛查和三维彩超一次。

**住院分娩：** 自然分娩约3000元，无痛分娩约4000元，剖宫产约6000元。如果是贵宾房或特殊病房，3天的费用会增加1500～2000元。但是每年各级、各地区医院的收费标准也有所不同，仅供参考。

### ❤ 母婴用品开支

准妈妈怀孕后，由于体型变化和防辐射的需求，需要购置孕期服装及防辐射服；护肤品也需更换为天然成分产品；产后护理的相关用品也需提前准备。此外，为了迎接宝宝到来，衣物、婴儿车、儿童床、洗浴喂养护理用品、玩具等，也要在孕期逐渐添置。

**准妈妈所需服装：** 防辐射服、孕妇内裤、孕妇装（裙）、孕妇秋衣裤、平底鞋等。

**宝宝用品：** 衣物、家居用品、外出用品、哺育用品、洗护用品、日常护理用品、玩具用品等。

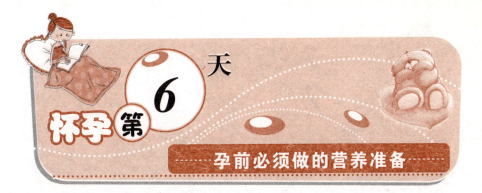

## 怀孕第6天　孕前必须做的营养准备

很多准妈妈都习惯于怀孕后补充营养，其实宝宝的健康与智力，尤其是先天性体质往往从成为受精卵的那一刻起就已经决定了。为了保证母婴健康，准妈妈必须从孕前就开始调整自身所需的营养元素。孕前饮食需注意的几个方面有：

### 增加精子和卵子的活力

夫妻双方因精子或卵子活力不强而致怀孕失败的例子较为多见，多吃瘦肉、蛋类、鱼虾、肝脏、豆类及豆制品、海产品、新鲜蔬菜和时令水果等，科学饮食，增加营养可以改善精子和卵子的活力，提高受孕概率。

### 补充叶酸

叶酸是一种B族维生素，对细胞的分裂、生长及核酸、氨基酸、蛋白质的合成起着重要的作用。因此，叶酸是胎宝宝生长发育中不可缺少的营养素。若不注意孕前与孕期补充叶酸，会影响胎宝宝大脑和神经管的发育，导致胚胎发育异常。孕前及孕早期尤应注意多摄取富含叶酸的食物，如红苋菜、菠菜、生菜、芦笋、龙须菜、油菜、小白菜、豆类、酵母、动物肝、香蕉、橙汁等。孕前及孕期的妇女可以每天吃一根香蕉，因其富含叶酸，可以预防婴儿先天畸形。

### 饮食要多样化、要回归自然

不同的食物所含的营养素不同，营养含量也不等。因此，食物要吃得杂一些，不要偏食，最好什么都吃，特别是五谷杂粮。

准备怀孕时及怀孕后，都应注意选用新鲜的时令蔬菜、瓜果，避免食用含食品添加剂、色素、防腐剂的食物。

### 注意在体内储存钙和铁

怀孕中后期，容易发生缺铁性贫血和缺钙，此时再去补充为时已晚。因此，在孕前应多食用鱼类、牛奶、奶酪、海藻、牛肉、猪肉、鸡蛋、豆类及绿黄色蔬菜等食物，在体内储存丰富的铁和钙，以免怀孕后导致铁和钙的缺乏。

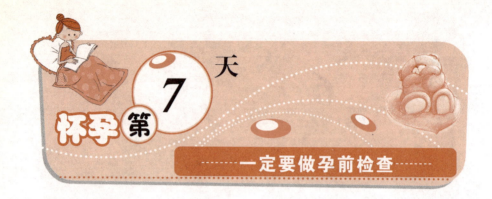

## 怀孕第7天 ——一定要做孕前检查

孕前检查能帮助准爸妈在怀孕前发现异常、及时治疗和避免潜在问题，将身体和心理都调适到最佳状态，并在医生指导下有计划地怀孕，以减少胎宝宝出生缺陷，平安度过孕期和分娩。

### 一般体检不能代替孕前检查

一般体检以最基本的身体检查为主，但孕前检查主要是检测生殖器官以及与之相关的免疫系统、遗传病史等。孕前检查的涉及内容和主要意义包括以下三方面：

**孕前查体**：主要发现是否有生殖器官炎症、生殖器官肿瘤、生殖器官畸形，第二性征是否发育正常等，以便及时进行矫治。

**优生指导**：医生通过了解双方的工作性质、生活环境及家族史，从而提供有针对性的优生指导，并对有遗传病家族史的病人作出风险估计。

**不良生育史的病因学检查**：对既往有自然流产、葡萄胎、死胎、畸胎、早产、胎停育的人群，酌情进行精液、病原体、内分泌、染色体、生殖免疫等方面的检查。

### 孕前优生检查项目可多可少

孕前的一般检查（适宜怀孕的身体健康指标）：体格检查；血常规和血型；尿常规；便常规；肝、肾功能检测。

专科检查（适宜怀孕的生殖健康指标）：生殖器检查；优生六项检查（或四项）；性病筛查等。

特殊检查（排查不宜妊娠或需要推迟妊娠的疾病）：乙肝病毒抗原抗体检测；ABO溶血检查；糖尿病检测；染色体检查等。

由于孕前优生检查就像平常的健康检查一样，项目可多可少。以上这些项目中较为重要的有：常规血液学检查；梅毒血清检查及艾滋病病毒检验；麻疹抗体检查；乙型肝炎检查；子宫颈刮片检查等。

第1个月　准备要个聪明宝宝

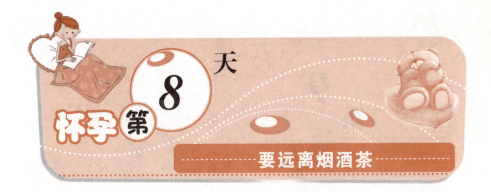

## 怀孕第8天　要远离烟酒茶

在日常生活中准爸妈可能有很多嗜好，比如吸烟、饮酒、喝浓茶等。这些嗜好在平时不是大问题，但对于计划怀孕的准爸妈来说，尤其是对已经怀孕的准妈妈而言，这些嗜好就会成为健康怀孕的最大障碍。

### 准爸妈一定要戒烟

在怀孕前，如果准爸妈双方或一方经常吸烟，就会影响精子和卵子的健康发育，甚至导致精子和卵子的异常。在准妈妈怀孕后，烟雾中的尼古丁可使胎盘血管收缩，胎宝宝血液供应不足，母血中的一氧化碳增多，胎宝宝血液中的一氧化碳也增多，这会造成胎宝宝缺氧；再加上其他有毒物质的共同作用，影响胎宝宝健康以及胎宝宝在宫内发育迟缓的情况。宝宝出生后，也容易出现记忆力差或记忆障碍，从而影响宝宝的正常发育和将来的学习。

### 准爸妈要注意戒酒

计划怀孕的夫妻一方或双方经常饮酒、酗酒，不仅影响精子或卵子的发育，造成精子或卵子的畸形，还可能导致准妈妈一开始在体内获得的就是异常受精卵，这会影响受精卵的顺利着床和胚胎发育，从而出现流产。同时，酒精可以通过胎盘进入胎宝宝的血液，造成胎宝宝宫内发育不良、中枢神经系统发育异常、智力低下等，这些统称为酒精中毒综合征。

### 准妈妈不要喝浓茶和咖啡

准妈妈喝浓茶（少量淡淡的茶除外）会影响身体对铁和多种营养物质的吸收，容易发生贫血，影响胎宝宝的生长发育。茶中的咖啡因有刺激性，可加速心率和增加排尿，加重心脏和肾的负担，影响母体和胎宝宝的健康。

咖啡中含咖啡因更多，准妈妈饮用咖啡，咖啡因通过胎盘进入胎体内，可以损害胎宝宝的胰脏，日后有导致糖尿病的危险。咖啡对准妈妈心肾功能的影响比浓茶更大。

## 怀孕第 9 天：准妈妈要远离宠物

在孕期，准妈妈最好不要养宠物，不仅不能养宠物，最好也不要接近宠物。如果家里原本已经有宠物，最好将宠物寄养到朋友家，实在要养的，准妈妈也要严格禁止和宠物亲密接触。

### 接触宠物易感染弓形虫病

以往弓形虫病在我国较少见，但近年来由于养宠物的人数不断增加，这就为弓形虫的繁衍和传播提供了有利条件，弓形虫病的发病率也明显提高。因为弓形虫主要寄生在猫科动物身上，其他小动物狗、羊也会寄生。弓形虫感染分为隐性和显性。有时虽然准妈妈没什么症状，但弓形虫已通过胎盘感染了胎宝宝，可引起流产、死胎、早产或多种畸胎，如胎宝宝脑积水、脑钙化、视听力下降，还可能造成新生儿肺炎、肝脾肿大、黄疸及意识障碍等疾病，所以准妈妈应远离宠物，在孕期最好不要接触宠物。

### 做一次 TORCH 检验

预防弓形虫感染的最好方法就是在怀孕前及怀孕期间不要饲养宠物。家中养宠物的准妈妈在妊娠早期应进行血清检查，即 TORCH 检验，它可以查出准妈妈有没有感染弓形虫。如果 TORCH 检验显示准妈妈已经感染过弓形虫，此时不用担心，因为准妈妈体内已经产生了抗体。如果显示从未感染过，则表明没有免疫力，那准妈妈就要在整个怀孕期间，注意远离宠物和注意饮食卫生。如果化验结果显示正在感染，则暂时不能怀孕。如果在怀孕 3 个月内，准妈妈的 TORCH 检验显示感染了弓形虫，应立即中止妊娠。

另外，在日常生活中准妈妈还要特别注意饮食卫生，肉类要充分煮熟，预防生肉污染熟食。清洗蔬菜和水果要彻底，除去全部残留的土及其他污染物。不喝未消毒的牛奶和其他奶制品，以减少感染弓形病的机会。

# 第1个月 准备要个聪明宝宝

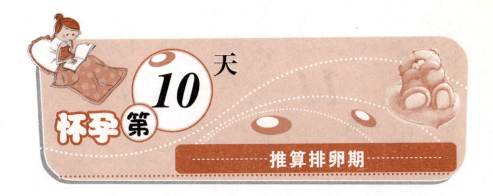

## 怀孕第10天 推算排卵期

一般来说，从每月排卵前3天至排卵后1天，是准妈妈最容易受孕的时期，医学上称为易孕阶段。因此找到排卵日，更便于找到易孕期。

### 日程推算法

准妈妈的排卵日是在下次月经来潮前12~16天（平均为14天）。日程推算法主要是根据以往8~12个以上的月经周期记录，来推算出目前周期中的"易孕期"。

**其计算公式如下：**

易孕期第一天 = 最短一次月经周期天数减去18天

易孕期最后一天 = 最长一次月经周期天数减去11天

如某育龄女性前8个月的月经周期最长为30天，最短为28天，代入公式为：易孕期第一天 = 28天 – 18天 = 10天，易孕期最后一天 = 30天 – 11天 = 19天。以本次月经来潮第一天为基点，向后顺算天数，得出"易孕期"为开始于本次月经来潮的第10天，结束于本次月经来潮的第19天。

### 基础体温测量法

体温测量法是一种比较准确的测量排卵日的方法，因为一般来说，女性在排卵这天身体的基础体温会突然下降，而后几天体温则比基础体温上升0.3℃~0.5℃。

**测量的方法是：** 建议准妈妈购买一个体温计，每天在睡觉前甩到35℃以下，每天早上醒来（8个小时睡眠后）不做任何运动，立即测量体温。如此至少持续记录14天，最好是一直坚持测量下去，并记录下来、画出曲线图。备孕时多记录几个月以便掌握体温上升、下降的规律，来确定自己的排卵日。体温测量法还可以检测是否成功受孕。因为在经历两周的高温期后，体温会下降，如果怀孕了，则会持续在高温状态。

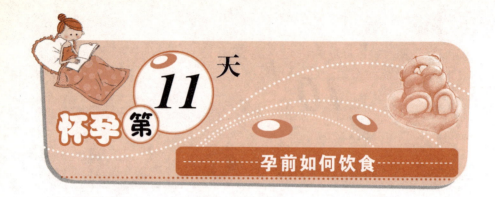

## 怀孕第 11 天 —— 孕前如何饮食

饮食对准妈妈孕育宝宝的能力有重要影响,既包括积极影响,也包括消极影响。以下是能提高您怀孕概率的饮食方法:

1. 准备怀孕前 3 个月到 1 年对您的饮食进行健康调整。
2. 减少人工甜味佐料、咖啡因、酒精的摄入量。
3. 补充维生素。
4. 确定理想体重。

### 提前调整饮食结构

在准备怀孕前 3 个月到 1 年开始进行健康饮食调整,越早行动怀孕的概率越高。对男性和女性来说,饮食与生育能力都密切相关。准爸妈都需要坚持均衡饮食,以提高孕育胎宝宝的概率。

### 减少有害食品的摄入

准妈妈在准备怀孕前 1 年或半年就要减少人工甜味佐料、咖啡因、酒精的摄入量。因为饮酒或食用大量有人工添加剂的食物都会影响受孕。

### 合理补充维生素

维生素对人体健康非常重要,同样对备孕女性来说,更应该合理补充维生素。创造良好的身体条件,备孕女性可以提前服用专门给准妈妈配制的维生素补充剂,并且最好在医生的指导下服用。

## 怀孕第12天 进行环境监测

辐射被人称为继大气、水、噪声污染外的第四种污染。准妈妈若受到超强度的电磁辐射，身体有可能出现以下症状：胚胎发育不良、生长发育迟缓、流产率升高、畸胎发生率升高、身体抵抗力降低，还容易产生头痛、失眠、心律失常等神经衰弱症状。那么，准妈妈在日常生活当中应该从哪些方面来尽量避免防辐射呢？

### 进行环境监测

为确保居住环境符合环保要求，准妈妈可以请专业的检测机构对居住的房屋进行辐射检查，尽量避免生活在不健康的环境中。如果检测出来房屋中有辐射现象，应该请专业人士采取措施，加以屏蔽。

### 注意通风环境

很多准妈妈在怀孕期间仍然坚持工作。在密集式的办公楼和通风性差的办公环境里，很多电脑同时开着，对准妈妈而言加大了辐射威胁。因此，准妈妈最好选择离窗户较近、通风效果好的办公位置，每工作1~2个小时，应起身到窗边透透气。另外，中午休息的时候，到楼下或者户外散散步，晒晒太阳，呼吸一下新鲜空气，同时也可放松心情。准妈妈最好不要使用复印机，如需使用，记得将通风设备打开，或者站在靠窗通风的位置。

### 减少接触辐射的时间

准妈妈在孕期的前3个月要尽量少接触电脑。如果是工作中经常要接触电脑的准妈妈，可以使用手提式或者纯屏液晶显示器的电脑，这种电脑辐射量小。另外，电脑显示器后面和侧面辐射较强，因此，准妈妈在工作中应避免坐在电脑屏幕的侧面和后面。暂时不需用电脑时，要将显示器关掉。

准妈妈使用家用电器时也要小心。比如，用微波炉时，不要让微波炉对着肚子的位置；不要将很多家用电器集中在卧室；孕期避免使用电磁炉、电热毯等辐射量高的电器。

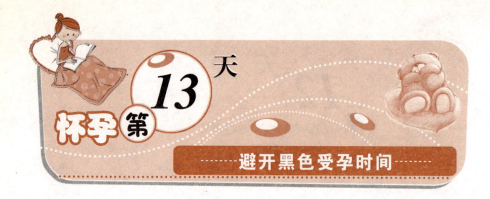

## 怀孕第13天 避开黑色受孕时间

"黑色受孕时间"是指精子和卵子在人体不良的生理状态下或不良的自然环境下相遇,形成受精卵。这样的受精卵容易受到各种干扰,导致孕育质量受到影响。在这样的状态下受孕易生出健康和智力情况一般甚至是有问题的孩子。因此避开黑色受孕期才是准爸妈明智的选择。

### 避开黑色受孕期,迎接宝宝的到来

1. 找出夫妻双方生理节律高潮时间。一般来讲,每一种生理节律都有高潮期、临界日及低潮期,如果夫妻能在3个节律的高潮期时间里受孕,孕育出的孩子往往身体健康,智力较好。

2. 准备受孕前几天,夫妻双方一定都要充分注意身体休息,放松心情。同时,最好停止性生活5~7天,以保证精子的活力。

3. 准备受孕前,既不要性生活过频,也不要性生活过疏,这样都不利于受孕。过频会使精液稀薄,精子数量少;过疏会使精子老化,活力欠佳。

夫妻双方在身体不疲劳并情绪愉快时无忧无虑地同房,会使内分泌系统分泌出大量有益于健康的酶、激素及乙酸胆碱等,使夫妻双方的体力、智能处于最良好的状态中。这时,性功能最和谐,也极易进入性高潮,形成优良的受精卵。备孕期的夫妇应避开黑色受孕期,选择身心俱佳的状态,一起迎接宝宝的到来吧!

### 最佳受孕时刻

择好了日期,还要选时间,这可不是迷信所说的"黄道吉时",而是选择人体机能最好的时刻。科学家对人体生物钟的研究表明,人体的生理机能状态在一天24小时内是不断变化的。早上7~12点,人的身体机能状态呈上升趋势;下午14时左右是白天里人体机能最低的时刻;下午17时再度上升;晚上21时后又急剧下降,因此,综合各方因素,晚上21~22时同房是受孕的最佳时刻。

第1个月　准备要个聪明宝宝

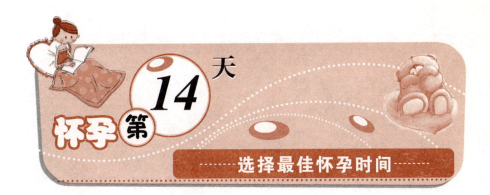

怀孕第14天　选择最佳怀孕时间

古人认为，男女交合如在"时和气爽，情思清宁，精神闲裕"下进行，得子便"聪慧贤明"。这一"等号"虽不一定成立，但它提出了一个让人们关注的问题：即为了优生，受孕的日子应该选择好。

### ❤ 最佳受孕年龄

最佳的受孕年龄，女性一般为24～30岁，男性为27～35岁。因为这一年龄段，男女双方不仅精力比较充沛，而且身体各方面的健康状况都比较好，生殖器官发育也比较完善，精子和卵子的质量比较好，有利于优生优育。女性最好尽量避免在35岁以上怀孕，因为在这个年龄段流产、死胎、畸形儿的概率比较高。

### ❤ 最佳受孕月份

从季节上来讲，5～7月是受孕的最佳时间。首先，从新生儿方面来说，准妈妈在5～7月怀孕，到来年的3～5月分娩，这样宝宝出生正好跨过严寒，避开酷暑，宝宝的护理相对比较容易。其次，从准妈妈的角度来说，怀孕早期比较重要，稍不留神，细菌和病毒就有可能侵入体内，造成流产或胎宝宝畸形。特别在北方，常出现准妈妈因叶酸不足而导致胎宝宝出现神经管畸形的情况。如果准妈妈选择在5～7月受孕，这时正值春夏交替，各种水果、蔬菜比较充足，将有利于预防各种疾病的发生。

### ❤ 最佳受孕日期

一般来说，精子在女性体内最多只能存活3～4天，而它们在前48小时里是生命力最旺盛的，然后就开始老化。也就是说，准妈妈排卵日的前2天及排卵当天都是"播种"的吉日良辰，这样才能保证精子能够在最有活力的时候邂逅卵子，从而揭开一个新生命的序幕。

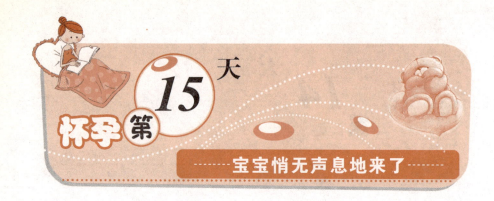

## 怀孕第 15 天

### 宝宝悄无声息地来了

当精子与卵子在准妈妈的体内相逢，全新的小生命就宣告诞生了。此时准妈妈可能毫无感觉，还在照常地工作、生活，而身体内却正在发生着翻天覆地的变化，孕育新生命的浩大工程悄悄开始了。

### 受精卵的诞生

夫妻双方热烈地期盼着小生命的到来，活力四射的精子也正在努力地追求着温文尔雅的卵子。数亿个精子进入阴道内，只有小部分精子依靠尾部的摆动奋力前进，先后通过子宫颈管、子宫腔，到达输卵管。与此同时，卵子已经从卵巢排出，悠闲地在输卵管中"散步"。一旦时机成熟，精子与卵子就在输卵管壶腹部相遇并结合，生命的最初形态——受精卵就应运而生了。

### 受精卵已拥有遗传因子

小小的受精卵此时已经具有固定的 DNA 序列，由受精卵发育成婴儿过程中的各种变化都将遵循这些遗传因子的特定规律有序地进行。受精卵的形成虽然发生在一瞬间，但在这一刻宝宝的性别及所遗传的特性都已经确定了。

### 受孕之初准妈妈身体反应

完成受精的卵子刺激准妈妈的身体释放一种被称为黄体酮的女性荷尔蒙，用失眠、疲倦等一系列症状将喜讯传达给母体。接下来黄体酮会迅速分泌，号召全身的内分泌系统做好准备以全力支援孕育小宝宝的浩大工程。

此时，有些敏感的妈妈很快就能知道自己是不是怀孕了，但有些妈妈却浑然不觉注意自己的情绪变化。因为怀孕会引起体内激素的变化，激素的改变会影响到情绪。所以一旦情绪突然间变化无常或者异常兴奋、格外敏感，甚至一阵阵莫名其妙地伤感，可能就是怀孕了。

第1个月　准备要个聪明宝宝

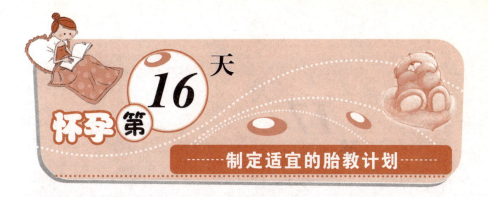

怀孕第 16 天　制定适宜的胎教计划

从打算要宝宝的时候开始，准爸妈就要开始制定胎教计划了。一个好的胎教计划也可使宝宝更健康、聪明，使宝宝一出生就赢在起跑线上。以下是按照月份来进行胎教的计划表，可供准爸妈参考。

|  |  |
| --- | --- |
| 准备怀孕~1月 | 经常散步，听舒心的乐曲，调节早孕，避免繁重劳动和不良环境<br>丈夫应体贴妻子，主动承担家务，做到不过量饮酒，不在准妈妈面前抽烟，节制性生活 |
| 1~2月 | 散步、听音乐、做孕妇体操，避免剧烈运动<br>美化净化环境，排除噪声，情绪调节稳定 |
| 2~3月 | 做胎宝宝体操：早晚平躺在床上，做腹部放松，手指轻按腹部后拿起，每次让胎宝宝感觉5~10分钟即可<br>多听欢快的音乐或儿歌 |
| 3~4月 | 准妈妈可与胎宝宝轻声说话或念一些诗文，听轻快的音乐<br>多看些有益书籍，使胎宝宝受到良好的文化熏陶 |
| 4~5月 | 每天早晚与胎宝宝打招呼，给胎宝宝讲故事，听音乐<br>开始做乳头的护理，准备育儿用品和产妇用品的计划安排 |
| 5~6月 | 帮助胎宝宝运动：准妈妈仰卧在床上，双手轻轻抚摩腹部10分钟左右，增加和胎宝宝的谈话次数<br>给胎宝宝讲故事、念诗、唱歌、哼曲等；每次开始前，叫胎宝宝的乳名，时间为1分钟左右 |
| 6~7月 | 帮助胎宝宝运动，给胎宝宝讲解画册中的色彩及动物形象<br>准爸爸应多陪妻子散步、做操，以松弛压力、增加愉快心情<br>多听胎教音乐 |
| 7~8月 | 要多与宝宝沟通，随时告诉宝宝一些身边的趣事，并告诉宝宝"您快要出生了"，给宝宝听音乐要养成好习惯 |
| 8~9月 | 帮助胎宝宝运动，和胎宝宝一起欣赏音乐，胎教时间较前几个月可适当延长 |
| 9月~分娩 | 适当了解一些分娩知识，消除害怕心理，保持愉快的心态<br>要养精蓄锐，避免劳累；早晚仰卧<br>听舒缓的音乐，缓解准妈妈紧张的心理 |

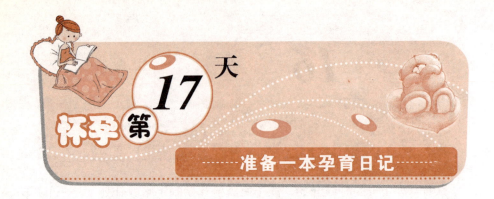

## 怀孕第 17 天：准备一本孕育日记

从怀孕的第一天开始，准妈妈就要准备一本孕育日记，以记录胎宝宝一点一滴的成长历程。对于这一段怀孕的日子，以后重新忆起，都会别有一番滋味在心头。日子流走不会重来，但是回忆却可以越久越浓，越久越香！

### 在心里和宝宝对话

在写日记时，准妈妈应该从心里跟胎宝宝进行对话。除了文字内容以外，准妈妈还可以把B超检查的照片贴在日记本里。也可以不定期地让准爸爸给您拍一些照片，贴在日记里面，今后也一定会成为美好的回忆。在宝宝出生以后妈妈可以把这本日记当做礼物送给宝宝，这比千言万语更能传达自己心中的深厚爱意。

### 孕育日记内容

在10个月的孕期中，准妈妈的身心感受、胎宝宝的成长状况每天都会发生变化。一本好的胎教日记应该涵盖怀孕期间准妈妈和胎宝宝的所有身体变化：在刚刚得知怀孕消息的日子，第一次感觉胎动的日子，在B超检查时看到宝宝模样的日子，听到宝宝心脏跳动的日子等这些特殊的日子里，准妈妈可以把自己的喜悦和神秘感一一记录下来，还可以把在胎教过程中读过的诗句或播放的音乐，自己和丈夫之间的深厚感情以及对宝宝的无限期待全部作为日记的内容记录下来。

### 给胎宝宝朗读日记

写完一篇日记后可以自己朗读出来，胎宝宝一定会对爸爸妈妈充满爱意的声音产生好感，这样就顺便起到了胎谈的作用。准妈妈可以用阅读童话书的方法来阅读日记，通过声音也可向胎宝宝传递父母的深厚爱意。

## 怀孕第18天 合理补充叶酸

准妈妈每天需补充600～800微克叶酸才能满足胎宝宝的生长需求和自身需要。

### 叶酸补充有讲究

含叶酸的食物很多，但由于叶酸遇光、遇热就不稳定，容易失去活性，所以人体真正能从食物中获得的叶酸并不多。如：蔬菜贮藏2～3天后叶酸损失50%～70%；煲汤等烹饪方法会使食物中的叶酸损失50%～95%；盐水浸泡过的蔬菜，叶酸的成分也会损失很大。

因此，准妈妈要改变一些烹制习惯，尽可能减少叶酸流失，还要加强富含叶酸食物的摄入，必要时可补充叶酸制剂。

### 寻找叶酸

**绿色蔬菜**：莴苣、菠菜、西红柿、胡萝卜、青菜、龙须菜、花椰菜、油菜、小白菜、扁豆、豆荚、蘑菇等。

**新鲜水果**：橘子、草莓、樱桃、香蕉、柠檬、桃子、李、杏、杨梅、海棠、酸枣、山楂、石榴、葡萄、猕猴桃、草莓、梨、胡桃等。

**动物食品**：动物的肝脏、肾脏、禽肉及蛋类，如猪肝等。

**豆类、坚果类食品**：黄豆、豆制品、核桃、腰果、栗子、杏仁、松子等。

**谷物类食品**：大麦、米糠、小麦胚芽、糙米等。

### 叶酸不能滥补

1. 长期服用叶酸会干扰准妈妈的锌代谢，锌一旦摄入不足，就会影响胎宝宝的发育。

2. 准妈妈最好能在医生的指导下服用叶酸制剂。

3. 如果曾经生下过神经管缺陷婴儿的女性，再次怀孕时最好到医院检查，并遵医嘱增加每日的叶酸服用量，直至孕后12周。

4. 怀孕前长期服用避孕药、抗惊厥药等，可能干扰叶酸等维生素的代谢。准妈妈最好在孕前3个月停止用药，并补充叶酸等维生素。

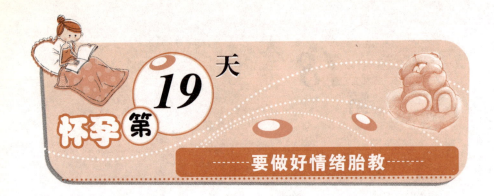

## 怀孕第19天 —— 要做好情绪胎教

情绪胎教体现了父母之爱，情绪胎教的成功与否，最关键的就是准妈妈的心情是否愉悦。

### 准妈妈心情可影响胎宝宝

准妈妈的心情是否愉悦，对胎宝宝的情绪、性格、健康、心理起着至关重要的作用。准妈妈的快乐情绪不仅会使自身保持最佳状态，让胎宝宝获取充足的营养，更会通过神经递质的作用传递给胎宝宝，促使胎宝宝的大脑得到良好的发育，让胎宝宝获得乐观、开朗的性格。

胎宝宝要依靠母体的生理机能获得健康，而且母亲的精神状态、心态平衡与否都会对胎宝宝的健康产生影响。所以，准妈妈要将乐观、活泼、感恩等积极的人生态度作为讯息传达给宝宝。

### 准妈妈要保持乐观心态

做好情绪胎教，准妈妈要放宽心，控制各种过激情绪，多想一些美好的事情，多憧憬一下胎宝宝出生后的幸福画面，让自己保持乐观的态度、开朗的心情。家人的关心和体贴，对准妈妈也显得格外重要。在夫妻感情融洽、家庭气氛和谐、心态良好的情况下，受精卵就会"安然舒适"地在子宫内发育成长，准妈妈生下的宝宝就更健康、聪慧。

### 情绪胎教法之瑜伽冥想

在孕早期，最好的情绪胎教方法就是"静"。准妈妈可通过瑜伽的冥想排空杂念，使胎宝宝与自己在心灵和身体上都得到平和。

准妈妈可选择一些轻柔、舒缓的音乐，音乐中最好配合有海浪轻拍堤岸的声音。盘腿坐在地毯上或垫子上，想象和宝宝正坐在海边，海风轻轻地抚过脸庞，海浪在耳边低低地吟唱。深深地吸——呼——隐隐约约嗅到海风带来的淡淡盐味。伴随着一呼一吸，与宝宝共享这美好的时刻。

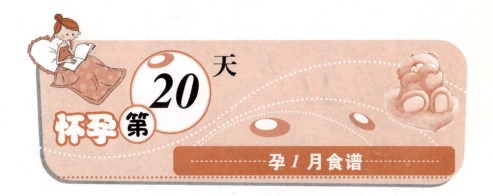

## 孕1月食谱

妊娠期是胎宝宝大脑、身体器官与机能发育的重要时期，要求母体提供充足、均衡的各种营养素，因此，准妈妈体内的营养素需要维持在一定的水平，才能保证母子的健康及宝宝的身体、智力发育。

孕1月时，胚胎刚刚形成，此时准妈妈的饮食应精细熟烂，在主食上可多吃点大麦粉，副食调味方面以酸味为主。因为孕妇多喜食酸，而中医认为，酸味入肝能补肝以养胞胎。对于辛辣腥膻的食物宜少食或不食，以免影响胎气。

### 食谱推荐：香椿芽拌豆腐

**原料**：豆腐300克，鲜嫩香椿芽100克，香油10克，精盐适量。

**做法**：1. 将香椿芽洗净后，用开水烫一下，挤去水分，切成细末。焯烫香椿时间要短，香椿叶烫蔫即可。

2. 将豆腐切成0.7厘米见方的小丁，用开水烫一下，捞出放在盘内，加入香椿芽末、盐、香油拌匀即成。

**特点**：此菜含有丰富的大豆蛋白质以及脂肪酸，钙、磷、铁等矿物质以及胡萝卜素、维生素$B_2$和维生素C，而且请谈爽口适宜孕早期的准妈妈食用。

### 食谱推荐：红烧黄花鱼

**原料**：黄花鱼1000克，猪肥瘦肉、青蒜、青菜各100克，鲜姜10克，大葱15克，绍酒20克，醋15克，酱油10克，芝麻油10克，花生油250克，精盐7.5克。

**做法**：1. 将活黄花鱼刮去鳞，掏净内脏及鳃，洗净。在鱼身两面剖上斜直刀，用精盐腌渍。

2. 猪肥瘦肉切丝、青菜切段。

3. 炒锅内加花生油、中火烧至六成热、用葱段、姜片煸炒几下，倒入肉丝煸至断血，放入绍酒、醋，加入酱油、清汤、精盐烧至沸，将鱼入锅内小火熬炖20分钟，撒上青菜、青蒜，淋上芝麻油盛汤盘内即成。

**特点**：鱼肉软绵。烂而不糜，汤汁醇厚。适合孕1月的准妈妈食用。

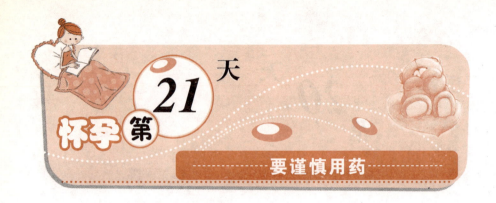

## 怀孕第 21 天 —— 要谨慎用药

准备怀孕了，感冒药、头痛药准妈妈还可以吃吗？由于怀孕的特殊性，准妈妈用药对胎宝宝或多或少会产生影响，因此准妈妈用药需慎重。

在医学统计上，有很大一部分人在怀孕头几天，会产生类似感冒的症状，比如低热、轻微的咳嗽等。这个时候，如果准妈妈没有采取避孕措施，处于备孕期的话，那么不要擅自服药，因为许多感冒药可能会对胎宝宝产生不良影响。应该及时就医，在医生的指导下服药。

 **准妈妈用药的原则**

1. 任何药物的应用均在医生、药师的指导下服用。
2. 能少用的药物绝不多用；可用可不用的，则不要用。
3. 必须用药时，则尽可能选用对胎宝宝无损害或影响小的药物；如因治疗需要而必须较长期应用某种可致畸的药物，则应终止妊娠。
4. 切忌自己滥用药物或听信"偏方"、"秘方"，以防发生意外。
5. 避免应用无法确认药效的广告药品或不了解的新药。
6. 服用药物时，注意包装上的"孕妇慎用、忌用、禁用"字样。
7. 根据治疗效果，尽量缩短用药疗程，及时减量或停药。
8. 准妈妈误服致畸或可能致畸的药物后，应找医生咨询，并根据自己的妊娠时间、用药量及用药时间长短，结合自己的年龄及胎次等问题综合考虑是否要终止妊娠。

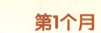

## 怀孕第 22 天：选择散步运动方式

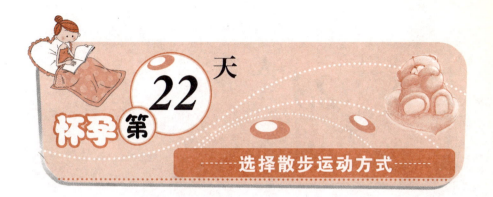

在怀孕早期，准妈妈要多接触大自然，因为大自然中清新的空气对准妈妈的健康有极大的益处。散步，对准妈妈而言，是最好的运动方式。

### 准妈妈散步好处多

在道路平坦、环境优美、空气清新的小路上散步是孕期最适宜的运动，不仅可以调节神经系统和提高心肺的功能，促进新陈代谢；而且有节律而平静的步行，可使腿肌、腹壁肌、心肌加强活动。准妈妈在早上起床之后，到有树林或者草地的地方去做操或散步，呼吸那里的清新空气，不仅有益健康，而且对胎宝宝的发育也有较好的作用。

### 准妈妈散步原则

1. 选好散步的地点是首要。花草茂盛、绿树成荫的公园是最理想的场所，这些地方空气清新、氧气浓度高，尘土和噪声少，置身于这样宜人的环境中散步，无疑会身心愉悦。也可以在自家周围选择一些清洁僻静的街道作为散步地点，一定要避开空气污浊的地方。

2. 散步的时间也很重要。最好选在清晨，此时空气中的灰尘最少；也可以选在黄昏，这时候空气中氧气的含量最高；冬日则可以选在午后，这时候空气最温暖。

3. 散步时最好有人陪同。有丈夫陪同最好，这样可以增加夫妻间的交流，培养丈夫对胎宝宝的感情，而且一旦有什么意外事件发生，准妈妈可以随时得到必要的帮助。

4. 散步时要穿得舒服。紧身的衣物和高跟鞋，会引起身体不适或者疲劳，时间久了还会形成伤害，加重准妈妈的身体负担，影响心情，妨碍准妈妈享受散步应有的乐趣，所以一定要穿舒适宽松的衣服和鞋。

总之，为了孩子，为了下一代的聪明、活泼和可爱，准妈妈一定要多到大自然中去，在大自然中陶冶母子的性情。

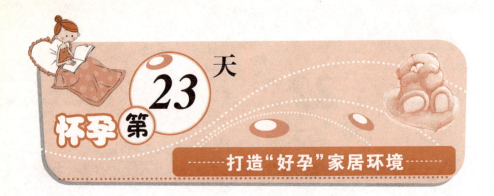

## 怀孕第 23 天

### 打造"好孕"家居环境

怀孕之后，准妈妈会渐渐发现，要注意的细节越来越多，在吃、穿、用等方面都有讲究。准妈妈知道吗，除了这些之外，居住空间的布置也是不能忽略的环节。

### 井然有序的环境

如果家里的东西杂乱无章，容易使准妈妈心烦意乱。因此，要保持家居环境的井然有序。怀孕后准妈妈的身体会越来越笨重，因此，要尽量选择一些圆滑的家具，这样可以避免准妈妈碰伤腹部。

为避免准妈妈滑倒而发生意外，家人最好在卫生间或厨房门口铺上防滑地垫。防滑垫虽小，但能有效避免事故的发生。

### 清新、整洁的环境

清新、整洁的环境也可以使准妈妈心情舒畅。

在装饰方面，可以增加一些风景画、照片来点缀，烘托温馨气氛。可根据准妈妈的欣赏水平和爱好，在墙上挂几幅赏心悦目的山水、风光、人物等美术作品，如达·芬奇的《蒙娜丽莎》，又如安格尔的《泉》、莱顿的《仙女波赛克之沐浴》等世界级名画，这也可慢慢熏陶准妈妈的品位，从而在潜移默化中进行胎教。

在孕育宝宝的时候，准妈妈经常会想象宝宝的模样。因此，在家里挂一些可爱漂亮的宝宝图像，也会使准妈妈心情变得愉悦。

### 打造充满植物的绿色环境

绿色是生命的象征，准妈妈的家中当然不能缺少绿色植物的点缀。沉醉在植物的世界里，准妈妈的心境会变得恬静安宁，对胎宝宝的发育生长也很有帮助。

此外，家里还可以放一些优雅的音乐。既能够消除疲劳感，又能感觉赏心悦目，心境自然也会变得平和起来，这对胎宝宝的发育也是相当有益的。

## 第1个月 准备要个聪明宝宝

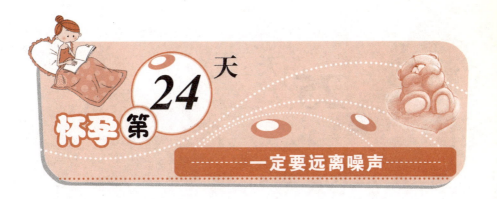

### 怀孕第24天　一定要远离噪声

噪声是一种污染，如果情况严重，可以使人失聪。如此严重的污染，当然也会给那些自我保护能力极弱的胎宝宝，带来更为不可预料的后果。

#### 噪声影响胎宝宝听力

高分贝噪声可以损坏胎宝宝的听觉器官，降低其听力。如果准妈妈在孕期内接受过85分贝以上的声音，比如重型卡车音响发出的声音（该声音大约为90分贝），就会使出生后的宝宝失去敏锐的听觉。

胎宝宝的内耳耳蜗是从准妈妈怀孕的第20周起开始成长、发育的，所以，一直处于成长发育阶段的胎宝宝的内耳耳蜗，非常容易被低频率噪声损害。噪声还能影响胎宝宝体重，因为它可以打乱准妈妈的正常内分泌，使其脑垂体分泌过多的催产激素，从而引起子宫收缩，导致流产、早产。

#### 噪声对准妈妈的伤害

怀孕期间理想的声音环境是，不高于35分贝。但是，现代生活中的准妈妈，已很难找到这种环境了。如果准妈妈每天接触50～80分贝的噪声2～4小时，便会出现精神烦闷紧张、呼吸和心率增快、心肺负担加重、神经系统的功能紊乱以及头痛、失眠随之而生、内分泌系统功能降低，尤其是雌激素和甲状腺素分泌不足、消化功能受损，准妈妈难以获得足够的营养，甚至免疫机能下降，导致准妈妈容易患病毒或细菌感染性疾病。这些都是导致胎宝宝发育不良、新生儿体重不足、智力低下或躯体器官畸形的重要原因。

总之，为了胎宝宝的正常发育，准妈妈一定要想办法尽可能地远离噪声，不去机场、火车站、汽车站、歌厅、迪厅等噪声严重污染区，更不要自己在家里收听震耳欲聋的摇滚乐。

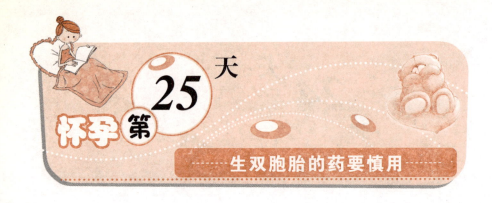

## 怀孕第25天 生双胞胎的药要慎用

### 为什么会有双胞胎

双胞胎分异卵双胎和单卵双胎两种。

单卵双胎是一个精子与一个卵子结合产生的一个受精卵一分为二，形成两个胚胎。

通常情况下，女性每月排卵1次，有时因某种原因同时排出两个卵子并同时受精，就产生了两个不同的受精卵系，叫做异卵双胎，异卵双胎比较多见，而且往往是异性的。

### 不要擅自服用促排卵药

"促排卵药"分中药、西药，还有注射液体，最常见的为克罗米酚。这种药物常用于治疗排卵异常、卵巢功能不良、多囊卵巢综合征等引起的不孕症。是一种治疗性药物，从医学角度讲。服用促排卵药后，可以一次排2~4个卵子，若几个卵子受精，确实有生双胎或多胎的可能。

但是，选用促排卵药属人为干预疗法，可能导致准妈妈子宫内膜变薄，不利于胚胎发育，出现卵巢过度刺激综合征，如头晕、恶心、肝肾功能损害等。药物刺激下孕育的多胞胎婴儿易早产、流产，胎儿畸形的概率也大为增加。这类多胞胎婴儿属低体重者较多，在以后的发育中，出现脑瘫、智障的可能性都会加大。

### 双胞胎的影响因素

生双胞胎与基因、人种、药物有关，最重要的是有家族遗传倾向，随母系遗传，健康的备孕女性不要因喜好而偏离人类繁衍的自然规律，否则会给自己和后代留下终生的遗憾。

第1个月　准备要个聪明宝宝

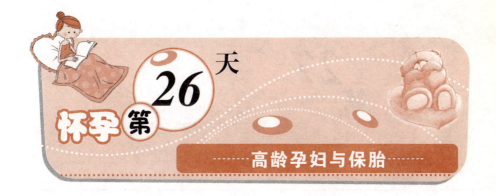

怀孕第26天　高龄孕妇与保胎

### 高龄怀孕，危险重重

1. 心理压力大：高龄准妈妈面临的这些困难和潜在风险，可能造成高龄准妈妈更多的紧张和焦虑，对孕期保健和分娩以及产后的恢复、育儿等等都会造成不利的影响。

2. 受孕概率较低：女性卵子数目会随着年龄的增长而逐月递减直至绝经期完全消失。随着卵子数目的逐渐减少，卵子质量虽可不断更新，但活力也会有所下降。

3. 畸胎率增高：胎儿出现问题的概率比年轻准妈妈高。

4. 妊娠并发症的发生率高：易并发妊娠高血压综合征、妊娠期糖尿病、妊娠期肾病、妊娠期心脏病，造成复杂的高危状况。

5. 易产生早产、胎盘早期剥离、难产、流产等。

### 保胎注意事项

1. 定期做孕期检查，如发生异常情况，要听取医生的意见，进行及时治疗或终止妊娠。

2. 有针对性地进行孕产筛查，如脱落细胞检查等，以排除遗传方面的疾病。

3. 为了胎儿的安全考虑，一定要在医生指导下用药。

4. 做超声波扫描或准妈妈血浆甲胎蛋白的测定等，确定胎儿是否畸形。

5. 做羊膜穿刺。35岁以上的准妈妈，在怀孕四个月时要做羊膜穿刺。高龄女性的卵子质量下降，受精卵易发生畸形变异，羊膜穿刺就能及早发现病变的苗头。

6. 有器质性心脏病的女性，一定要在听取医生建议之后，再决定是否继续妊娠。

7. 分娩方式最好选剖宫产。

8. 注意生活起居安全，尤其要注意运动安全，保持良好情绪。

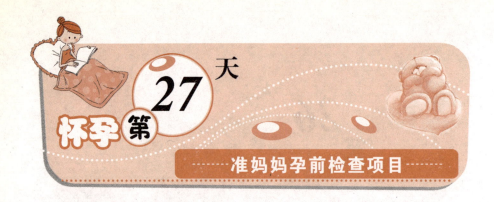

## 怀孕第 27 天 — 准妈妈孕前检查项目

| 检查项目 | 检查内容 | 说明 |
| --- | --- | --- |
| 生殖系统 | 筛查滴虫、霉菌、支原体、衣原体、阴道炎等妇科疾病，以及淋病、梅毒等性传播性疾病 | 如果发现准妈妈患有性传播疾病，先彻底治疗然后再怀孕 |
| 肝功能检查 | 肝功能检查要检查甲、乙、丙肝炎抗体和肝功能，也可以与胃功能、血糖一起做检查 | 如果母亲是病毒性肝炎患者，没有及时发现，怀孕后会造成早产，甚至新生儿死亡，肝炎病毒还可垂直传播给孩子 |
| 血常规 | 及早发现贫血等血液系统疾病 | 如果准妈妈贫血，不仅会出现产后出血、产褥感染等并发症，出生的宝宝还易感染、抵抗力下降、生长发育落后等 |
| 脱畸全套检测 | 准备怀孕前3个月要进行风疹、弓形虫、巨细胞病毒检测 | 一般60%~70%的准妈妈都会感染上风疹病毒，所以孕前体检必不可少 |
| 妇科内分泌 | 包括卵泡刺激素、黄体生成激素等6个项目，进行月经不调等卵巢疾病的诊断 | 如果准妈妈患有卵巢肿瘤，即使为良性，也会给孕育带来危险，所以最好治愈后再怀孕 |
| 尿常规检查 | 有助于肾脏疾患的早期诊断 | 10个月的孕期，母体的代谢增加，会使肾脏的负担加重。如果肾脏存在疾患，后果会非常严重 |
| 口腔检查 | 在孕前6个月应进行口腔检查，去除牙菌斑，消除牙龈炎症 | 避免孕期牙痛治疗药物对胎儿的影响 |
| 染色体检查 | 及早发现克氏征、特纳氏综合征等遗传疾病、不育症 | 有遗传病家族史的育龄夫妇都必须做 |

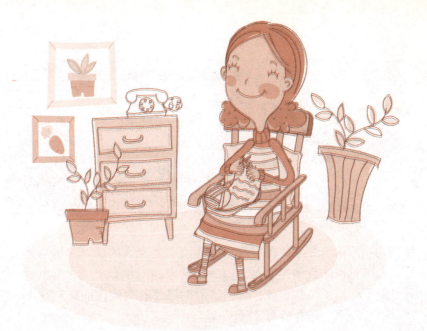

# 第2个月 怀孕初始反应与应对

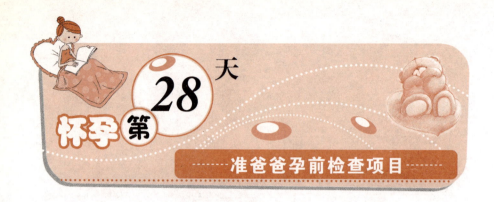

## 怀孕第28天 —— 准爸爸孕前检查项目

传统的思想认为怀孕生子甚至生男生女都是女性的事，和男性无关，但是实际上，准爸爸的身体健康对孕育一个健康的小生命来说非常重要。因为受精卵是卵子和精子的结合体，哪一方的问题都有可能造成胚胎发育状况不佳，甚至造成流产、胎儿畸形等严重问题。

准爸爸精子的质量、孕前是否排除染色体异常、是否带有男科感染等等都密切关系着下一代的身体状况。社会的发展和工业化进程的加快给人们带来的不仅仅是好处，相反，工作压力的增大、环境污染的增多和性病的传播等等因素都导致了男性的"播种"能力逐年下降。由于男性精子质量不佳造成的新生儿缺陷也大大增多。因此，孕前检查不光是准妈妈的事，也是准爸爸不能推卸的责任。男性通过孕前检查，可以了解和改善自己的身体状况，从而与妻子共同孕育一个健康聪明的宝宝。男性孕前检查项目如下：

| 检查项目 | 说明 |
| --- | --- |
| 生殖系统 | 生殖系统是否健全是孕育的前提，除了这些因素外，还要考虑传染病，特别是梅毒、艾滋病等 |
| 染色体异常 | 准爸爸最好跟准妈妈一起进行染色体异常检测，排除遗传病 |
| 精液检查 | 检查精子密度和总数，精子的异形和活动度等 |
| 肝功能检查 | 避免将肝炎传染给准妈妈，甚至通过母体传染给胎儿 |

## 第2个月 怀孕初始反应与应对

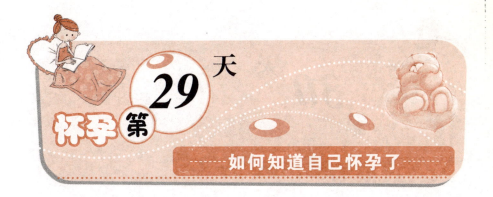

## 怀孕第29天

### 如何知道自己怀孕了

#### 怀孕的征兆

怀孕最普遍的特征——停经，一般来说，月经规则的女性月经逾期7～10天，就应该考虑是否怀孕。

出现早孕现象——早晨起床后，有恶心、反酸、食欲不振、挑食等早孕现象。

身体特征发生变化——基础体温升高而持续不降；怀孕一个月时，乳房和乳头都会变大，不时地发胀伴以轻微的刺痛，乳晕的颜色加深；怀孕初期，许多准妈妈有尿频的情形，有的每小时1次；感觉疲倦，随时都会打瞌睡；胃口改变，一会儿想吃这个，一会儿又想吃那个，平时爱吃的东西突然不想吃了，以前不爱吃的东西反倒想吃。

#### 确认怀孕的方式

1. 尿液检查。这是最常用的方法。怀孕后绒毛膜促性腺激素升高，并通过尿液排出体外，这就是早孕试纸和医院检查的原理。它的准确性在90%以上，而且能够在受孕后2周就检查出来。如果等到妊娠4周以后再做检查，结果就更加可靠。如果在家自己测试，最好采用晨尿，这样准确率更高。

2. 妇科检查。在检查中，医生会发现子宫开始变大，宫颈及子宫下段变软，阴道黏膜颜色变深等。受孕后2周的女性做此种检查，准确性近100%。

3. B超检查。妊娠第4周时B超还看不清妊娠迹象；第5周就可见小胎囊，胎囊约占不到宫腔的1/4，或可见胎芽；若到了第6周，胚胎的脊柱和脑部开始形成，心脏开始跳动，用B超就能测出胚胎和心脏的活动。

**怀孕** 每日一页

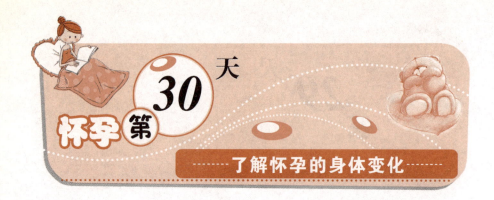

## 怀孕第30天 —— 了解怀孕的身体变化

进入孕2月,大部分准妈妈已经知道自己怀孕了。女性怀孕后,心理变化和生理变化交织在一起,形成了准妈妈特有的行为和体态以及心理特征。体内除女性激素发生改变外,肾上腺皮质激素也分泌亢进,这会使准妈妈感到紧张和不安。

### 出现早孕反应

准妈妈开始出现早孕反应,有的表现为恶心、呕吐,尤其是在早晨刷牙或闻到油腻气味时更加明显,也可能出现头晕、无力等症状。早孕反应由轻到重,一般持续2个月左右逐渐消失。大多数的准妈妈会感到异常疲倦,需要更多的睡眠。

在这个月,准妈妈的子宫要比没有怀孕的时候稍微增大,像鹅卵一般大小,并且变软,小腹部尚看不出有什么变化。白带、小便次数增多。

### 流鼻血正常吗

在妊娠期,准妈妈体内的雌激素水平明显高于非孕期,受雌激素的影响,鼻黏膜肿胀、血管扩张充血、血流增加以及凝血功能的变化可导致鼻出血。如果准妈妈发生鼻出血,要采取坐位,将经鼻后孔流入口中的血液吐出来,尽量不要咽下,以免刺激胃部,引起呕吐。用食指、拇指紧捏两侧鼻翼数分钟,利用鼻翼压迫易出血区,同时用冷水袋或湿毛巾敷前额及后颈部,促使局部血管收缩,减少出血。如果经以上处理仍不能止血,应及时到医院诊治。

### 乳房开始胀痛

从受精卵着床那刻开始,准妈妈体内激素就发生了重大改变,身体和心理也随之变化。当然,乳房也做出了相应反应,乳胀、乳痛,并且开始增长。通常情况下,这是从怀孕第4~6周开始的,也是早孕反应的征兆之一,而乳房的变化会持续整个孕期。

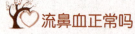

第2个月 怀孕初始反应与应对

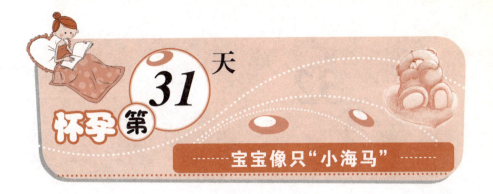

怀孕第 31 天 —— 宝宝像只"小海马"

这个阶段的胎宝宝只能叫做胚芽，长3厘米左右，重约4克，外表已经能分辨出头、身、手和脚了，并且身体的各个部位都在迅速成形。

### 一粒种子发芽了

在怀孕的第2个月里，胎宝宝的大部分器官，如心脏、脑、肝、肾的发育已经初步形成。这时候，胎宝宝的肠道已经很长，因为没有足够的空间容纳而不得不在腹腔外面继续生长，这节肠道与脐带毗连，被一个囊所包裹。

胎宝宝的面部特征并不明显，鼻子尚未长成，但已经形成鼻子孔；腭开始融合形成完整的口腔，并拥有了舌头。宝宝的眼睛虽然已经睁开，但是距离非常远，大约呈160度，看上去好像长在了头的两侧。胎宝宝的四肢更长了一些，伸向前方，手腕处已经可以弯曲。胎宝宝的头部仍然比身体的其余部分大，屈曲的头向前靠在胸前。不过，胎宝宝躯干已经有所增长，不再像字母C那样首尾相接了。可以说，胚胎发育得越来越像人形了。

### 躺在舒服的小床上

进入孕2周末，胚泡在子宫内着床后，就会向四周扩展，一端的细胞团内开始有一层从靠近囊胚腔的扁平细胞分化出来，成为胚胎原始内胚层。其余较大的细胞变成柱状细胞，形成胚胎的原始外胚层。原始内、外两胚层呈现圆盘状，称为胚盘，胚盘长约2毫米。经过一段时间的发育，胚盘就会分化成三胚层，三胚层是胎体发育的始基。此时，胚胎就要躺在舒服的小床上，开始各系统和器官的分化。

### 胎宝宝开始有心跳了

到孕7周时，胚胎的面部器官十分明显，眼睛像一个明显的黑点，鼻孔开着，耳朵有些凹陷。胚胎上伸出的幼芽将长成胳膊和腿，此时看上去已经很明显。其他部分的成长还包括垂体和肌肉纤维。现在还听不到胎音，但是胚胎的心脏已经分成左心房和右心室，并开始有规律地跳动，每分钟大约跳150次，约是准妈妈心跳的2倍。

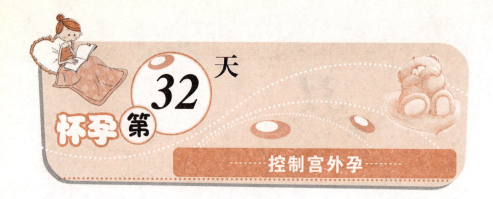

## 怀孕第32天 —— 控制宫外孕

在很多人眼里,宫外孕就像是体内悄悄埋下的一枚定时炸弹,随时都可能引发危险,一旦发生宫外孕就会给准妈妈带来莫大的伤害,如果治疗不及时甚至有生命危险。虽然宫外孕危害如此之大,但我们不必对宫外孕产生恐惧,只要能够及时发现宫外孕,并采取正确的治疗,宫外孕是可以被控制的。

### 什么是宫外孕

受精卵在子宫腔以外的任何部位着床,统称为异位妊娠,即人们常说的宫外孕。其中又以输卵管妊娠最多见,约占95%以上。输卵管妊娠最常见的原因是慢性输卵管炎,其次是输卵管发育不良,其他原因还包括输卵管手术后管腔狭窄、通畅不良,以及盆腔子宫内膜异位症等。

### 宫外孕症状

**腹痛、恶心**:腹痛、恶心是宫外孕早期最为主要的症状。如果出现下腹坠痛,有排便感,有时呈剧痛,常伴有恶心和呕吐的话,宫外孕可能已经降临到您头上了。

**不规则的出血现象**:宫外孕早期症状当中有出血的现象发生,不过阴道出血随着不同的个体,出血的量与出血的程度各不相同。总的来说阴道出血一般多为点滴状、深褐色、量少。所以当出现阴道出血时也应该提高警惕,因为这也是宫外孕早期症状之一。

**头晕、昏迷、休克**:头晕、昏迷、休克这些现象也是宫外孕早期症状,当然这三种情况的危险程度依次递增。虽说休克是宫外孕早期症状,不过这时已经很危险了,此时由于腹腔内急性出血,可引起血容量减少及剧烈腹痛。有些女性会无缘无故地出现腹痛恶心的现象。一旦出现这种情况要及时就医。

宫外孕是妇科一种危险的急腹症,必须对之高度警惕。一旦有上述现象出现,应立即去医院检查确诊,并进行及时抢救,以减少腹腔出血,避免因出血过多而产生严重后果。

第2个月　怀孕初始反应与应对

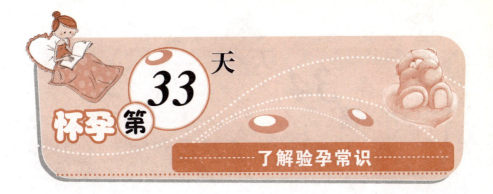

## 怀孕第 33 天

### 了解验孕常识

如果准妈妈平时月经正常，又没有采取任何避孕措施，超过一周仍未来月经，则要考虑妊娠的可能。从理论上讲，排卵的第9天，也就是末次月经的第23天，就可验出是否怀孕。

### ♥ 验孕试剂也可能失效

药店有多种验孕试剂——验孕试纸、验孕卡、验孕笔、验孕棒……都是大同小异，如果验孕试纸上结果呈阳性（显示两条道道），即表明怀孕了。

验孕试剂一般验孕准确，但也可能失效，主要有以下两种情况：已怀孕，但验出来显示没有怀孕，即验孕试剂不够敏感，可能的原因包括验孕试剂过期、药剂已失效；另一种原因是厂商使用的药剂有问题。未怀孕，但验出来显示有怀孕，为验孕试剂太灵敏，因为怀孕时体内的绒毛腺促性腺激素会升高，尿液中也有体现，各种验孕试剂都是在测试体内的绒毛腺促性腺激素。但绒毛腺促性腺激素存在于每一个人体内（包括男性），只是量较少。有些试剂因为太敏感，即使量少也可能呈阳性反应，而让使用者误以为怀孕。

### ♥ 检验时间不正确

太早检验或太晚检验，都可能使检验结果不准确。有些准妈妈在行房后2～3天就检验，往往验不出正确的结果。有些准妈妈则在怀孕一段时间后才验，然而因为绒毛腺促性腺激素值会随着怀孕周数增加而增加。

### ♥ 如何正确验孕

如果准妈妈对于自己的验孕结果有怀疑，最好再用不同品牌的验孕产品试一下，另外还可以到妇产科检查，妇产科医师觉得有怀疑时，会使用不同的试剂或是将尿液稀释来检验，必要时还可以抽血检查。另外，怀孕大约到6周（从上次月经来时第一天算起）以后，可以用超声波看看胚胎是否位于子宫内。

## 怀孕第34天 孕期减压方法

怀孕带来的反应您还适应吗？这仅仅是开始，怀孕期间还有别的压力呢，比如身体不适，例如恶心、疲劳、尿频、浮肿、背痛；激素变化引起感情脆弱；对分娩、做母亲以及孩子是否健康等问题的恐惧等。所以您一定要提前做好减压的心理准备。

### 不要太在意

首先，准妈妈对怀孕这件事情不要太过在意，要规律饮食，保证营养，休息充分，适当锻炼，不要喝酒、吸烟。

感觉有压力是很正常的，分析一下引起压力的原因，采取一切可行措施，解决引起压力的问题。

### 避免消极反应

不要用远离人群、睡觉来逃避问题，不吃饭或者吃垃圾食物、酗酒、吸烟等来逃避压力。定期进行有益身心的活动，身体内会释放出内啡肽和复合胺，提高身体应付压力的能力。

### 好好照顾自己

准妈妈要安排好自己的日程，让自己有时间去做放松的事情。锻炼、沉思、按摩疗法、深呼吸锻炼甚至看书或者听轻音乐等都可以让自己放松。让自己包围在爱和支持中，扩大支持自己的朋友和家人的范围。如果准妈妈连续两周出现失眠、食欲差、悲伤、哭泣等问题，或者对一些有趣的活动失去兴趣，有过多的愁闷感，那么就可能患有妊娠抑郁症，需要找心理医生谈一谈。

### 有助身心的减压方法

一些有益于身心健康的方法，例如瑜伽和按摩，都有助于缓解孕期的压力。这种有益身心健康的方法对准妈妈和胎宝宝都有益，这些方法在短期能刺激身体的"放松反应"，包括降低血压、降低心率和呼吸率。如果能定期进行有益身心的活动，身体内还会释放出内啡肽和复合胺，提高身体应付压力的能力。

第2个月　怀孕初始反应与应对

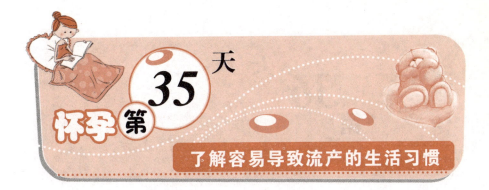

怀孕第 35 天

了解容易导致流产的生活习惯

随着医学的进步与发展，导致习惯性流产的原因已基本探明。然而，排除夫妇双方染色体异常、子宫先天畸形这类先天因素外，后天因素也占有相当的比例。

### 常用指甲油可导致流产

指甲油以及同类化妆品往往含有一种名叫酞酸酯的物质。这种酞酸酯若长期被人体吸收，不仅对人的健康十分有害，而且容易引起准妈妈流产及生出畸形儿，尤其是男孩，更容易受"伤害"。

### 宠物也是罪魁祸首之一

猫狗身上潜藏着病毒、弓形虫、细菌等，病毒感染准妈妈后，可经血液循环到达胎盘，破坏胎盘的绒毛膜结构，造成母体与胎宝宝之间的物质交换障碍，使氧气及营养物质供应缺乏，胎宝宝的代谢产物不能及时经胎盘排泄，致胚胎死亡而发生流产。

### 警惕电磁辐射

电磁辐射对人体可产生不利影响。怀孕早期的准妈妈，如果每周用电脑20小时以上，流产率和胎宝宝致畸率将大幅度增加。因此每天用电脑的时间尽量控制在2小时以内，并注意做好防护措施。

### 噪声可使胎宝宝大脑受伤

噪声可影响准妈妈的中枢神经系统的机能活动。准妈妈受噪声影响还可使胎心加快，胎动增加。震耳欲聋的高分贝噪声可损害胎宝宝的听觉器官，影响大脑发育并可导致准妈妈内分泌功能紊乱，诱发子宫收缩而引起早产、流产及先天性畸形。

另外，还有一些习惯有可能会导致流产，比如吸烟、酗酒、吸毒、乱服药物以及孕早期无节制的性生活等等，尤其是在怀孕的前3个月，准妈妈更要多加注意，给胎宝宝创造一个更加健康的生长环境。

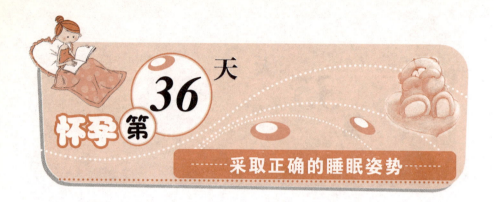

## 怀孕第 36 天

### 采取正确的睡眠姿势

在孕早期，由于准妈妈的子宫增大还不明显，睡眠时的体位对胎宝宝和准妈妈的影响比较小，准妈妈可以采取自己感觉舒适的体位。但到了妊娠中后期，子宫增大比较迅速，此时就应注意睡眠姿势了。

#### 最佳的睡眠姿势是左侧卧位

左侧卧位是准妈妈最舒适的睡姿，随着胎宝宝的增大，大约80%的准妈妈的子宫会右旋，采取左侧卧位可减轻妊娠子宫对下腔静脉的压迫，增加回到心脏的血流量。可使肾脏血流量增多，尿量增加；另一方面可改善脑组织的血液供给。此外，在两腿之间夹枕头，这是腹部稍有隆起时比较舒适的姿势。身边放一个长型抱枕，以方便倚靠。腿部浮肿时侧卧，脚下放一个靠垫，以抬高双脚，可以改善脚部的血液循环。

#### 孕期应当避免的睡眠姿势

**趴着睡：** 妊娠期间应尽可能避免趴着睡觉。趴着睡觉会压迫胎宝宝，阻碍血液循环。

**仰卧睡：** 妊娠中后期仰着睡觉会感到呼吸困难，因为增大的子宫会顺着脊椎压迫大静脉，阻碍血液流通，医学上称"仰卧综合征"。准妈妈仰卧睡觉还能引起下肢和外阴部的静脉曲张。

**右侧卧睡：** 大约有80%的孕妇子宫向右侧旋转倾斜，因而使右侧输尿管受到挤压，以致尿液积滞，由于右侧的肾脏与邻近的升结肠和盲肠之间有淋巴管相通，因而肠道细菌侵入右肾的机会也较左肾多，这样，就容易发生右侧肾盂肾炎。如果准妈妈经常右侧卧睡，会使子宫进一步向右旋转，从而使输送给子宫的血管受到牵拉，影响胎宝宝的血液供应，造成胎宝宝缺氧，不利宝宝的生长发育，严重时可引起胎宝宝窒息，甚至死亡。

但由于单一的左侧卧位会压迫心脏，也容易疲劳，所以适当的左右交替是可以的，但右侧卧位的时间不宜过长。

第2个月　怀孕初始反应与应对

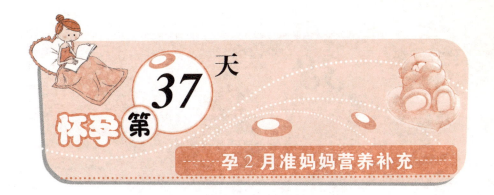

## 怀孕第 37 天

### 孕 2 月准妈妈营养补充

孕 2 月是胎宝宝器官形成的关键期，此时胎宝宝的脑部开始发育，需要充足的营养供应，否则容易引起流产、死胎和胎儿畸形。这时准妈妈所需的营养，除了补充叶酸和蛋白质，还要加强钙和维生素 D 的补充。

### 蛋白质

在孕 2 月，准妈妈每天的蛋白质供给量以 80 克左右为宜。对于蛋白质的摄入，准妈妈不必刻意追求一定的数量，但要注意保证质量。今天想吃就多吃一点，明天不想吃就少吃一点，或者不吃也可以，顺其自然就好。

**食物来源**：可以考虑以植物蛋白代替动物蛋白，豆制品和蘑菇等食品可以多吃一些。在书包和办公桌抽屉放一些杏仁、核桃仁、榛仁之类的坚果，随时吃几粒，有助于补充蛋白质，有利于胎宝宝大脑发育。

### 碳水化合物和脂肪

在孕 2 月，如果准妈妈实在不愿意吃脂肪类食物，就不必勉强自己，人体可以动用自身储备的脂肪。此外，豆类食品、蛋类、奶类也可以少量补充脂肪。但是，含淀粉丰富的食品不妨多吃一些，以提供必需的能量。

**食物来源**：如果准妈妈的早孕反应比较严重，更应该抓住任何可以进食的机会，也少吃一些例如平时不敢问津的巧克力、果脯、干果，现在都可以适当吃一些。

### 维生素

维生素是人体必需的营养物质，也是胎宝宝生长发育必需的物质，特别是叶酸、B 族维生素、维生素 C 及维生素 A 是此期必需补充的。

**食物来源**：各种新鲜的蔬菜、谷物、水果等都可以提供各类维生素，主要是看原料是否新鲜。

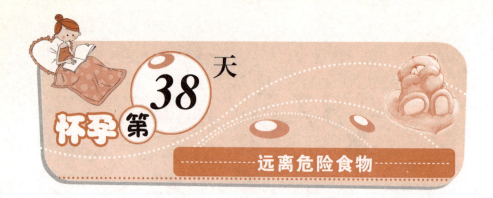

## 怀孕第38天 — 远离危险食物

### 禁忌 1

山楂果及其制品，准妈妈少吃为宜。现代医学证实：山楂对妇女子宫有收缩作用，如果准妈妈大量食用山楂食品，有时会刺激子宫收缩，甚至导致流产。

### 禁忌 2

准妈妈应避免进食热性食物，因为热性食物使人体内热加重，有碍机体聚血养胎，荔枝和桂圆恰恰属于这类水果。

### 禁忌 3

加工食品和罐头食品。经过加工的半成品食物虽然美味可口，但这些食物在加工过程中，需要加入一定的添加剂，如人工合成的色素、香精、甜味剂及防腐剂等，准妈妈应尽量少吃。

### 禁忌 4

准妈妈忌吃未经煮熟的鱼、肉、蛋等食物。生鱼、肉等食物中往往含有绦虫、囊虫等寄生虫，直接食用这些食品可以使人感染疾病。生鸡蛋的蛋白质不易被蛋白水解酶水解，不易被肠道吸收，而且生鸡蛋常常被细菌污染，直接食用很容易得肠胃炎。经烟熏、腌制、烧烤的食物也应尽量少吃。

### 禁忌 5

人参属大补元气之品，准妈妈滥用人参进补，可导致气盛阴虚，很容易上火；还会出现呕吐、水肿及高血压等症状，甚至会引起见红、流产及早产等危险情况。除此之外，鹿茸、鹿胎、蜂王浆等补品，准妈妈也不宜服用。

### 禁忌 6

茴香、花椒、辣椒粉、胡椒等调味品性热且有刺激性，容易上火。准妈妈的肠蠕动本就减缓，若再服用此类食品，易造成便秘。

## 怀孕第39天 抗过敏方法

过敏体质的准妈妈在怀孕期间，要比一般人更注意生活细节，特别是气喘患者，应该先与医师沟通，将病情控制好，并找出过敏原，才能在怀孕期间避免发病而影响胎宝宝及自己的健康。

### 穿着以棉质为佳

皮肤过敏者，衣服穿着应以宽松为主，腰带勿过紧，以免皮肤受压迫。

避免穿毛料衣物及使用毛毯，因为毛质物质会刺激皮肤，且毛絮及地毯中的灰尘会引起哮喘发作，所以衣物应该改用棉质为佳。

### 杜绝过敏原

**保持干净**：要丢弃的食物必须密封，以免引来蟑螂，因为蟑螂的排泄物会引起过敏。

**避免接触尘螨**：可使用防螨寝具，并勤加清洗。

**注意室内湿度**：最好保持在50%以下，必要的时候可使用除湿机。

**霉菌会引起过敏**：尤其夏天，霉菌的孢子会随空气漂浮，所以要注意空气清洁，可使用空气清洁机。

### 避免花粉可能引起的过敏

若到郊外踏青，记住越不起眼的植物越要小心，因为一些野草及不明显的花，必须靠大量花粉传播繁殖，所以花粉比较多；反而开得鲜艳又大的花，花粉较少。此时不妨戴口罩以避免吸入花粉。

### 冷天外出尽可能戴口罩

戴口罩不仅能避免吸入冷空气（冷空气会引起鼻部及气管过敏发作），还可避免手部接触脸，以防被传染病毒而感冒，容易将病毒带入而引起感冒。

### 皮肤过敏

如果属皮肤过敏，且部位在手，做家事要特别留意，建议使用手套，有些准妈妈会对乳胶过敏，为此手套里层最好多一层棉质，平时则要尽量避免接触水，像洗碗之类的事情不妨使用洗碗机。

## 怀孕第 40 天

### 怀孕的征兆解读

许多准妈妈都知道"月经突然不来了"是怀孕的信号，其实在生活中还有一些身体小变化可以帮助您做出判断。那么怀孕的征兆有哪些呢？

看排卵期性生活史和停经史。夫妻双方没有采取任何避孕措施，在排卵期前后有正常的性生活史，平时月经周期正常，突然出现 5 天以上的停经，就有怀孕可能了。

### 无故出现恶心呕吐

**怀孕初期症状：** 在停经之后出现恶心、呕吐，早晨加重，伴有头晕、四肢乏力、食欲不振、嗜睡等症状，一般为早孕反应。

### 口味的变化

停经后突然喜欢进食酸味或其他原来并不喜欢的食品，有厌油腻现象。

### 乳房的变化

在停经之后，出现乳房发胀的感觉，乳头有轻微疼痛，乳晕色泽加深，并出现褐色结节，常是怀孕的表现。

### 小便的变化

停经 50～90 天之内发生小便次数增多，没有尿痛、尿急、发热等表现，这是子宫增大而压迫了膀胱引起的症状。

### 基础体温特殊

正常情况下，育龄女性的基础体温是月经自来潮到中期（下次月经前 2 周）低体温、之后高体温（比前段体温约升高 0.3℃左右）的典型双向型体温，如果后段时间的体温一直处于高温，并超过 21 天月经仍不来潮，则属于早孕。这是衡量怀孕与否的重要标志。假若体温高低不平，而且悬殊较大，胎宝宝往往发生危险，多属于黄体功能障碍，必须及时治疗。

# 第2个月 怀孕初始反应与应对

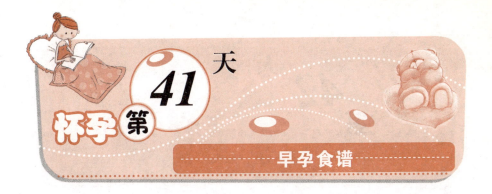

## 怀孕第41天 — 早孕食谱

妊娠早期约有半数以上的准妈妈会发生挑食、偏食及轻度恶心、呕吐等现象，医学上称为早孕反应。早孕反应不是疾病，而是准妈妈对妊娠暂时不能很快适应而出现的生理反应，一般从妊娠第6周开始，12周以后逐渐消失。准妈妈可以通过饮食予以调理，把早孕反应"吃掉"。

###  食谱推荐：醋蛋汤

**功效**：此汤每日1次，连服3天，能有效缓解妊娠呕吐。

**原料**：鸡蛋2个，白糖30克，米醋100克。

**制法**：1. 将鸡蛋磕入碗内，用筷子搅匀，加入白糖、米醋调匀，待用。

2. 锅置火上，加清水适量，用旺火煮沸，淋入调匀的鸡蛋液，煮沸即可。

**特点**：酸甜可口、开胃。

###  食谱推荐：糖醋胡萝卜

**功效**：增进食欲，缓解准妈妈妊娠呕吐，适合孕早期食用。

**原料**：胡萝卜250克，白糖25克，米醋13克，精盐、香油各适量。

**制法**：1. 将胡萝卜洗净，用刀刮去皮，切成6厘米长的细丝。

2. 将胡萝卜丝放小盆内，撒上精盐拌匀。

3. 把盐渍的萝卜丝用清水洗净，沥干水，放入碗内，加入白糖、醋、香油拌匀放入盘内即可。

**特点**：酸甜爽口，清淡。

###  食谱推荐：姜汁甘蔗露

**功效**：有健胃开脾、下气止呕。适用于胃气上逆的妊娠呕吐。

**原料**：甘蔗1根，生姜50克。

**制法**：1. 将甘蔗去皮、榨汁约1茶杯；生姜去皮洗净、榨汁。

2. 将甘蔗汁、姜汁一同放入盅内，隔水炖热温服。

**特点**：味甜，微有姜辣味。

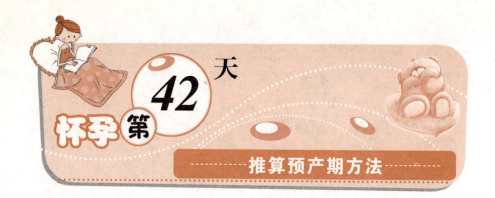

## 怀孕第42天 —— 推算预产期方法

推算方法按一般惯例，预产期是从最后一次月经第一天算起的，但是受精往往发生在2周之后，所以，孕育期实际上是38周即266天，而不是40周。按40周计算只是因为准妈妈往往记得自己哪天来的月经，却不确信是哪天的同房造成了怀孕。因此，怀孕的第4周实际上是受孕的第2周。

### 通常推算方法

从最后一次月经的第一天算起，孕期通常持续40周。然而因为孕期可能会受到多种因素的影响，因此并不是固定不变的。孕期在37～42周之间都属于正常。更复杂的是，女性在受孕后的一至几个月里可能会出现少量出血。一些其他因素也可能造成预产期稍有出入，因为40周预产期的推算方法是以28天的月经周期为计算基础的，然而很多女性的月经周期可能略多于或少于28天，或者月经周期不规律。

### 月经逆算法

**预产期日期的计算**：末次月经的第一天，月份加9，如果得数大于12，则减去12。日期加7，如果得数大于30，就减去30，然后将上面算得的月份向后顺延1个月。

**例如**：1. 末次月经为1月20日，那么预产期的月份为1＋9＝10，即10月份。预产期的日期为20＋7＝27，即27日。所以，预产期为同年10月27日。

2. 末次月经为8月28日，那么预产期的月份为8＋9－12＝5，即5月份。预产期的日期为28＋7－30＝5，即5日。因为大于30，月份向后顺延1个月，所以，预产期为第二年6月5日。

### 妊娠历算法

市场上出售的圆筒或圆盘状的妊娠历，则可对照最后一次月经开始的日子，算出怀孕周数和预产期。这种方法和月经逆算法可能会有2～3天的差别。

**第2个月** 怀孕初始反应与应对

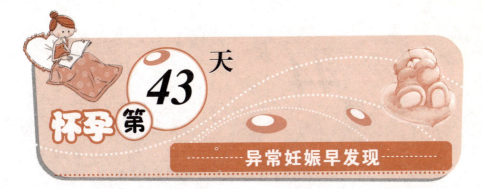

怀孕第 43 天

异常妊娠早发现

妊娠初期这段时间里，准妈妈都处于不稳定的状态，因此需要格外注意。当您偶尔出现阴道出血或腹痛等症状时，应及早就医。

### 什么是异常妊娠

卵子在输卵管受精后成为受精卵，受精卵一边发育，一边借助于输卵管的蠕动及纤毛的活动，逐渐向子宫腔移动，约经过4天的移行过程，到达子宫腔，植入于子宫内膜。异位妊娠，是指受精卵不在子宫内而是在子宫以外的部位如输卵管、卵巢以及腹腔等部位种植发育。

### 宫外孕

正常妊娠情况下，受精卵是在子宫内膜上着床、生长发育的，如果它在子宫体腔以外的地方生长发育，就是异位妊娠，俗称"宫外孕"。其典型症状：停经6~8周后，感到下腹剧烈疼痛，出现少量阴道出血；但如果只是少量出血，而没有腹痛，准妈妈大可不必着急，这是受精卵在子宫内膜上着床时引起的"点状出血"，并无危险。

### 葡萄胎

葡萄胎是指实际上没有胎宝宝或胎宝宝发育不正常的情形。胎盘底部的微细绒毛产生异常，子宫内形成葡萄形状的水泡，并充满子宫。其典型症状：恶心、呕吐等症状会非常严重，妊娠3~4个月时会分泌大量暗褐色的分泌物，下腹产生膨胀感。妊娠5~6个月时，也听不到胎心音。

### 给准妈妈的忠告

发生宫外孕时，即使是输卵管破裂，只要治疗及时，就不会对母体产生很大的影响。但如果治疗不及时，就会因大量出血导致危险。

利用超声波检查，在妊娠5~6周时就能够准确诊断出葡萄胎，确诊后需要进行2~3次刮宫术，手术后要严格进行护理，在手术后两年时间内必须采取避孕措施，以免悲剧再次发生。

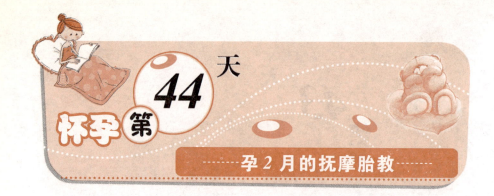

## 孕2月的抚摩胎教

相对视觉而言，胎宝宝的触觉发育要早一些，实验证明，两个月的胎宝宝已经开始有感觉了。此时，胎宝宝的活动是丰富的，有吞羊水、眨眼、咂拇指、握拳头、伸展四肢、转身、蹬腿、翻筋斗等；而且受到刺激后会做出各种反应。因此，这个时候准妈妈不仅可以抚摩胎宝宝与其沟通信息、交流感情，还应当帮助胎宝宝做"体操"。

### 抚摩胎教的益处

准爸妈可以通过对宝宝进行抚摩、拍打等，激发宝宝的积极性。经常抚摩宝宝，可以促进准妈妈的血液循环，有利胎宝宝的智力发育。通过抚摩把触觉刺激传递给胎宝宝的大脑，加强胎宝宝感受器和大脑的联系，使胎宝宝更聪明。

### 抚摩方法

准妈妈平躺在床上，全身尽量放松，在腹部松弛的情况下，用一个手指轻轻按一下胎宝宝再抬起，此时胎宝宝会立即有轻微胎动以示反应；有时则要过一阵子，甚至做了几天后才有反映。

准妈妈可以一边抚摩一边呼唤胎宝宝的名字，还可以跟胎宝宝说话，把自己正在做的或可以和胎宝宝一起做的事告诉胎宝宝。同时，准爸爸也可以选择合适和固定的时间抚摩胎宝宝，或用手指轻按妻子的腹部，把压力通过腹壁传至胎宝宝皮肤，以产生压觉和触觉，促使其发生蠕动。

### 抚摩时间

一般以早晨和晚上开始做为宜，每次时间不要太长，5～10分钟即可。这样有助于激发胎宝宝活动的积极性。

### 注意事项

轻轻按一下准妈妈的腹部，如胎宝宝不高兴，他会用力挣脱或蹬腿反射，这时就应马上停下来。过几天后，胎宝宝对准妈妈的手法适应了以后，当准妈妈的手一按，胎宝宝就主动迎上去做出反应。

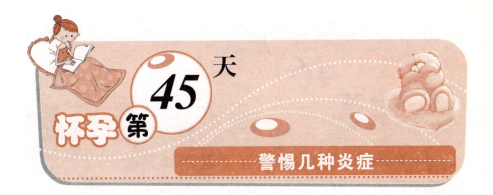

## 怀孕第45天 警惕几种炎症

炎症是由病毒或细菌感染引起的。一般病毒和细菌不会通过胎盘由母体传给胎儿，但麻疹、弓形虫病和李氏杆菌病却可能使胎儿受到感染。胎儿也可能会间接受到母体炎症（如肾炎）的感染，从而引起早产。所以，为了胎宝宝的安全，准妈妈一定要避免感染以下疾病。

### 尿路感染

患了尿路感染，会出现尿频、小便灼痛及小腹疼痛等。如治疗不及时，还会出现血尿和高烧等症状。出现炎症，应及时在医生的指导下用抗生素治疗，拖延病情会加重为肾炎，则可引起流产或早产。

### 弓形虫病

该病通常没有什么症状，或有轻度类似感冒症状。如果准妈妈感染上了该病，应去医院检查，看胎宝宝是否被感染。如果漏诊，可能会引起流产或死胎，甚至会使新生儿患上精神疾病或失明等。

### 李氏杆菌病

其症状与流感和胃肠炎相似。如果准妈妈被确诊为此病，应采取引产措施，因为该病会导致早产、流产或死胎。

### 风疹

目前，此病在孕期已很少见。风疹会导致胎宝宝大脑和心脏的疾病、耳聋、白内障等。如果准妈妈在怀孕期间感染此病，胎宝宝多半也会被传染。

### 疱疹

该病表现为阴道内外出现水疱，伴疼痛。若该病发生在孕期，而且为第一次，分娩时又出现溃疡，应采取剖宫产，以免感染新生儿，因为该病会影响宝宝的健康。

## 怀孕每日一页

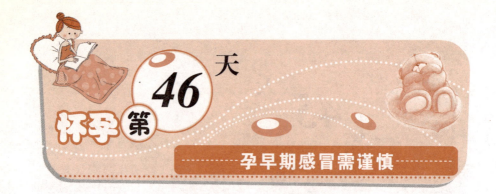

### 怀孕第 46 天

#### 孕早期感冒需谨慎

感冒了要不要吃感冒药，是让准妈妈头疼的事情。一般来说，准妈妈轻微感冒最好不吃药，但如果感冒严重，就应权衡利弊，在医生指导下合理用药。

### 妥善用药，及早治愈

感冒如伴有高热，多预示病情较重，应及时看医生。孕早期一般不主张使用退烧药，通常可用物理降温法控制体温，如在额、颈部放置冰块、湿毛巾冷敷，用30%~35%酒精（或白酒加水冲淡一倍）擦颈部及两侧腋窝等方法。若需用药物降温，要避免采用对准妈妈、胎宝宝和新生儿有明显不良影响的药物，可以在医生指导下使用柴胡注射液等药。同时多饮水以帮助排除体内的毒素。对感冒合并细菌感染，可酌情加用抗生素治疗。目前已知很多抗生素会对胚胎及胎宝宝造成不良影响，整个妊娠期禁用的抗生素有庆大霉素、卡那霉素、新霉素、万古霉素等。整个妊娠期基本使用的抗生素有青霉素类、头孢菌素类、红霉素，此类抗生素在妊娠期使用，对胎宝宝一般影响较小。具体情况还是要遵听医嘱。

### 应对轻度感冒的小方法

准备怀孕前3个月最好不用感冒药，但准妈妈可以学一些小方法来应对轻度的感冒。

1. 感冒初起喉头又痒又痛时，准妈妈可立即用浓盐水每隔10分钟漱口、清洁咽喉1次，10次左右即可见效。喝鸡汤可以增强抵抗力减轻鼻塞、流涕等症状，对清除呼吸道病毒有较好效果。在鸡汤中加一些胡椒、生姜等调味品，或下面条吃，也可以预防此类感冒。

2. 喝橘皮姜片茶有助于降低体温，缓解头痛。准妈妈取橘皮、生姜各10克，加水煎，加红糖10~20克趁热服用，盖上被子出出汗，可以缓解症状。

3. 对仅有喷嚏、流涕及轻度咳嗽的感冒，最安全简便的方法就是多休息、多喝开水、开窗通风换气并注意保暖，同时保证营养补给，感冒往往可以不治而愈。

第2个月 怀孕初始反应与应对

怀孕第 47 天

如何准备孕妇装

十月怀胎，是女人生命历程中一段特别的日子，幸福与满足使准妈妈更具有迷人的魅力，谁说准妈妈就非得臃肿拖沓、与时尚无缘？只要您有着清爽的面容、自信的笑脸和漂亮的衣裙，一样可以走在时尚的潮头。

### 孕妇装的选择和搭配

孕妇装的种类和流行服装一样，也是有各种不同的选择。只要把握搭配原则，场合需求，以及个人的特色，相信您也能像怀孕前一样充满魅力。

**上班服**：可选择较正式的洋装或套装，或是以长裤搭配俏丽的上衣。可先准备一些不可少的基本款，例如：容易搭配的单件上衣、衬衫、黑（白）裤装，以及不可或缺的背心裙、变化多端的一件式短洋装或长洋装。再搭配购买合适的服装，以少量衣服，变出多种穿法。

**居家/休闲服**：可选择针织类、棉绒类休闲套装，款式经典的牛仔布系列服装，或是以运动服加以变化的孕妇装。宽松的短裤和T恤是比较舒服的休闲装扮。无袖连衣裙是夏季最好的选择，内穿T恤外配罩衫都可以，有很多种变化方法。

**宴会服**：一般人参加宴会的机会应该不是太多，可只购买一件较有质感的服装，再搭配一条项链或披肩，也能营造出宴会的效果。

**睡衣**：市面上有为准妈妈设计的睡衣，宽松的腰围设计，能让您睡觉时更为舒服。

### 穿出韵味造型

其实，专门的孕妇装只有在怀孕中后期才用得着，之前长达五六个月的时间，完全可以用宽松的时装来代替，休闲裤、运动外套都很实用，那种不强调腰身、裙摆稍长的裙子也是时尚准妈妈的必备，像安娜苏的经典娃娃裙、高腰小礼服，还有今年流行的帐篷式印花长衫和短裙，都可以代替孕妇裙一直穿到孕中后期，大大的肚子为时装平添可爱。更重要的是，等您生完孩子，它仍然是一条时髦的裙子。

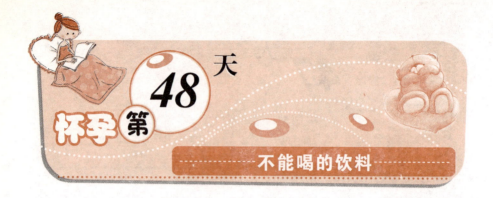

## 怀孕第 48 天 — 不能喝的饮料

对准妈妈而言，最合适的饮料是白开水和清淡的果蔬汁。现在孕程已将过半，但愿原来有"茶瘾"和"咖啡瘾"的准妈妈已经戒掉了这些对胎宝宝不利的饮料，要知道，茶和咖啡跟酒同样都是并列在孕期黑名单上的！

### 浓茶

由于茶中含有大量的单宁，能和食物中的蛋白质结合，变成不溶解的单宁酸盐，而且可同食物其他营养成分凝集而沉淀，影响准妈妈、胎宝宝对蛋白质、铁、维生素的吸收利用，进而导致营养不良。茶叶中还含有多量的鞣酸，有收敛作用，影响肠道的蠕动，易使准妈妈发生便秘。准妈妈多饮汽水，可造成体内缺铁而贫血，不利母亲和胎宝宝的健康。

### 咖啡

无论是晨起醒神，还是工作解乏，亦或午茶休闲，咖啡受到很多人的青睐。不过，准妈妈得留意了，要知道咖啡中的咖啡因可是危害胎宝宝健康的隐形"杀手"，过多的饮用，容易引起流产或早产，所以准妈妈尽量少饮咖啡。

### 可乐型饮料及冷饮

这种饮料中也含有咖啡因，准妈妈还是少喝为好。

另外，准妈妈也不宜多喝冷饮、多吃凉食，以防胎动不安和准妈妈发生腹痛、腹泻。

### 酒及含酒精的饮料

酒的害处大家都知道，它对准妈妈以及肚里的宝宝的害处更毋庸置疑了。酒精通过胎盘进入宝宝体内，极易造成流产及早产，更会造成宝宝的先天异常，喜欢喝酒的妈妈要克制一下。当然，除了白酒、黄酒、啤酒、红葡萄酒外，还包括糯米甜酒以及各种含酒精的饮料，准妈妈不要掉以轻心。

## 怀孕第49天 调整好准妈妈的情绪

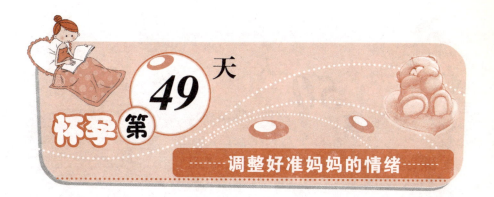

怀孕期间，准妈妈的心情好坏与否，是影响胎宝宝性格的重要因素。随着胎宝宝的一天天长大，胎宝宝和准妈妈的心灵感应也会日渐明显，如果准妈妈的心情好，胎宝宝自然也会安静愉快；如果准妈妈的心情乱糟糟，那么胎宝宝也会躁动不安、缺乏耐性。所以为了腹中的胎宝宝着想，准妈妈应该时时刻刻注意自己的情绪，即便是遇到特别让人生气的事，也要懂得随时调整自己的心态，尽量排除不良情绪，让自己尽快恢复平静。

### 改善情绪方法

1. 经常观看喜剧电影和喜剧书籍，这可以帮助您调节情绪，忘掉不愉快的事。同时大声笑也有助于舒缓神经。

2. 做自己喜欢做的事。一个人在做自己擅长或喜欢做的事的时候，往往都非常愉快。当然，这个爱好必须以健康为前提，而做家务、做按摩、听音乐则可以考虑。

3. 多吃水果和蔬菜。水果蔬菜营养丰富，并且其特殊的芬芳有助于改善情绪，使您获得平静的心情。

4. 减少工作量。工作压力常会使人身心疲惫、情绪烦躁，所以如果您是一位上班族准妈妈的话，就要考虑适当减少工作量，这样做时稳定您的情绪有很大的帮助。

5. 常找朋友倾诉。倾诉是缓解不良情绪的好办法。人在生活中难免会遇到一些不如意的事，如果把这些不愉快全部都积压在心里，不仅会影响胎宝宝的性格，也会导致免疫力的下降。反之，在情绪低落的时候找个朋友倾诉一下，朋友的开导和安慰，也许能很快让您走出低谷，恢复平静。

6. 放松训练。如果心情不好，准妈妈可以尝试平躺在床上，全身放松，想象自己睡在春天的花丛中，或是在某个美丽的海滩享受阳光浴。类似的放松训练如果经常进行的话，有助于舒缓紧张情绪，改善心情。

## 怀孕 每日一页

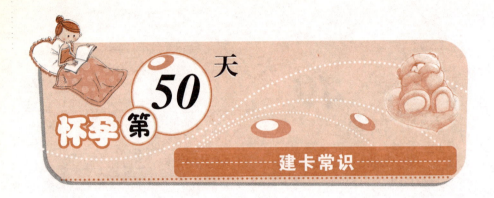

怀孕第 50 天 —— 建卡常识

建卡就是怀孕期间到当地妇幼保健院和分娩医院所建立的档案。它是每个准妈妈从怀孕到分娩的一个必需流程,相当于孕期妈妈和胎宝宝的一份健康记录。产检建卡的目的是为增强准妈妈自我保健意识,并在医生的指导下安然度过妊娠、分娩与产褥各期。

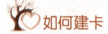

### 如何建卡

建卡包括两部分:

1. 母子保健手册。

2. 产检病例。每个准妈妈的怀孕档案都可记录在一本孕产妇健康小手册上。在孕三个月内到所在的地段医院检查身体时,该医院保健科会将健康手册发给准妈妈。怀孕第12周时要建好手册。建手册时需要带好身份证、结婚证、户口簿,及准生证明,并进行相关检查。当准爸爸和准妈妈决定好分娩医院,就可以申请在这家医院进行产检。以后每次的产检情况都记录在准妈妈的孕期检查病历上。最好选离家近的医院,以方便分娩。记得建病历时要带好夫妻双方身份证和保健手册。需要注意的是,各地建卡情况有所不同,具体情况应咨询当地计划生育部门。

### 医院建卡要求

目前大多数医院都要求准妈妈提前确定在哪里分娩,方便在医院建卡。正常情况下,只要第一次检查的结果符合要求,医院就会允许建病历,如果从其他的医院转过来,虽然可以带着原来医院的化验单,但不全的项目,必须要在新医院重新补做,合格后才可以建病历(此病历不同于门诊的病历)。

医院为准妈妈建个人病历,主要是为了能够更全面地了解准妈妈的身体状况以及胎宝宝的发育情况,以便更好地应对孕期发生的状况,并且为以后的分娩做好准备。因此最好能够提前确定自己的分娩医院,并且在同一家医院进行产检。

第2个月　怀孕初始反应与应对

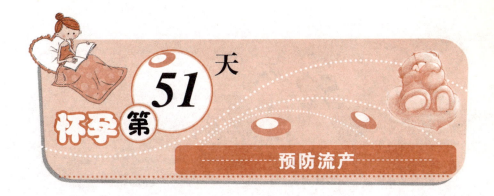

## 怀孕第 51 天　预防流产

先兆流产就是妊娠后出现少量阴道出血，常比月经量少，先兆流产的血来自子宫腔，血呈鲜红色，早孕反应仍存在，有时伴有轻微下腹痛、腰痛及下坠感。但是没有阴道大量流水和妊娠物排出。避免先兆流产，预防是关键，主要从以下几点着手：

### 注意休息

充分的休息，切勿过度劳累。不要做过重的体力劳动，尤其是增加腹压的负重劳动，如提水、搬重物等。

### 防止外伤

出门最好穿平底鞋；孕期尽量不要外出旅游；避免振动的工作环境；做家务时避免危险性动作，如登高等。

### 保持良好饮食习惯

摄取均衡的营养，远离烟酒，不吃辛辣的食品，尽量少食多餐，必须保持大便通畅，避免肠胃不适。维生素E有保胎作用，因此孕期应多摄入富含维生素E的食物，如硬果类（松子、核桃、花生等）、豆制品等。

### 节制性生活

性生活时腹部受到的挤压和宫颈受到的刺激均会诱发宫缩，在孕早期，胎盘的附着尚不牢靠，宫缩非常容易导致流产，所以妊娠早期应禁止性生活。妊娠中期虽然可以有适当的性生活，但次数和幅度都应少于孕前。

### 保持心情愉悦

鲜牛奶可以帮助准妈妈预防骨质疏松，还能帮您稳定情绪；橘子、芹菜等高纤维的蔬菜水果，既去火又补充维生素，并且能让您心情愉快起来。

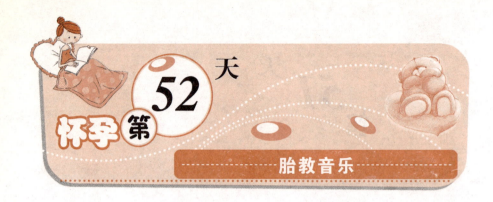

## 怀孕第 52 天 — 胎教音乐

尽管现在胎宝宝还听不懂音乐，但准妈妈经常听一些轻柔优美的歌曲或音乐能够改善不良情绪，产生美好的心境。准妈妈把这种信息传递给胎宝宝能够刺激胎宝宝的脑部神经发育。

《高山流水》是一部旋律优美的乐曲，准妈妈可以躺在床上欣赏这段音乐，想象自己置身于山水之间，得到全身彻底的放松。

《高山流水》取材于"伯牙鼓琴遇知音"的故事，是人类音乐的代表作之一。乐曲描绘了山水相映、水天一色的景象，由静而动，由缓而疾，由婉转到跌宕，由点滴到浩荡，在力度和节奏的澎湃中，大自然的情景与人类的情感达到了高度的交融。在这泉水的交响之中，仿佛能够听到岁月的流逝、历史的变迁、生命的繁衍成长。

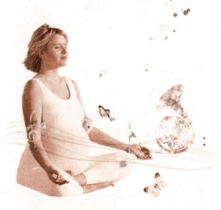

高山流水最早流行于浙江南部一带，后来成了在民间广泛传播的优秀筝曲。此曲运用了独特的表现手法：如前半部分运用了有两个高音的相隔两个八度大撮，表现出高山雄浑、深沉、肃穆、高洁的神韵。而后半部分运用一连串带有八度跳进的十六分音符和带按滑不同力度的历音刮奏，形象地表现了潺潺流水和巍巍高山相映成趣的意境。几个清澈透明的泛音，令人想起了山泉叮咚水花轻溅的景象。全曲气势宏大，意境深邃，却又表现出秀丽、柔美的江南情调。

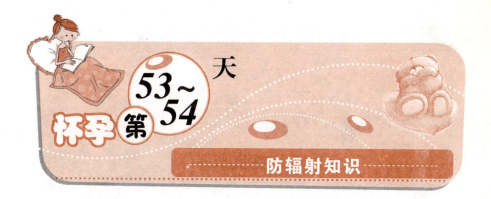

## 怀孕第53~54天 防辐射知识

很多准妈妈工作需要整天对着电脑,但又怕电磁辐射会伤害了腹中的小宝宝,一件防护"铠甲"——防辐射装成了许多准妈妈怀孕后首先考虑要买的东西。但是防辐射装到底能不能防辐射?它的防辐射作用有多大?怎样选择一款适合自己的防辐射孕妇装?怎样才能更好地防辐射等问题也是准妈妈必然会考虑的。所以准妈妈有必要了解一些防辐射孕妇装的知识。

### 防辐射服的dB值并非越高越安全

一件薄背心一样的防辐射装真有那么神奇?防护装的成分是棉42%、涤纶38%和金属纤维20%。奥秘应该就在这20%金属纤维上。金属纤维确实能对日常生活中遇到的电脑、手机等电磁波辐射起到一定阻挡作用,但若遇上红外线、超声波、核辐射、X线等,金属纤维还是无能为力的,同时,由于金属纤维成分只有20%,所以也不能完全依赖这件防护服。特别是在怀孕的前3个月还是应该尽量远离那些高辐射的电器。

### 防辐射服的dB值多少最合适

作为防辐射服装,首先要有服装的基本性能,如可洗涤,透气性,穿着舒适性,同时还要能满足对家电的防辐射。如为防止电脑、微波炉等对人体的辐射穿着15dB的防辐射装即可。大于60dB的防辐射装,99%的织物表面上可以包住手机的辐射,但大多是电镀金属的织物,洗涤几次就不行了。再说,手机的辐射分为手机本身的辐射(近场辐射)和发射台的辐射(远场辐射)。包住手机是阻挡了发射台对手机的远场辐射,而远场辐射对人的危害极小,所以不必追求能包住手机辐射,而是在满足防辐射性能的条件下(一般15dB左右),追求服装的可洗涤性、耐久性和透气舒适性,以免适得其反。

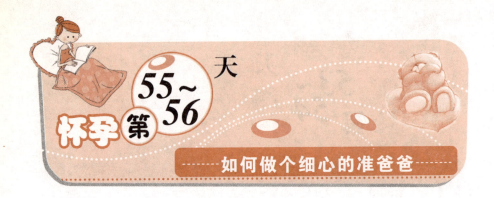

## 怀孕第 55~56 天

### 如何做个细心的准爸爸

丈夫是妻子最亲近的人，妻子能否顺利度过孕期，丈夫有非常重要的责任。丈夫应善于观察妻子细微的变化，当好妻子孕期保健的助手，确保母婴安全。丈夫要做的内容可归纳为看、算、测三项内容。

**看**

即观察，丈夫应细心观察妻子孕期身体及情绪变化，如腹部增大情况、有无浮肿、休息后浮肿能否缓解、饮食情况、情绪状况等，以便尽早发现异常，早期处理。

**算**

即计算，算算孕周，算算应进行检查的日期，以便督促准妈妈按时进行检查。

**测**

测量内容包括体重、胎动次数、宫高等。准妈妈在整个孕期体重应增长15千克左右，若增长过多，则易出现巨大儿；若增长过少，则易发生胎宝宝生长受限。胎动次数是反映胎宝宝宫内安危的重要指标，孕32周后，丈夫应协助妻子测胎动，每日早、中、晚各测1小时，每天尽可能在相同时间观察其变化，及时发现胎动异常。测量宫高应在孕晚期进行。宫底高度随胎宝宝生长而增长，可反映胎宝宝大小。测量时，准妈妈应先排尿，平卧床上，用软尺测量耻骨联合中点上缘到宫底的长度。

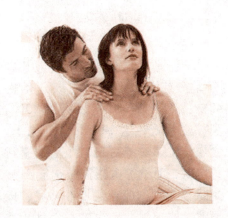

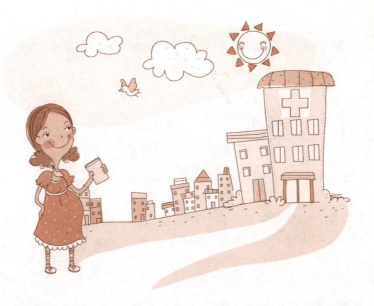

# 第3个月
## 精心呵护孕宝宝

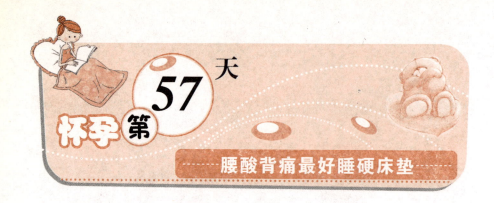

## 怀孕第57天

### 腰酸背痛最好睡硬床垫

妊娠期，腰酸背痛是一种生理性反应，一般在分娩后，腰椎前方负担减轻，体内激素恢复到孕前水平，症状就会慢慢消失。

### 床垫的选择

虽然软床垫柔软舒适，但会让准妈妈感觉更疲劳，侧卧时，脊柱会不同程度地向侧面弯曲，长期下去会使脊柱结构与形态发生异常，压迫神经，加重腰肌负担，从而增加了准妈妈腰痛与腿痛的发病率。而且太软的床还不易翻身，对准妈妈和胎儿均不利。

睡硬板床当然也是不好的，睡硬板床会使准妈妈缺乏对身体的缓冲力，从而转侧过频，多梦易醒。

所以，不要选用过硬或过软的床垫，最好是睡棕垫床或者硬床上铺9厘米厚的棉垫为宜。理想的床垫应是感觉到身体贴着床垫，床垫与肩、腰、臀完全贴合，不留空隙。脊椎骨保持自然放松状态。

### 床上用品的选择

床上用品，最好都是棉制品，不宜使用化纤混纺织物作被套及床单。

枕头以9厘米（平肩）高为宜。过高迫使颈部前屈而压迫颈动脉，使大脑血流量降低而引起准妈妈脑部缺氧。不要过软，以免起不到支撑颈部的作用。注意及时更换、晾晒枕头。

准妈妈切不可睡电热毯，以防造成胎儿畸形和大脑发育不良。

床板架下面最好不要储藏被褥和其他杂物，这样会不利于通风排汗，而且物品也很容易受潮，床板架还要定期检查，以免出现危险。

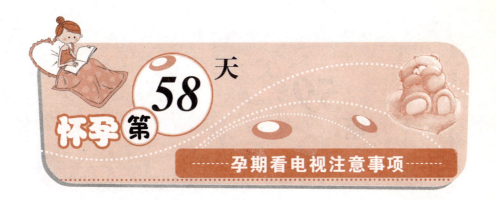

## 怀孕第58天 孕期看电视注意事项

很多准妈妈怀孕以后都高兴休息时可以在家里随心所欲地欣赏自己最喜爱的节目。但是电视机尤其是彩电，在长时间工作时发出的射线及微波辐射，对准妈妈和胎儿健康会有影响的。

###  电视荧幕射线及微波辐射

电视机的荧光屏上能产生波长小于400微米的紫外线，由此产生臭氧，当室内臭氧达到1%的浓度时，可引起咽喉干燥、咳嗽、胸闷、脉搏加快等，就会影响准妈妈和胎儿的健康。同时其释放的正离子还可以吸附空气中带负电的尘埃和微生物，附着在人的皮肤上，使准妈妈的皮肤产生炎症。

###  离电视不宜过近、时间不宜过长

准妈妈看电视要注意与电视机的距离应在2米以上，看电视的时间不宜超过2小时，尤其患有妊高征的准妈妈更应注意；也可以穿上防辐射服将危险降至最低。

###  不要看刺激性强的节目

不要看恐怖、紧张、悲剧等刺激性较强的节目，以免引起神经兴奋、精神高度紧张。尤其是睡前，不要看刺激性强的节目，上床后还可缓缓地做几下深呼吸，使脑部纷乱活跃的思维逐渐转为平静。

###  注意个人保健

保持室内空气流通；在看完电视后用清水洗脸洗手，消除阴极线、放射线对人体的影响；看电视时坐姿要端正；看电视时少吃零食；电视音量不要放得太大；准妈妈要随时活动，变换坐姿。

## 怀孕 每日一页

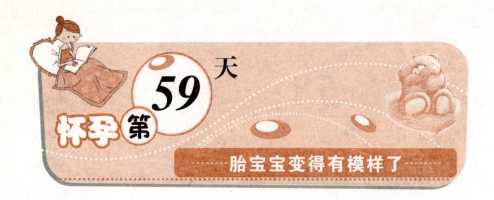

## 怀孕第 59 天
### 胎宝宝变得有模样了

从孕3月开始就应该叫做胎宝宝了。到怀孕11周的时候，胎宝宝大小约有10厘米，越来越有人的形状了。在羊水里动来动去的胎宝宝的样子和心脏跳动也能通过超声波装置看到和听到了。心跳大约每分钟160次，大约为成年人的2倍。

### 从"胚"到"胎"的变化

从第9周起，胎宝宝已由胚进化到胎。到孕3月末，胎宝宝身长增长到10厘米，体重增加到40克，整个身体中头显得格外大，几乎占据了身长的大部分；面颊、下颌、眼睑及耳郭已发育成形，颜面更像人脸。尾巴完全消失、眼睛及手指、脚趾都清晰可辨。因为胎宝宝的皮肤是透明的，所以可透过皮肤清楚地看到正在形成的肝、肋骨和皮下血管，心脏、肝脏、胃肠更加发达；胎宝宝自身形成了血液循环、肾脏也发达起来，已有了输尿管，可排出一点点尿，但骨骼和关节尚在发育中。外生殖器分化完毕，可辨认出胎宝宝的性别。

### 进入第一个大脑发育高峰期

妊娠的3～6个月是脑细胞迅速增殖的第一阶段，主要是脑细胞体积增大和神经纤维增长，使脑的重量不断增加。这个阶段是脑细胞生长的第一个高峰，在这个阶段脑细胞的增长速度急剧增加，是决定脑细胞是否够数量的重要阶段。

### 胎宝宝有不少活动了

孕3月由于大脑和神经的发育，胎宝宝已经能运动了。他的手指会握拳；他还能活动面部肌肉，如皱眉、噘嘴以及张闭口等；他能吸吮、吞咽羊水，还能排尿。到了11周的时候，准妈妈可以从B超中看到胎宝宝在手舞足蹈。不过多数准妈妈还不能感觉到胎宝宝的活动。

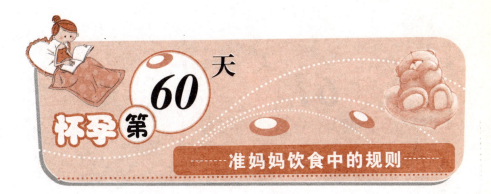

## 怀孕第60天 准妈妈饮食中的规则

生一个健康聪明的小宝宝，是每个孕妇的最大心愿。科学地选择食物不仅有利于母体健康，更有益于胎儿发育，你一定乐于选择有营养的食物，其实准妈妈的饮食营养有以下五项数字规则：

### 一个水果

每天吃含维生素丰富的新鲜水果至少1个，长年坚持会收到明显的美肤效果。

### 二盘蔬菜

每天应进食两盘品种多样的蔬菜，不要常吃一种蔬菜，一天中必须有一盘蔬菜是时令新鲜的、深绿颜色的。

最好生食一些大葱、西红柿、凉拌芹菜、萝卜、嫩莴苣叶等，以免加热烹调对维生素A、维生素$B_1$等的破坏。每天蔬菜的实际摄入量应保持在400克左右。

### 三勺素油

每天的烹调用油限量为3小勺（约10毫升），而且最好食用素油即植物油，这种不饱和脂肪对光洁皮肤、塑造苗条体形、维护心血管健康大有裨益。

### 四碗粗饭

每天4碗杂粮粗饭。要克服对精加工主食的嗜好，抵制美味可口但营养价值低的零食的诱惑。

### 五份蛋白质食物

每天吃肉类50克，当然最好是瘦肉；鱼类50克（除骨净重）；豆腐或豆制品200克；蛋1个；牛奶或奶粉冲剂1杯。这种以低脂肪的植物蛋白质配上非高脂肪的动物蛋白质，或用植物性蛋白质配上少量的动物性蛋白质的方法，不仅经济实惠，而且动物脂肪和胆固醇相对减少，被公认是一种"健美烹饪模式"。

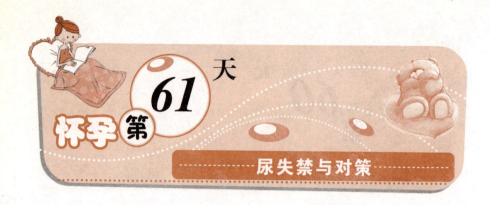

## 尿失禁与对策

尿失禁不是本阶段发生的情况，一般要到孕中期以后，但现在开始积极预防，就可减少将来可能遇到的尴尬。

### 尿失禁有原因

女性怀孕时膀胱底部与膀胱颈位置都会向上移，尿道长度也会增长。不断增大的子宫、羊水与胎宝宝使下泌尿道器官与骨盆支撑器官受到挤压，此时，准妈妈的禁尿能力就会相对减弱。

### 预防动作好简单

为将来做准备，现在您就要有意识地练习收缩会阴的肌肉了，动作非常简单，像憋尿时收紧会阴那样，一收一放计做一次，连续10~12次，一天内做3~4组，依个人时间在早、中、晚进行；可随时随地练习，比如等红绿灯时，夹紧会阴一直到灯变了为止；也可夹紧会阴看完一行文字（现在您就可以试着做），这种运动没人会发现，像一个有趣的小游戏。这样的练习坚持下来，可增强尿道、阴道、直肠附近的肌肉，产后骨盆的支撑力也会明显增强。

### 生活习惯来调整

日常生活中饮食习惯要正常，多喝水、多吃水果、高纤食物，以防止便秘，也要控制妊娠期体重剧增。多数妊娠尿失禁患者产后可复原，因此妊娠中尿失禁大多不必考虑以药物或手术方式治疗，而是以多做练习为主。

### 尿失禁处理误区

有些准妈妈为避免压力性尿失禁所带来的尴尬而少喝水，这是很不正确的。不喝水就会中断水分的摄取值，会导致更大的麻烦——便秘。在怀孕期间，准妈妈体内的血流量增加了1倍，所以要摄取大量水分，以供给血液循环和消化的需要，并保持肌肤湿润。

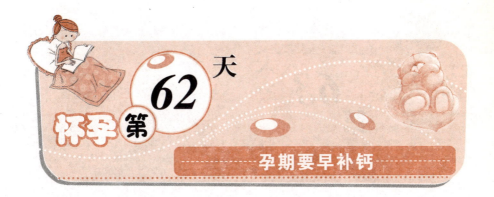

## 怀孕第62天 — 孕期要早补钙

钙是人体骨骼的最重要组成部分。妇女在怀孕期间钙的吸收是非常重要的，正常成年人体内钙总量为700～1400克，足月婴儿身体中含钙25～30克，因此，怀孕期准妈妈每天需补充钙约1.5克。那么孕期如何补钙呢？是不是一定要通过吃钙片来补充呢？其实不然，只要身体吸收正常，准妈妈也可以通过日常饮食就可以满足对钙的摄取。

### 牛奶

准妈妈在临睡前喝一杯牛奶，则有利于生长激素的分泌，有益于胎宝宝的大脑及骨骼发育。因为人体血浆中生长激素的分泌量是在深睡1小时后最高。

### 鱼类

各种鱼类和连骨带壳都能吃掉的小鱼、小虾富含钙、磷及维生素D。准妈妈常吃各种鱼有利于胎宝宝的骨骼和牙齿发育。鱼脑含有大量的脑磷脂与卵磷脂，是补脑佳品。准妈妈最好每周吃两次鱼。

### 蔬菜

过去，医学上一直认为，蔬菜内虽含有一定量的钙，但因受植酸和草酸的影响，人体对蔬菜里的钙质吸收并不理想。但最近研究结果表明，人体对有些蔬菜如芥菜、芹菜中的钙的吸收率大大高于牛奶。不少蔬菜都含钙，宜常吃的富含钙的蔬菜主要有：雪里蕻、荠菜、小白菜、香椿、萝卜叶、绿苋菜、豌豆苗、油菜薹、芫荽、扁豆、毛豆等。

### 海带和虾皮

海带和虾皮是高钙海产品，每天吃上25克，就可以补钙300毫克。海带与肉类同煮或是煮熟后凉拌，都是不错的美食。

虾皮中含钙量更高，25克虾皮就含有500毫克的钙，所以，用虾皮做汤或做馅都是日常补钙的不错选择。

**怀孕** 每日一页

# 怀孕第 63 天

## 孕期如何选择内衣

孕期是女人生命中一段特殊的日子，注重自己形象的准妈妈不仅会在这段时期体现一贯的高贵品位，还会流露出一种别样的美丽。在整个孕期，准妈妈的身体会发生明显的改变，从乳房变大到腹部隆起，如何选购合适的内衣成了准妈妈不得不面对的问题。

### 内衣

当您穿着原来的内衣感到不舒服时，就应该考虑购买较大尺寸的内衣。不要怕麻烦，只有亲自试穿，才能挑选出适合自己的款型。

**选购原则：**材质重于外观，内衣的材料、质地要遵循吸汗、舒适的原则。视自身的外形改变来考虑需求。多询问有经验的亲朋好友，她们是过来人，有第一手的经验和资讯。市面上的孕产妇用品种类多、品牌杂，有些商品的功能过于夸大，因此必须多了解、多比较，才能买到自己最需要的用品。

### 胸罩

发现胸部有改变即可开始换穿孕妇胸罩。在怀孕后期可以考虑选择哺乳型胸罩，以为产后哺乳做准备，而且可以为垫吸乳垫留出足够的空间。胸罩的布料最好选择吸汗、舒适且具有一定伸缩性的材质。

**选购原则：**可依照自身喜好、怀孕的不同时期、生活习惯等选择不同类型的胸罩。无钢圈胸罩或运动型胸罩较舒适，也可以选择可调整背扣的胸罩，因为它可以依胸部变化来调整胸罩的大小。最好选择支撑力较强的胸罩，以免在胸部孕期变大后会自然下垂。

## 怀孕第 64 天 — 安全饮水原则

### ♡ 喝水要适量

孕期的准妈妈体内的血流量增加了一倍，需要摄取大量水分。因此，准妈妈必须喝足够的水，即每天 1000～1500 毫升为宜，以供机体水液平衡，并保持皮肤健康。如果进水量过少，血液浓缩，血液中代谢废物的浓度也相应升高，排出就不太顺利，增加尿路感染的机会，对胎宝宝的新陈代谢不利，对准妈妈的皮肤护理和养颜也不利；相反，如果水分摄取过多，会加重肾脏负担，多余的水分就会潴留体内，引起水肿。

### ♡ 定时定量

定量不是一次就喝足 6 杯水，而是要合理地安排时间。如果准妈妈的生活节奏极为规律，那么最好按以下方案来进行：早上起床后饮用 1 杯水，上午 10 点左右 1 杯，午餐后 1 小时补充 1 杯，下午 4 时 1 杯，晚餐后 1 小时补充 1 杯，睡前再来 1 杯。这样可以使准妈妈每天的 24 小时都不会发生缺水。

### ♡ 慎重挑选

现在市场上的水层出不穷，花样不断翻新。那么，准妈妈究竟什么水对胎宝宝最有利呢？纯净水的优点在于没有细菌，没有病毒，干净卫生。但其缺点是水分子凝聚成线团状，不易被人体细胞吸收，大量饮用时，会带走人体内有用的微量元素，从而降低人体的免疫力，容易产生疾病，对胎宝宝不利，所以准妈妈不宜喝这类水。蒸馏水是普通水通过蒸馏而成，一些低沸点的有机物被蒸馏，包括一些有毒的有机物仍有可能留在水中，因此其纯度不如纯净水，而且，有用的微量元素也含的不多，因此不宜做饮用水。所以准妈妈还是喝干净的自来水或矿泉水为好。

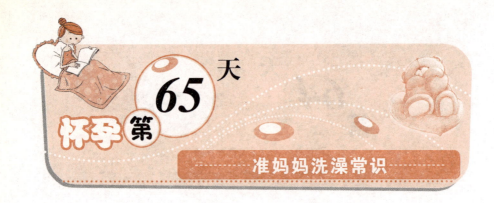

## 怀孕第65天 准妈妈洗澡常识

### 淋浴最好

准妈妈洗澡最好采取淋浴方式，千万不要贪图舒适把自己整个泡在浴缸里。怀孕后，阴道内乳酸含量降低，对外来病菌的杀伤力大大降低，泡在水里有可能引起病菌感染，甚至造成早产。妊娠初期感染疾病的危险性较高，应尽量避免到公共浴池洗澡，如果实非得已，应掌握好时间，尽量选择在人少的早晨去，此时水质干净，浴池内空气较好。妊娠后期就一定不要去了。

### 时间要短

每次洗澡时间不要太长，15分钟左右为宜。时间过长不但会引起自身脑缺血，发生昏厥，还会造成胎宝宝缺氧，影响胎宝宝神经系统的正常发育。

### 不要锁门

洗澡时要注意室内的通风，避免晕厥，不要锁门，以保证万一晕倒、摔倒时可得到及时救护。

### 水温适宜

水温应控制在38℃左右，不要用过热的水洗澡，更不能蒸桑拿。水温过热使母体体温暂时升高，破坏羊水的恒温，对胎宝宝的脑细胞造成伤害。水温过凉也有导致流产的危险。

### 慎用香薰

有些准妈妈在怀孕前喜欢用些香薰来给浴室增加气氛，但此时，这些气味很可能会加重您的妊娠反应，准妈妈在此时最需要纯净自然的空气，保持浴室的通风，那些味道浓郁的香薰用品也许会对胎宝宝有不良的影响，为保险起见，还是等产后再用吧。

另外，准妈妈在洗澡时可以听一些自己喜欢的音乐，或是哼些愉快的曲子，会倍感轻松愉悦的。

# 第3个月 精心呵护孕宝宝

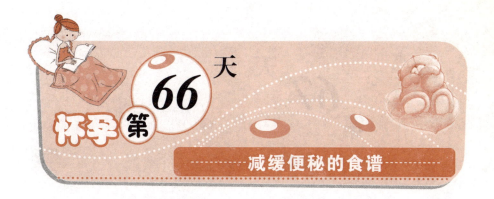

## 怀孕第66天：减缓便秘的食谱

怀孕期间，受胎盘激素的影响，肠道肌肉放松，肠蠕动减慢，肠内容物滞留，导致便秘，甚至引起痔疮。因此，必须保持大便通畅。准妈妈平时要多吃富含膳食纤维的蔬菜，如芹菜、韭菜、白菜、菠菜等；多喝水，多吃水果。下面还给您准备了几道解"秘"美食，赶紧试试吧。

### ♡ 食谱推荐：蜜汁红薯

**原料**：红心红薯250克，冰糖及蜂蜜适量。

**制作**：1. 先将红薯洗净去皮，切去两头，再切成小手指粗细的寸条。2. 在锅里加上200克清水，放入冰糖并将其熬化，然后放入红薯和蜂蜜。3. 烧开后，先撇去浮沫，此后用小火焖熟。4. 待汤汁黏稠时，先夹出红薯条摆在盘内成花朵形，再浇上原汁即可食用。红薯中含膳食纤维较多，可促进肠道蠕动，缩短食物通过肠道的时间；加之蜂蜜有润肠作用，因此有利于排便。

### ♡ 食谱推荐：翠菜香卷

**原料**：生菜2小叶，豆芽菜2小把，四季豆1条，胡萝卜1长条，虾仁2只，紫菜2细长条，沙拉酱2小匙，小麦麸2小匙。

**制作**：1. 先将生菜、豆芽菜、四季豆、胡萝卜、虾仁洗净。2. 将四季豆、胡萝卜对切，并以滚开水烫熟，虾仁烫熟备用。3. 在生菜叶上抹上沙拉酱，然后包入四季豆、胡萝卜及豆芽菜。4. 夹入虾仁后，淋上小麦麸，以紫菜绑住尾端即可食用。这道蔬菜沙拉不仅做法简便，而且色泽诱人，还可提供丰富的膳食纤维；小麦麸又含丰富的非水溶性纤维。它们都是防止便秘的食物，准妈妈尽可任意挑自己喜爱的蔬菜，来进行随意搭配组合。

# 怀孕每日一页

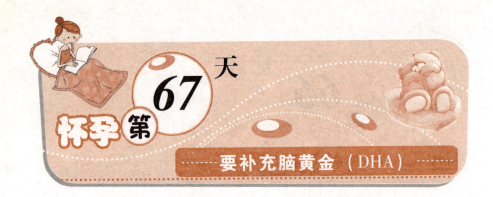

## 怀孕第 67 天 —— 要补充脑黄金（DHA）

DHA，即二十二碳六烯酸，俗称脑黄金，是一种对人体非常重要的多不饱和脂肪酸，它是构成大脑皮层神经膜的重要物质，能维护大脑细胞膜的完整性，并有促进脑发育、提高记忆力的作用，对胎儿智力和视力发育至关重要，因此准妈妈在孕期要合理补充DHA。

### 脑脂肪的重要组成物质

脑黄金是一种天然存在的多不饱和脂肪酸，它能优化胎宝宝大脑锥体细胞膜磷脂的构成成分，并与胎宝宝脑和视网膜的神经细胞的增长和成熟有直接关系。DHA是脑脂肪的重要组成物质，它占人脑脂肪含量的10%左右，具有促进大脑发育和神经兴奋的传导、提高记忆力、防止脑老化等功能。适当地补充DHA，她们宝宝的视觉和语言发展指数明显高于其他宝宝。

### 富含 DHA 的食材

**动物性食材**

**海产品类**：鳗鱼、三文鱼、刀鱼、青鱼等。

**植物性食材**

**豆类、坚果类食品**：松子、核桃、花生、葵花籽、杏仁、榛子、腰果、开心果等。

### 食用建议

一般来说，DHA制品在孕中期至胎宝宝出生后6个月内服用效果最佳。因为在这个阶段是胎宝宝大脑中枢的神经元分裂和成熟最快的时期，也是对DHA需要量最大的时期。建议准妈妈从妊娠4个月起适当补充。以便满足因胎宝宝大脑和视网膜上的神经元的发育和自身细胞膜上的膜磷脂构成所急需增加DHA的要求，准妈妈也可以多吃一些坚果类零食来补充DHA。

第3个月　精心呵护孕宝宝

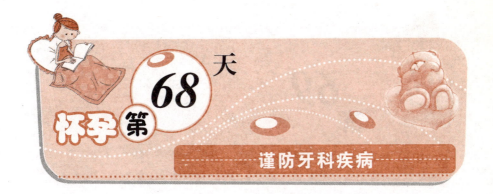

## 怀孕第68天　谨防牙科疾病

俗话说："生一个孩子丢一颗牙。"的确，怀孕期是女性一个特殊的生理时期，由于女性内分泌和饮食习惯发生变化，体耗增加等原因，往往容易引起牙龈肿胀、牙龈出血、蛀牙等口腔疾病。

### 口腔疾病有哪些

**孕期口腔疾病大致有以下3种：**

1. **牙周炎**：牙周炎可以引起牙周围的齿槽积脓，造成牙龈出血、口臭和牙齿松动，最后会导致牙齿的脱落。准妈妈长期所患的重度牙周炎可能是早产的祸首。

2. **牙龈病**：牙龈炎是孕期最为常见的口腔疾患。孕前已患牙龈炎者，牙龈炎症状可能会加重。

3. **蛀牙**：孕前生理的改变和饮食习惯的变化，以及对口腔护理的疏忽，常常会加重蛀牙病情的发展。一旦爆发急性牙髓炎或根尖炎，不但会给准妈妈带来难以忍受的痛苦，而且服药不慎也会给胎宝宝造成伤害。

### 如何预防口腔疾病

预防孕期口腔疾病，做好口腔保健是关键：

1. 养成每日早晚正确刷牙、饭后漱口的良好习惯，注意用软毛牙刷；

2. 吃一些质软、不需多嚼和易于消化的食物，以减轻牙龈负担，避免损伤；

3. 最好每月进行一次口腔检查；

4. 一旦发现牙龈出血，也不必担心，应及时去口腔医院治疗。

### 预防口腔疾病的饮食原则

虽然酸性食物对牙齿刺激较大，但只要吃完后及时用白水多次漱口，就能尽量降低牙齿所受的伤害。另外要回避生冷食品，因为它们比酸更伤牙。特别提醒：吃了甜食之后也要及时漱口，因为甜食入口之后都会变成酸性物质。孕吐现象中倒流的胃酸也会伤害牙齿（尤其是舌侧的牙齿），此时也需要及时用白水多次漱口。

## 怀孕第69天 孕期远离化妆品

爱美的女性都喜欢化妆，因为装扮以后，显得更加年轻漂亮，容光焕发。爱美之心，人皆有之，可是，当您怀孕之后，就要警惕某些化妆品中包含的有害化学成分。准妈妈应该禁用哪些化妆品呢？

### 染发剂

据国外医学专家调查，染发剂不仅有可能会引起皮肤癌，而且还可能会引起乳腺癌，导致胎宝宝畸形。所以准妈妈不宜使用染发剂。

### 冷烫精

据法国医学专家多年研究，妇女怀孕后，不但头发非常脆弱，而且极易脱落。若是再用化学冷烫精烫发，更会加剧头发脱落。此外，化学冷烫精还会影响准妈妈体内胎宝宝的正常生长发育，少数妇女还会对其产生过敏反应。因此，准妈妈也不宜使用化学冷烫精。

### 口红

口红是由各种油脂、蜡质、颜料和香料等成分组成。其中油脂通常采用羊毛脂，羊毛脂除了会吸附空气中各种对人体有害的重金属微量元素，还可能吸附大肠杆菌并最终进入胎宝宝体内。因为准妈妈涂抹口红以后，空气中的一些有害物质就容易被吸附在嘴唇上，并随着唾液侵入体内，使准妈妈腹中的胎宝宝受害。鉴于此，准妈妈最好不涂口红，尤其是不要长期抹口红。

此外，部分化妆品及一些伪劣的化妆品含有铅、汞、砷等对人体有害的元素，不少黑发乳和染发水一类的化妆品含有高量的铅、铜等。而且部分化妆品含有的细菌。因此，请准妈妈当心化妆品对自身健康和胎宝宝的危害。

## 第3个月 精心呵护孕宝宝

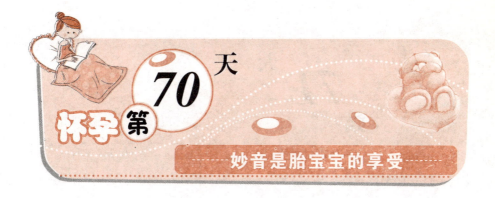

### 怀孕第70天 —— 妙音是胎宝宝的享受

#### 妙音：消除孕期的焦虑

当准妈妈感到情绪焦躁不安的时候，试试借助音乐来平复不安的心灵。最通常的做法是：采取一种觉得最舒服的姿势，可以躺在床上，也可以靠墙而坐，静静地聆听平时自己比较喜欢的音乐，并尽量让自己的情感融入音乐中。

#### 倾听自然之声

每天清晨，在睁开眼睛之前，先聆听窗外的声音：风声、鸟鸣或是雨敲打玻璃窗的声音，这些来自大自然的声音都会让准妈妈的心情变得轻松。

#### 唱歌给胎宝宝听

歌声不仅仅能平复准妈妈心中的焦虑，而且对于胎宝宝来说也是很好的胎教。准妈妈可以在低声哼唱时想象腹中的胎宝宝正在凝神倾听。

#### 朗诵抒情法

在音乐伴奏与歌曲伴唱的同时，选几首自己喜欢的诗词或是童话合着音乐朗诵给胎宝宝听，器乐、歌曲与朗读三者前后呼应，优美流畅，娓娓动听，达到有条不紊的和谐统一，具有很好的抒发感情作用，能给准妈妈和胎宝宝带来美的享受。

#### 和胎宝宝一起"听"童话

童话的"天马行空"可以很好地培养想象力、创造力，每天选择一个固定的时间，给胎宝宝讲一个精心准备的童话故事，可帮助准妈妈缓解焦虑，也可让准妈妈重温童年时光。

#### 如何选择胎教音乐

准妈妈在选择胎教音乐时不要选择那些声音嘈杂、节奏太快的音乐，它们既不适合准妈妈冥想消除焦虑的情绪，也不受胎宝宝的欢迎；准妈妈可以选择那些安静、悠扬富于遐想的曲目。

HUAIYUN MEI RI YI YE

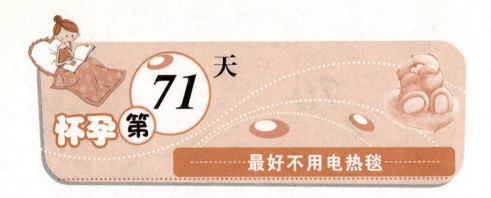

## 怀孕第 71 天 —— 最好不用电热毯

在寒冷的冬季有的准妈妈可能习惯用电热毯来取暖，但是准妈妈整晚睡电热毯可能会引发流产。这是因为电热毯电流虽小，但由于电热毯紧贴在准妈妈身下，且电热毯持续的高温，会让胚胎中的蛋白质变形，对胎宝宝的健康形成威胁，因此，在妊娠头 3 个月使用电热毯的准妈妈，流产率会比较高。

###  准妈妈最好不要用电热毯

为了保障腹中胎宝宝的健康生长发育，准妈妈在寒冷的冬天最好不要用电热毯取暖，可使用暖空调、电热器或在睡觉时用热水袋放在双脚处等方法取暖，以利于优孕、优生。

###  电热毯的辐射较大

目前电磁污染已经排在污水、废气、噪声之前，成为第一大污染。电热毯电磁辐射对人体的健康影响广泛，能引起神经系统、生殖系统、心血管系统疾病、免疫系统及眼睛视力等方面的疾病。其主要症状是：头痛、头晕、记忆力减退、注意力不集中、抑郁、烦躁、妇女月经紊乱、皮肤老化、呼吸困难、腰背酸痛等。因此孕妈妈要禁用电热毯。

###  电热毯影响胎宝宝健康

电磁场还会影响胎宝宝的细胞分裂，使婴儿出生后骨骼发生缺陷。悉尼大学科学家发现，准妈妈在妊娠初期如受热或做剧烈的运动，使体内温度上升 2℃ 时，就会影响大脑的发育，使出生后的婴儿智力低下。现代医学研究还表明，人的神经组织在受孕 5～25 天，心脏在受孕 20～40 天，肢体在受孕 4～26 天发育。在这一时期，由于夜间长时间的电热毯作用，可使胎宝宝组织、器官发育受影响。

由于电热毯的电磁波辐射和感应电看不见、摸不着，伤害是缓慢的感觉不到的，所以始终未能引起人们的足够重视。

第3个月 精心呵护孕宝宝

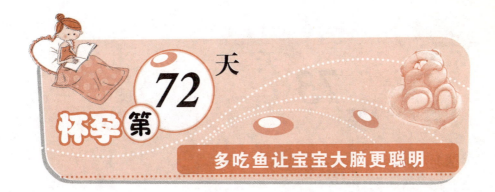

怀孕第 72 天

## 多吃鱼让宝宝大脑更聪明

鱼类的营养非常全面，鱼肉富含优质的蛋白质、不饱和脂肪酸、氨基酸、卵磷脂、维生素 D 和钾、钙、锌等营养元素，这些都是胎宝宝发育的必要物质。另外，鱼肉中丰富的牛磺酸也有促进大脑发育的作用，它除了可以直接影响脑细胞的增殖与成熟外，还能间接刺激人体对锌、铜、铁及其他 16 种游离氨基酸的吸收与利用。

### 多吃鱼利于胎宝宝发育

准妈妈多吃鱼有利于胎宝宝的发育，特别是胎宝宝脑部神经系统和视神经系统的发育。所以，准妈妈多吃鱼，生出来的宝宝也会更聪明。近年来研究表明，鱼对预防早产、妊娠高血压综合征及产后抑郁有一定的功效，因此多吃鱼对准妈妈本身也非常有益。

### 健康吃鱼有讲究

准妈妈处于十月怀胎的特殊生理时期，三餐饮食事关胎宝宝发育的大事。因此，在鱼类的选择、搭配与烹调等方面更为讲究。

由于环境污染问题日趋严重，因此在选择鱼时，首先要看鱼的产地，远离工业污染区的鱼类体内的污染物质也会比较少；其次，尽量不要选择体积大、寿命长的鱼类，因为这类鱼体内蓄积的污染物质相对会比较多一些。

### 什么样的鱼合适准妈妈吃

准妈妈应适当多吃形体小的深海鱼，如黄花鱼、平鱼、带鱼等，人工饲养的鳟鱼以及来自水质好的鲫鱼、鲤鱼、鲢鱼等淡水鱼也是不错的选择。但是，一般鲨鱼、剑鱼、方头鱼等体内汞含量比较高。因此，在怀孕和哺乳期间最好不要吃这些鱼。金枪鱼体内的汞含量也相当高，如果一定要食用的话，淡水金枪鱼的摄入量每周不应该超过 170 克（大约 3 两半）；长鳍金枪鱼（又叫白金枪鱼）体内汞的含量是淡水金枪鱼的 3 倍，因此孕期最好少吃或不吃此鱼。

HUAIYUN MEI RI YI YE

怀孕 每日一页

怀孕第 73 天 —— 胎宝宝也需要环境美

胎宝宝的身心、智能的健康发育，不仅需要良好的内环境，同时也需要良好的外环境做铺垫。这里指的环境即胎宝宝生活的外环境，就是准妈妈所处的环境。准妈妈注重对工作环境、居住环境的安排，有益于胎宝宝的成长。

###  环境对胎宝宝影响较大

在日常生活中，我们也能时刻感受到环境对准妈妈腹中胎宝宝的影响，如战争年代里，准妈妈生活不安定，甚至充满紧张、恐怖的气氛，其生出的婴儿的外貌、长相常选取父母双方的缺点，故相貌怪丑者较多。相反，在安逸和平的环境中怀孕的妇女，如果每天给准妈妈看些鲜艳美的画报、草木，让她置身于洁静、美观、舒适、愉快的环境中，其生出的婴儿的相貌、体态则选取父母双方的优点者多，高智商儿也多。

###  多感受自然风光

准妈妈要时常外出感受自然风光。如到空气清新、风景秀丽的地方游览，多看看美的花草，以调节情趣，这不仅能使心情舒畅，体内各系统功能处于最佳状态，还能为胎宝宝创造一个最佳的生长环境。在工作之余，应多带"宝宝"去感受、享受大自然的美。

###  营造良好的居室环境

居室环境对于准妈妈也是非常重要的，最基本的要求是要使居室整洁雅观。可以在居室的墙壁上悬挂一些活泼可爱的婴幼儿画片或照片、景象壮观的油画、隽永的书法作品等，陶冶性情、愉悦心情。为您的居室增加一些绿植也不错，无论盆花、插花装饰，轻松、温柔的格调，有助于您放松心情，消除疲劳，同时也可以促进胎宝宝的身心健康发育。

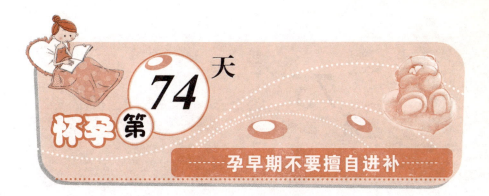

## 怀孕第 74 天 孕早期不要擅自进补

怀孕初期，害喜症状可能会在一定程度上影响准妈妈的胃口，但在饮食上，却不提倡大补营养。准妈妈主要以自己的喜好为主，想吃什么就吃什么。孕吐反应比较厉害的准妈妈，要注意吃一些清淡、容易消化的食物，等进入孕中期时再补营养也来得及。

### 忌滥用补药

服用补药会增加肝、肾负担，还可能产生一定的副作用，从而对准妈妈和胎宝宝带来不同程度的影响。比如，常服人参、蜂王浆、洋参丸、宫宝等，会损伤准妈妈和腹中胎宝宝。蜂王浆内含有雌性激素，过多服用可能会引起胎宝宝的性早熟；过多服用维生素 A、维生素 D，可能引起准妈妈中毒，导致腹中胎宝宝畸形；人参中含有作用于中枢神经及心脏、血管的多种化学成分，其对中枢神经的兴奋作用反而影响准妈妈的休息质量。同时，胎宝宝对人参的耐受性很低，多吃人参不利安胎。

### 忌热性食品

孕期少吃热性食品，如狗肉、羊肉、胡椒粉等。孕期进补，要遵循"宜凉忌热"的原则，即使是水果，也应吃性味平、凉之物，如西红柿、生梨、桃子等。

### 孕早期饮食原则

这一时期的饮食，可以坚持少量多餐的原则，菜以清淡为主，切忌吃过油腻、过咸的食物。在有胃口的情况下，要保证牛奶、鸡蛋等高营养、易消化吸收食物的摄入。绝不能因为呕吐、恶心而拒绝进食。如果妊娠反应较大，可加用维生素 $B_1$ 和维生素 $B_6$，以减轻胃肠道的反应。

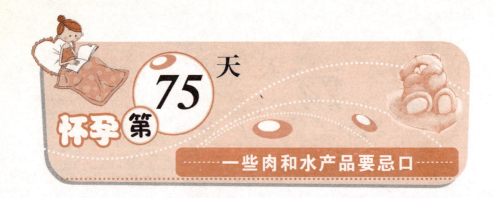

## 怀孕第75天

### 一些肉和水产品要忌口

孕早期就要过去了，准妈妈是不是觉得胃口好起来了呢，这里还是要提醒您不要太馋嘴，有些美味还是要忌口的，暂时忍忍，宝宝的健康最重要。

###  咸肉、咸鱼、咸蛋

过高的盐分会使体内潴留更多的水分，容易导致准妈妈身体水肿，还可能引起妊娠高血压综合征。所以准妈妈应少吃这些高盐的食物，调味以清淡为主。

### 烤牛羊肉

香飘四溢、外焦里嫩的烤肉总能让很多人的胃口兴奋起来。然而，烤焦的外表中含有致癌物质，而里面生鲜的牛羊肉可能含有弓形虫，准妈妈一旦感染会严重伤害胎宝宝，准妈妈可别为了自己一时的口舌之快而给宝宝留下遗憾。

### 水产类

**螃蟹**：秋风起，蟹黄肥，大闸蟹的鲜美定会让您蠢蠢欲动吧。不过怀孕的准妈妈可不要为了一时嘴馋而毫无节制。虽然螃蟹含有较高的蛋白质，但中医认为，螃蟹性寒，吃多了会伤脾胃，而且螃蟹有活血祛瘀作用，对胎宝宝不利。

**生鱼片**：生鱼片鲜美可口，质地柔软，蛋白质、维生素和微量矿物质含量丰富，是很多人的最爱。不过由于缺少加热烹饪过程，它里面的寄生虫和病菌可能会给胎宝宝带来伤害，馋嘴的准妈妈还是不要冒这个险。

**生田螺、生蚝等**：与生鱼片一样，没有煮的田螺或生蚝里面的寄生虫与细菌会影响胎宝宝的发育。如果准妈妈实在控制不了口腹之欲，应将它们做熟了再吃，但也不要食用过多。

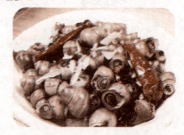

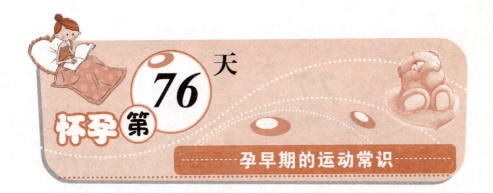

## 孕早期的运动常识

在孕早期，由于胚胎刚刚种植到宫腔中，胎盘尚未完全形成，所以胎宝宝和准妈妈的连接还不稳定，比较容易发生流产，因此这个阶段的准妈妈应该注意休息，避免剧烈的运动，但适当的运动对准妈妈和胎宝宝还是有好处，尤其是孕中期和孕晚期时，适量运动还是很有必要的。

### 孕期运动有什么好处

运动能改善人的心肺功能以及肌肉和骨骼的机能，并能使人心情愉快。孕早期进行适度的锻炼，能缓解准妈妈怀孕以后出现的呼吸困难、下肢水肿、腰腿疼痛和便秘等症状，有利于胎儿的生长。除此以外，适当的运动可以帮助准妈妈把体重控制在合理的范围内。

### 孕早期多做有氧运动

孕早期刚刚着床的胚胎还不很稳定，因此在孕早期时不应提倡运动，怎么舒服怎么做，更不要剧烈运动，否则会发生流产。

游泳、瑜伽、健身操、爬楼梯等一些有节奏性的有氧运动可以平均每天定时做一两项。日常的家务比如擦桌子、扫地、洗衣服、买菜、做饭等都可以适量做一些，但如果反应严重，呕吐频繁，就要减少或停止家务劳动。

怀孕早期的准妈妈在不疲劳的前提下也可以做一些日常家务，如做饭、扫地等。这样不仅锻炼了身体，还可以调剂生活。

### 孕早期要避免的运动

不论是做家务还是运动，准妈妈都应该以轻松、缓慢的方式进行，剧烈的运动要尽量避免。这个阶段应该注意不要骑自行车，骑自行车时腿部用力的动作过大，会引起流产。晾衣服时，因为是向上伸腰的动作，肚子要用很大的力气，长时间这样做也有可能会引起流产。

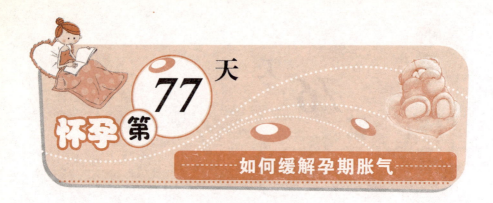

## 怀孕第77天 如何缓解孕期胀气

怀孕期间，准妈妈因体内激素改变，黄体素的分泌也明显活跃起来。这种激素虽然可以抑制子宫肌肉的收缩以防止流产，但它也同时会使人体的肠道蠕动减慢，使得怀孕初期不仅恶心、呕吐、胃酸逆流到食道，同时还会有便秘的困扰，进而引起整个胃肠道都不舒服。

怀孕中期以后，逐渐增大的子宫会将胃推向上方，亦会压迫到直肠，造成肠道水分被过度吸收，形成排便困难。当便秘情况严重时，腹胀的情形也就会更加明显。

### 产生胀气的原因

准妈妈在怀孕过程中产生胀气现象，未必直接跟胎宝宝有关，较多的可能性反而是饮食习惯的改变。举例来说，孕期大量进食，造成消化不良，或是准妈妈因为口味变化，摄取了较多容易产生气体的食物等。每位准妈妈造成胀气的原因不同，可到医院进行咨询，以对症治疗。

### 如何缓解胀气

**多餐少量**：避免胀气要从饮食入手。不要一下吃太多食物，也不要光吃流质的食物，因为流质食物对于肠胃来说，并不好消化，最好选择半固体的食物，如奶酪等。

**多吃纤维素**：可以多吃一些蔬菜、水果，少吃一些淀粉类、面食类、豆类这些易产气且容易使肠胃不适的食物。

**多喝开水**：如果大肠内累积太多粪便，胀气就会更加严重，所以必须要有足够的水分，促进排便。气泡式、刺激性的饮料也要避免，汽水、咖啡、茶等都不要喝。

**多按摩**：当肠蠕动不佳时，可通过按摩帮助肠蠕动。

第3个月　精心呵护孕宝宝

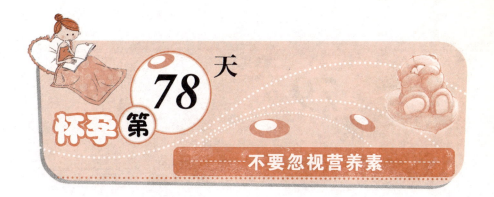

## 怀孕第78天　不要忽视营养素

孕期准妈妈最容易忽视的营养素，一是水；二是新鲜的空气；三是阳光。

### 💗 水和新鲜空气

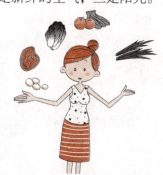

除了必要的食物营养之外，水和空气也是生命活动所必需的物质。但是，这两样"营养"却经常被人们所忽视。众所周知，水占人体体重的60%，是人体体液的主要成分，饮水不足不仅仅使喉咙干渴，同时也关系到体液的电解质平衡和养分的运送。调节体内各组织的功能，维持正常的物质代谢都离不开水，所以，在怀孕期间要养成多喝水的习惯。准妈妈切忌在感到口渴时才喝水，应该每隔2个小时喝1次，一天喝6~8次，大约1600毫升。准妈妈还可以考虑自己准备一台榨汁机，随时可自己制作一些新鲜的蔬菜汁或水果汁。

准妈妈可以选择在风和日丽的时候，到近郊走走，多呼吸一些新鲜空气。即使不出门，准妈妈也要注意室内通风，经常给身体"换气"。但是，有些准妈妈因为怕感冒，屋中常年不开窗，影响了新鲜空气的流通，长此以往，会对影响准妈妈的健康。因此，一定要注意室内空气的清新。

### 💗 阳光

阳光中的紫外线具有杀菌消毒的作用，更重要的是通过阳光对人体皮肤的照射，能够促进人体合成维生素D，进而促进钙质的吸收和防止胎宝宝患先天性佝偻病。因此，在怀孕期间要多进行一些室外活动，这样既可以提高准妈妈的抗病能力，又有益于胎宝宝的发育。

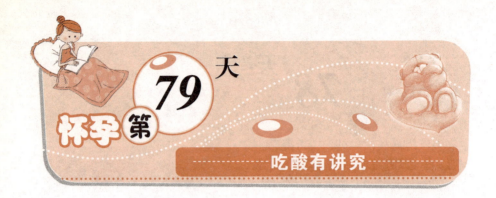

## 怀孕第79天 吃酸有讲究

怀孕后，胎盘分泌的某些物质有抑制胃酸分泌的作用，能使胃酸显著减少，消化酶活性降低，并会影响胃肠的消化吸收功能，从而使准妈妈产生恶心、欲呕、食欲下降等症状，因此准妈妈吃酸味食物对身体有益。

### 提高食欲

准妈妈嗜酸有益，因为酸味食物可刺激胃液分泌，提高消化酶的作用力，促进胃肠蠕动，改善孕期内分泌变化带来的食欲下降以及消化功能不佳的状况。

### 有助胎宝宝骨骼发育

首先，酸性食物可提高钙、铁和维生素C的吸收率，有助于胎宝宝骨骼、脑及全身器官的发育；其次，构成骨骼的主要成分是钙，但是要使游离钙形成钙盐在骨骼中沉积下来，必须有酸性物质参加；第三，准妈妈多吃酸性食物有利于对铁的吸收，促进血红蛋白的生成。第四，维生素C也是准妈妈和胎宝宝所必需的营养物质，对胎宝宝形成细胞基质、生产结缔组织、心血管的生长发育、造血系统的健全都有着重要的作用，维生素C还可增强母体的抵抗力，促进准妈妈对铁质的吸收。

### 吃酸有讲究

人工腌制的酸菜、醋制品虽然有一定的酸味，但维生素、蛋白质等多种营养几乎丧失殆尽，而且腌菜中的致癌物质亚硝酸盐含量较高，过多的食用显然对母体、胎宝宝的健康无益。所以，喜吃酸食的准妈妈最好选择既有酸味又营养丰富的西红柿、樱桃、杨梅、石榴、橘子、酸枣、葡萄、青苹果等新鲜水果。

第3个月 精心呵护孕宝宝

## 怀孕第 80 天

### 胎教音乐

波西米亚风的服饰是很多准妈妈怀孕前喜欢的，这种服装的风格既时尚又独特。在德沃夏克的乐曲声中，准妈妈也可以体会到波西米亚那种无拘无束的自在风情。

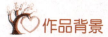
**作品背景**

此曲的作者是 19 世纪捷克最伟大的作曲家——德沃夏克。他是捷克民族乐派的主要代表人物，此曲原来是一幅钢琴"小音画"，选自德沃夏克所写的 6 首钢琴四手联弹小品《自波希米亚森林》，1891 年被改写成大提琴与钢琴曲，1893 年被改写成管弦乐，1894 年出版。

按照年代来看，德沃夏克在旅美期间（1892 年赴美出任纽约音乐学院院长），已经开始着手写他的 B 小调大提琴协奏曲了。那时的德沃夏克显然是对大提琴这种乐器有了更深的心得，于是将旧作再翻出并进行了改写，由此可见他在旅美期间作品的浓浓乡愁。

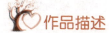
**作品描述**

《寂静的森林》所描述的正是德沃夏克的故乡捷克西南部和德国、奥地利交界处的森林地带，这里也是著名的沃尔塔瓦河的发源地，风景优美而宁静……这里还是吉卜赛人的聚集地。我们印象中的吉卜赛人似乎总是自由流浪放荡不羁的，有一点神秘，还有一点浪漫，他们沧桑的流浪，他们从印度一直到欧洲，最终，大都集中在了波西米亚。

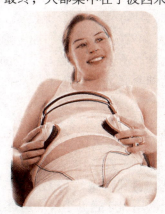

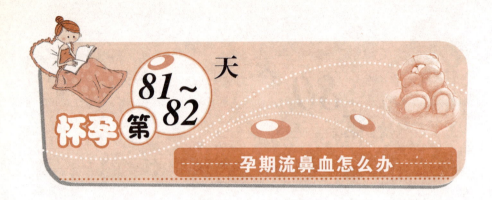

## 怀孕第 81~82 天

### 孕期流鼻血怎么办

在孕3月，如果准妈妈休息不好、营养不均衡，加上天气干燥，很容易出现鼻血现象。但出现此种情况，准妈妈往往不知所措，血既止不住，也不敢轻易用药。碰到这样的情况，可按以下方法来解决：

#### 冷敷可止血

若双侧鼻孔出血，可用拇指和食指紧捏两侧鼻翼部以压迫鼻中隔前下方的出血区，时间稍微长些（5分钟左右）；再在额鼻部敷上冷毛巾（不时更换）或冰袋，促使局部血管收缩，可减少出血、加速止血。鼻出血时，千万别惊慌，要镇静，因为精神紧张，会使血压增高而加剧出血。

#### 准妈妈鼻出血尽量别用药

若准妈妈鼻出血，一般不用止血药，遇到轻微的鼻出血，自己在家可以用棉球蘸点小磨油塞进鼻孔，就能止血。对内热较大的鼻出血，准妈妈可适当用些清热凉血的中草药，如栀子、金银花、菊花、黄芩泡水喝或煎煮都可以；若准妈妈有严重的鼻腔感染，一定要在医生指导下用抗生素治疗，因为感染本身也会影响胎宝宝发育。

#### 如何预防鼻出血

准妈妈切忌抠鼻子或使劲揉鼻子，以免引发鼻炎，尤其在天气干燥的夏季，准妈妈应多吃苹果、梨、西瓜等滋阴的水果，少食一些辛辣的食物，以保持大便通畅。且每天用热水泡脚，凉水洗脸，这些都能很好地预防鼻出血。

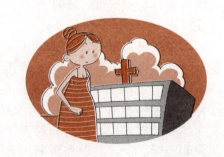

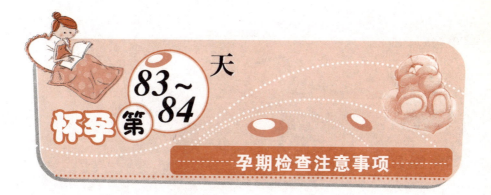

## 孕期检查注意事项

怀孕第3个月是胎宝宝器官形成的关键期,脑部开始发育,倘若营养供给不足,容易引起流产、死胎和胎宝宝畸形。为此,孕期检查便尤为重要。

### 医院的选择

一般来说,大型综合性医院的产科和专业的妇幼保健医院都能保证准妈妈安全度过孕期,顺利生产。

**自身情况**:您可以根据自身怀孕情况选择医院。如果怀孕时伴有肺结核、病毒性肝炎、心脏病等严重疾病或出现严重并发症的,最好选择综合性医院产科做检查。

**经济条件**:根据家庭经济实际情况选择医院,妇幼和综合医院的收费标准大致相同,但个别"贵族医院"的收费是较高的。

**就近原则**:考虑居住位置以便就近接受检查。怀孕后,每月(后期为每周)都要做产前检查,如果路途遥远,会很不方便。

### 第一次问诊

第一次孕期检查医生通常会问以下问题,去之前您最好有所准备。

1. 本次妊娠情况:月经周期、最后一次月经的时间、停经后的情况(腹痛、阴道出血、妊娠反应等)。

2. 以前妊娠情况:妊娠次数、分娩次数、流产次数、人工流产方式等。

3. 既往有无心、肝、肺、肾等慢性疾病史,手术外伤史、药物过敏史。

4. 丈夫的健康情况。

5. 有无家族性遗传疾病史。

第一次到医院检查,一定要空腹以便采静脉血。目的是查血型、血色素、肝功能,看看有无风疹病毒、血清巨细胞病毒等等。

第一次正式产检时,不要忘了在背包内放好母婴手册(确认怀孕后在户口所在地办理)、医保卡、诊疗证等。

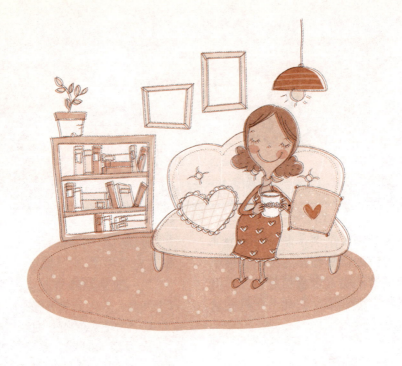

# 第4个月
# 孕妈妈告别孕早期

第4个月　孕妈妈告别孕早期

# 怀孕第85天

## 可以做一些时尚居室布置

### 居室布置并不是装修

室内装修污染对准妈妈健康危害都很大，严重的可导致胎儿畸形，孕期及产后6个月内不要住新装修房，不要添置新家具。

### 适当的花草可以愉悦心情

准妈妈居室内应避免摆放过多的花草，特别是芳香馥郁的盆花更不应摆放。但准妈妈居室内摆放一两盆吊兰之类的花草则无妨，还可给准妈妈以充满生机、优美、温馨的感觉。

### 添置一些婴儿用品

可以适当添一些婴儿用的物品，还可在床头的上方贴一张非常漂亮的婴儿画。有时候看这张画，就会想象自己的宝宝是什么样子呢，会不会像这个宝宝一样可爱动人。

### 选择好饰品

现在有很多时尚的居室饰品，除了要注意材质外，色彩宜简洁、温柔、清淡，如乳白色、淡蓝色、淡紫色、淡绿色等，让准妈妈有一个宁静、优美，又不失时尚的环境。

### 书法作品是不错的选择

书法作品的内容常常是令人深思的名句，不仅能从中欣赏字体的美，还能感到一种健康向上、鼓舞人心的力量，陶冶情操。

### 养些观赏鱼

小鱼五颜六色，既装饰了生活环境，又给居室带来了活泼的生机，让准妈妈感到那种旺盛的生命力是无处不在的，进而产生美好的遐想。

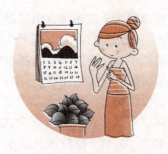

## 怀孕第86天：性生活要使用避孕套

### 孕期的性生活都要使用避孕套

一方面是因为精液中含有前列腺素，由阴道吸收后可能引起子宫收缩，造成早产。另一方面，避孕套也可防止准爸爸将一些病菌传染给准妈妈。

### 孕期的性生活

为了安全度过孕产期，建议在孕早期及孕晚期和产后6周停止性生活。

怀孕头三个月过性生活会刺激子宫收缩易发生流产，孕晚期性生活时对腹部压迫易引起早产，还易造成感染，危及母儿，应避免。孕中期，进入稳定期以后，只要准妈妈身体状态良好。是可以适度进行性生活的，但应注意动作轻柔，次数不宜过多，也要减少对准妈妈乳房、乳头和生殖器官的刺激。

### 孕期性生活方法

怀孕后性生活的原则一定要记住，首先不能压迫或撞击肚子，再者不要给子宫以直接的、强烈的刺激。

当准妈妈子宫还没有明显增大的时候，同房时仍可取正常位，即男在上女在下的体位，但不要压迫准妈妈的肚子，且男性的生殖器不要插入过深。可采取前侧位、侧卧位或前坐位，动作不要过于激烈。到怀孕偏后期的时候，也可取后侧位同房。

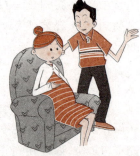

怀孕为探索其他的示爱方式提供了一个绝好的机会，准爸妈可以通过单纯的接吻、拥抱、抚摩或共浴来表达相互的感情。

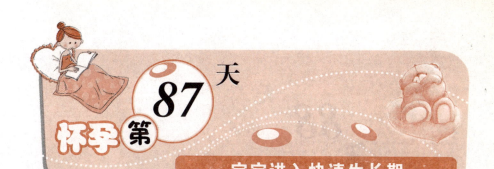

## 宝宝进入快速生长期

怀孕第四个月末时胎宝宝就会像葡萄柚那么大了。从怀孕第四月开始胎宝宝的身体就进入了快速生长期。

### 会动的胎宝宝

现在，胎宝宝看上去更像是个可爱的小人了，他的身长已经有15厘米左右，大约有一个桃子那么大了。胎宝宝的神经元迅速增多，神经突触形成，宝宝的条件反射能力加强，手指开始能与手掌紧握，脚趾与脚底也可以弯曲，眼睑仍然紧紧闭合。不过，现在准妈妈要是轻轻碰触腹部，胎宝宝就会蠕动起来，但感觉到胎动还尚早。

### 胎宝宝进入快速生长期

第四个月，进入了孕中期，这时的胎宝宝生长得非常快。胎宝宝的皮肤上覆盖了一层细细的绒毛，这层绒毛在胎宝宝出生后会自动消失。在胎宝宝的手指上已经出现了独一无二的指纹印。如果是个女宝宝，她的卵巢里已经有了卵子。此时，胎宝宝已经会在妈妈子宫里做很多事情了，如皱眉、做鬼脸，而且，他还时不时地吸吮自己的手指，尝尝味道是不是很好，不过科学证明，这些动作是可以促进宝宝大脑发育的，宝宝动作越多，可能会越聪明。

### 看见了胎宝宝的手脚

通过B超检查，现在已经能看到胎宝宝的小手和小脚丫，腿的长度已经超过了胳膊，手指甲已经完整的形成了，指关节也开始运动，这时的胎宝宝已经活脱脱是一个超小型的人体。

### 看清胎宝宝的性别

进入第四个月，胎宝宝的生殖器已经基本形成，通过B超检查可以分辨出是男宝宝还是女宝宝了。一般情况下，男孩和女孩的比例约各占一半，有时男孩略多一些。不过，目前国内的性别检查，只用于判断某些通过性别遗传的疾病检测。如果仅仅是想知道胎宝宝的性别，医生是不会告诉您的。

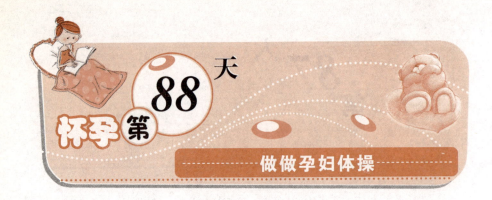

## 怀孕第 88 天 —— 做做孕妇体操

从12周开始直到分娩前，胎宝宝的发育处于稳定期，准妈妈应参加适量运动，这对于增强体质、顺利分娩大有益处。运动时要保持良好的情绪，把快乐和健康带给宝宝。在家中坚持做体操，不但会提高体质，还可促进顺利生产。不过，所有动作都不得超过腹部的承受限度，做体操时要保持均匀的呼吸。

### 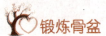 锻炼骨盆

1. 坐在床上，双脚脚掌相对，向身体靠近坐直。双膝上下活动，宛如蝴蝶振翅，重复10次。

2. 同一姿势，吸气伸直脊背，呼气身体稍向前倾，重复10次。双手分别放在两膝上，呼气时轻轻下压膝盖，吸气时慢慢收回，共做10个。

3. 躺在床上，单膝曲起，膝盖慢慢向外侧放下，左右各10次。

4. 双膝曲起，左右摇摆至床面，慢慢放松，左右各10次。

### 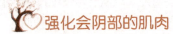 强化会阴部的肌肉

1. 仰卧，两腿交叉向内侧夹紧、紧闭肛门，收紧会阴肌肉，然后放松。重复10次后，把下面的腿搭到上面的腿上，再重复10次。

2. 日常站立或坐着时，可随时做提肛运动：收紧会阴肌，像憋住大小便那样，5～10秒后放松。每次重复10次。

**特别提醒**：孕中晚期，仰卧的体操不宜做得太久。

### 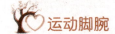 运动脚腕

胎宝宝体重日益增加，为了能轻松行走，准妈妈需要使自己的脚腕关节变得柔韧有力。另外，此体操还有助于消除妊娠后期的脚部浮肿。具体做法是：

1. 仰卧。
2. 左右摇摆脚腕10次。
3. 左右转动脚腕10次
4. 前后活动脚腕，充分伸展、收缩跟腱10次。

第4个月　孕妈妈告别孕早期

怀孕第89天

## 孕4月营养常识

进入本月，准妈妈的情况已经大有改善，早孕的不适反应基本消失，流产的危险也变得很小，但是对于饮食营养的关注则丝毫不能放松。

此时应该增加各种营养素摄入量，以满足胎宝宝迅速生长及母体营养素存储的需要，避免因营养不良或缺乏对胎宝宝生长发育和母体健康的影响。

### 增加主粮摄入

应选用标准米、面，搭配些杂粮，如小米、玉米、燕麦片等。一般来说，孕中期每日主粮摄入应在400～500克之间，这对保证热量供给、节省蛋白质有着重要意义。

### 增加动物性食物

动物性食物所提供的优质蛋白质是胎宝宝生长和准妈妈组织增长的物质基础。此外，豆类以及豆制品所提供的蛋白质质量与动物性食品相近，对于经济条件有限的家庭，可适当选食豆类及其制品以满足机体需要。但动物性食品提供的蛋白质应占总蛋白质质量的1/3以上。

由于准妈妈要负担两个人的营养需要，因此需要比平时更多的营养。同时，尽量避免过分刺激的食物，如辣椒、大蒜等。每天早晨最好喝一杯开水。此外，要避免食入过多脂肪和过分精细的饮食，一定要保证铁元素和维生素的摄取。

### 注意补充锌

这个月准妈妈需要增加锌的摄入量。准妈妈如果缺锌，会影响胎宝宝的生长，会使胎宝宝的脑、心脏等重要器官发育不良。缺锌会造成准妈妈味觉、嗅觉异常，食欲减退，消化和吸收功能不良，免疫力降低，这样势必造成胎宝宝发育迟缓。富含锌的食物有生蚝、牡蛎、动物肝脏、口蘑、芝麻、赤贝等，尤其在生蚝中含量尤其丰富。需要注意的是，补锌也要适量，每天膳食中锌的补充量不宜超过45毫克。

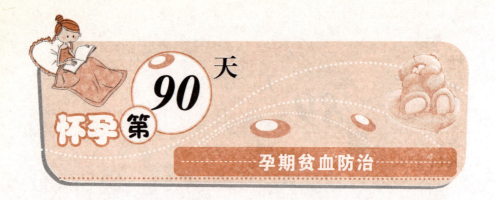

# 怀孕第90天 孕期贫血防治

怀孕第四个月准妈妈容易出现贫血，准妈妈妊娠贫血一般是缺铁性贫血。缺铁性贫血是危害准妈妈健康的一种常见病、多发病。对准妈妈妊娠、分娩、胎宝宝和新生儿今后的生长有很大的影响和危害，所以必需予以重视。

###  妊娠贫血的危害

由于胎宝宝生长需铁量大，铁摄入量不足而患有缺铁性贫血。

孕期另一种易出现的贫血是叶酸缺乏引起的巨幼红细胞性贫血。另外，还有少见的再生障碍性贫血。

妊娠合并贫血，多为缺铁性贫血和营养不良性贫血，其他种类比较少见。引起贫血的原因有失血性贫血，如痔疮和消化道溃疡反复出血；也可能是营养不良、摄入的营养要素不足与吸收不良。贫血又可引起一些妊娠并发症，如妊娠高血压综合征在贫血者中发病率较高。重度贫血可致贫血性心脏病，某些情况下可发生心衰。

孕期贫血严重会使胎宝宝发育迟缓，亦容易发生胎宝宝或新生儿缺氧、窒息；对准妈妈则会引起孕期、产时或产后并发症，严重贫血的上班族准妈妈常伴有心肌缺氧，以致引起贫血性心脏病。

###  防治贫血的食材

**黑木耳、红枣、红豆**：黑木耳、红枣、红豆含有较丰富的铁质，准妈妈常食用不仅起到防治缺铁性贫血，还有滋补强力的功效。

**动物内脏**：动物内脏中的铁含量往往高于动物的肉，如猪肝、牛肝、羊肝、鸡肝等，不仅含铁量高，而且维生素的含量也很丰富。

**动物血液**：动物血液中含有丰富的血红素铁，易被人体消化吸收，动物血和豆腐做汤，经常食用可以起到的防治缺铁性贫血作用。

**水果**：准妈妈每天要有一定量的瓜果摄入量，瓜果本身含铁量并不高，但是，瓜果中含有丰富的维生素C，能促进食物中铁的吸收。

第4个月　孕妈妈告别孕早期

## 怀孕第91天　切不可有松懈心理

平安度过了孕期的前3个月，有的准妈妈开始产生松懈心理，看到自己的身体和胎宝宝都很健康，认为可以不到医院做定时检查了。这是一种错误心理，太过放松警惕，容易出现流产。

### 准妈妈的积极情绪

准妈妈要经常浏览育儿网站或关注报纸上的育儿心得，吸取成功妈妈的经验，看她们是怎么生活的。每天积极进行胎教，常听一些舒缓的音乐，让自己变得更加有爱心和同情心，更有女人味。

### 准妈妈的消极情绪

准妈妈的消极情绪主要表现为：变得敏感，容易受到伤害，很容易产生沮丧的心理，依赖性特别强，不爱动，这个时候表现得特别脆弱。

### 准爸爸的积极情绪

准爸爸的积极情绪主要表现为：每天积极承担家务，也愿意积极参与胎教，和宝宝说话："小家伙很棒，会隔着妈妈的肚子踢我。"陪着准妈妈散步，帮助准妈妈做家务，和准妈妈一起商量给胎宝宝取名字。

### 准爸爸的消极情绪

白天上班工作压力本来就大，回到家还要做家务，妻子心情不好时还得不断开导妻子，有时甚至会成为妻子的"出气筒"。

### 如何避免消极心态

准妈妈想要平安开心地度过这个阶段，可与准爸爸一起努力：

1. 避免出现松懈心理，准爸爸要提醒妻子到医院做检查；

2. 准妈妈会得到家人的加倍呵护，这时准妈妈应避免在心理上过分依赖他人，要适当做运动，有助于分娩。

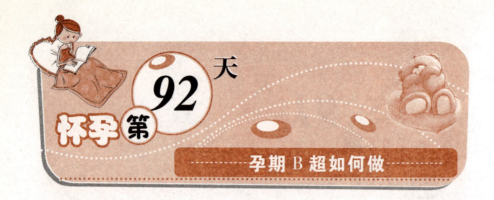

## 孕期 B 超如何做

做产检，就免不了超声波检查。对此，准妈妈可能也心怀忐忑：B 超检查对宝宝有影响吗？怀孕全程应该做几次呢？还有，那张黑糊糊的 B 超图片怎么看不出宝宝呢？医生写的检查单怎么看不懂呢？这意味着是正常还是不正常呢？下面就告诉您 B 超检查的重要性以及如何看懂 B 超检查单。

### B 超对宝宝有影响吗

一般来说，B 超对胎宝宝是安全的。但是，根据国外的一些资料显示，还是存在一定的影响，照射 B 超的时间越长影响越大。所以，如果没有必要，最好不要在孕早期做 B 超检查。如果必须要做，比如要明确是否双胎或多胎，以及葡萄胎或宫外孕时，也一定要控制好时间，最好在 3 分钟以内。

### 孕期需做几次 B 超

孕期做 B 超，一般情况下只需 2～3 次就可以了。一次是在怀孕 20 周时，以确定胎宝宝有无畸形和发育是否正常。一次是在孕晚期 36 周以后，以明确羊水的多少、胎盘的功能、胎宝宝的情况，如胎宝宝的胎位、是否脐带绕颈、羊水的多少、有无胎盘老化等，确定是否需剖宫产。

当然，如果您是高危产妇，或被怀疑为有胎盘前置等妊娠不正常的情况，医生会根据情况适当增加做 B 超检查的次数。如：

孕早期，6 周末以前 B 超检查可以帮助诊断是否怀孕。孕 8 周可分出胎头、胎体和四肢。孕 12 周，可以看出是否畸形，进行异常情况的诊断，如流产、死胎、宫外孕、葡萄胎等。

在孕中期，检查可以了解胎宝宝各部位、各器官的发育是否正常，特别是胎宝宝有无畸形。一般来说，这是肢体检查的最好时间。

在孕晚期，除了检查胎宝宝的生长发育情况，还侧重检查有无病理性的情况，如胎盘、羊水、脐带等，也可以确定胎位，以便指导分娩过程。

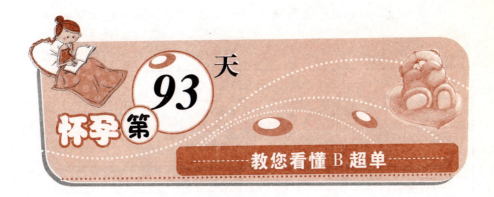

## 教您看懂B超单

拿到B超单后,很多准妈妈对B超单上的专业名词很困惑,不知道是什么意思,今天准妈妈就来学习一下怎么看B超单吧!

### 胎囊

只在孕早期出现,位于子宫的底部、前壁、后壁、上部或中部,形态圆形或椭圆形,清晰的为正常;不规则形、模糊,位于子宫下部的为异常。伴有腹痛或阴道流血的,则有流产的征兆。

### 胎头

轮廓完整为正常,缺损、变形为异常,脑中线无移位和无脑积水为正常。BPD代表胎头双顶径,怀孕到足月时应达到9.3厘米或以上。孕8个月以后,平均每周增长约为0.2厘米为正常。

### 胎心

有、强为正常,无、弱为异常。胎心频率正常为每分钟120~160次。

### 胎动

有、强为正常,无、弱可能胎宝宝在睡眠中,也可能为异常,需综合判断。

### 胎盘

B超单上的位置表明胎盘位于子宫壁的哪个方位,其正常厚度为2.5~5厘米,Ⅰ级表示胎盘成熟的早期,Ⅱ级表示胎盘接近成熟,Ⅲ级提示胎盘已经成熟。

### 股骨长度

它指的是胎宝宝大腿骨的长度,正常值与相应的怀孕月份的BPD值差2~3厘米。

**羊水**:羊水深度在3~7厘米之间为正常,小于3厘米或大于7厘米则意味着羊水减少或羊水增多。

### 脊柱

胎宝宝脊柱连续为正常,缺损为异常,预示着脊柱可能畸形。

**脐带**：脐带漂浮在羊水中为正常，如在胎宝宝颈部可能为脐带绕颈。

**W+D**：W 表示怀孕的周数，D 表示怀孕的天数。如 20W+20D，就是怀孕 20 周零 20 天。

| 孕期各阶段 B 超正常参数值 | | | |
|---|---|---|---|
| 孕周 | 双顶径 cm | 平均腹围 cm | 平均股骨长度 cm |
| 16 周 | 3.62±0.58 | 10.32±1.92 | 2.10±0.51 |
| 18 周 | 4.25±0.53 | 12.41±1.89 | 2.71±0.46 |
| 20 周 | 4.88±0.58 | 14.80±1.89 | 3.35±0.47 |
| 22 周 | 5.45±0.57 | 16.70±2.23 | 3.82±0.47 |
| 24 周 | 6.05±0.50 | 18.74±2.23 | 4.36±0.51 |
| 26 周 | 6.68±0.61 | 21.62±2.30 | 4.87±0.41 |
| 28 周 | 7.24±0.65 | 22.86±2.41 | 5.35±0.55 |
| 30 周 | 7.83±0.62 | 24.88±2.03 | 5.77±0.47 |
| 32 周 | 8.17±0.65 | 26.20±2.33 | 6.43±0.49 |
| 34 周 | 8.61±0.63 | 27.99±2.55 | 6.62±0.43 |
| 36 周 | 8.81±0.57 | 29.44±2.83 | 6.95±0.47 |
| 38 周 | 9.08±0.59 | 30.63±2.83 | 7.20±0.43 |
| 39 周 | 9.21±0.59 | 31.34±3.12 | 7.34±0.53 |
| 40 周 | 9.28±0.50 | 31.49±2.79 | 7.40±0.53 |

第4个月 孕妈妈告别孕早期

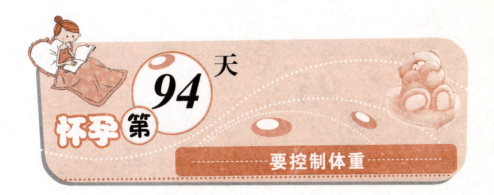

## 怀孕第94天 要控制体重

人们常说"一个人吃两个人补",准妈妈多吃、吃好才能生个健康宝宝。为了下一代的健康,准妈妈将自身体重问题抛之脑后,尽可能地多吃。但是,体重的过度增加,也可能给宝宝的健康带来了危害。

### ♥ 准妈妈超重害处多

准妈妈体重过重会引发许多病症,如妊娠期高血压、妊娠期糖尿病及并发症等,也会增加孕育巨大儿的概率,难以顺产,使剖宫产的概率相对增多。那么,到底孕期体重增加多少合适呢?美国医学会推荐:根据准妈妈孕前体重指数[BMI=体重(kg)÷身高(m$^2$)]来计算孕期体重增加量。BMI<19.8的准妈妈,孕期总增重量应为12.5~18.0千克;孕前BMI正常的准妈妈(19.8~26),孕期体重增长可以为11.5~16千克;孕前BMI为26.1~29.9千克的准妈妈,孕期体重增长应在7~11.5千克。如果孕前BMI>29.9,那孕期体重增长在6千克以上就行了。在孕期的10个月里,体重的增加并非按照时间顺序均等平摊。只有讲究科学,遵循孕期体重"增长曲线"的规律才能保证妈妈和宝宝的健康。

### ♥ 准妈妈如何控制体重

1. 在家里准备一个体重测量计,随时掌握体重变化情况。

2. 一日三餐一定要有规律。

3. 多吃一些绿色蔬菜。蔬菜本身不但含有丰富的维生素,而且还有助于体内钙、铁、纤维素的吸收,以防止便秘。

4. 避免用大盘子盛装食物,面对一大盘子美味的诱惑可能会失去控制力。可以用小盘子盛装或者实行分餐制。

5. 少吃油腻食物,多吃富含蛋白质、维生素的食物。

6. 吃饭要细嚼慢咽,切忌狼吞虎咽。

7. 尽量少吃零食和夜宵,特别是就寝前2小时左右别吃东西。

8. 别为了怕浪费而吃过多食物。

怀孕 每日一页

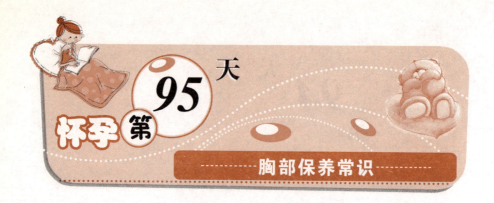

## 怀孕第95天 — 胸部保养常识

怀孕以后，由于体内孕激素水平增高，乳腺组织内的腺泡和腺管不断增生，乳房的皮下脂肪渐渐沉积，使乳房的外形有了很大的变化。准妈妈从怀孕起就要开始呵护自己的乳房，以保证乳房的健美挺拔。

### 清洁

经常用清水擦洗乳头；如果乳头结痂难以清除时，还可先涂上植物油，待结痂软化后再用清水清洗，擦洗干净后涂上润肤油，以防皲裂。

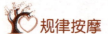

### 规律按摩

从孕中期开始，乳腺真正发达起来，最好从孕20周开始进行乳房按摩。持续按摩乳房有利于乳房的血液循环，使分娩后排乳通畅。每天有规律按摩1次，也可以在洗澡或睡觉前进行2~3分钟的按摩。动作要有节奏，乳房的上下左右都要照顾到。用拇指和食指轻轻按摩乳头，直到乳头突出来。按摩的力度以不感觉疼痛为宜，一旦在按摩时感到腹部抽搐，应立即停止。

**方法一**：用右手由外向里覆在腋窝附近，然后从左向右循环按摩乳房。将左手大拇指的指尖压在右手上面，以肩膀为中心轻柔地前后运动肘部。同理，按摩右乳房。

**方法二**：用右手由上向下轻轻按摩左侧乳房。用左手大拇指按压右手背，以肩膀为中心，缓缓上下运动。同理，按摩右乳房。

**方法三**：由下而上用右手向上托起左侧乳房。将左手抵住右手背，从下往上推动乳房。同理，按摩右乳房。

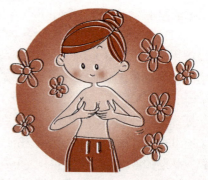

第4个月　孕妈妈告别孕早期

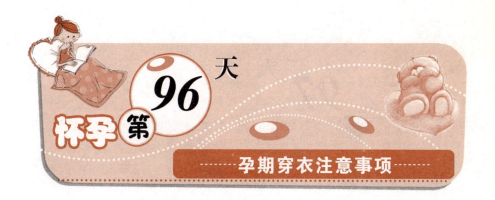

## 怀孕第96天　孕期穿衣注意事项

在孕期，多数准妈妈都选择了购买孕妇装，但准妈妈在购买之前不妨先清理一下自己的衣柜。

### 化纤面料清出来

清理衣柜时，首先要将化纤面料的服装都清出来，尤其是内衣。因为怀孕期间，女性的皮肤会变得敏感且易出汗。如果经常接触人造纤维的面料，容易引起皮肤过敏，可能会影响到腹中宝宝的健康，并且会影响分娩后的母乳喂养。

### 掉色衣服暂收起

为了降低衣服的褪色程度，很多服装会使用某些固色剂，而这类化学成分可能通过皮肤接触进入血液循环，对胎宝宝产生不良影响。

### 留下纯棉和真丝

这些材质的服装，透气性、吸湿性和保温性都比较强，很适合准妈妈。纯棉织物不论是作为贴身的内衣，还是作为外衣穿，都会感到凉爽舒适，在炎热的夏天，其吸汗功能更是能够时刻保证身体的干爽；真丝衣服的保温性较好，且又轻又软，也是准妈妈不错的选择。

### 新衣选择天然面料

在购置新衣物时，选择天然面料是基本的原则。新衣服要洗过再穿，因为衣服在加工过程中，会使用各种染料及其他化学剂，直接穿可能引起皮肤过敏，严重者还可导致皮肤炎症影响成长健康，给准妈妈带来不必要的麻烦。

## 怀孕第 97 天 —— 做孕期瑜伽

到了孕4月，胎宝宝已经处于稳定期，流产的危险已经逐步减小，准妈妈可以适当做一些轻缓的瑜伽动作了。准妈妈适当地练习瑜伽，不仅能舒缓孕期的紧张情绪，预防骨骼耗损和肌肉疲劳等常见问题，还能够发挥独特的胎教功效。

### 练习瑜伽的适宜时间

准妈妈练习瑜伽的最佳时期是孕期13～28周。

### 预备练习

怀孕期间练习瑜伽，应注重做静心的练习、强化腰腹部力量的练习以及强化呼吸力的练习。

### 保持良好的生活习惯

准妈妈要培养良好的饮食习惯，并保持精神愉快和生活的规律性。

### 准妈妈适宜的瑜伽动作

孕期瑜伽以冥想为主，配合轻柔的肢体伸展，让身心得到放松。

孕期瑜伽的练习要避免过度弯腰、扭腰、转体、举胳膊等动作，以柔和动作为主，以准妈妈不会有任何不适感为宜。一般来说，怀孕最初两个月不适宜做瑜伽；在妊娠中晚期，准妈妈不适宜长时间做弯腰或蹲着的动作，以免压迫腹部或造成盆腔充血；在妊娠后期要尽量少运动，因为这时候体重增加，下肢常有轻度水肿，所以双脚易感疲劳，可以做一些缓慢的垫上运动。

### 呼吸方法

在呼吸方法上，准妈妈要多做腹式呼吸。做完后准妈妈一定要做瑜伽休息术。

此外，准妈妈在活动时应注意自我保护，避免摔跤、碰撞腹部，练习任何姿势都不要屏住呼吸。

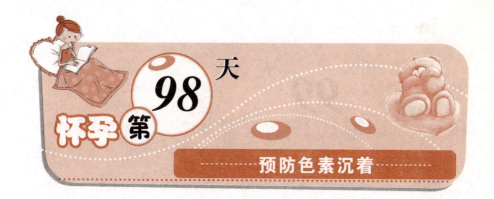

## 怀孕第 98 天 预防色素沉着

怀孕中所发生的色素沉着因人而异，但分娩后都会逐渐变浅，但也有过了很长时间才会变浅的情况。

### 色斑如何生成的

色斑和雀斑等色素沉着是因为皮肤下有能够产生黑色素的黑色体细胞存在。黑色体细胞因受到雌激素和孕激素的影响，活化的细胞个数会大量增加。因此，随着怀孕时间的增加，以色斑、雀斑等为主的妊娠黄褐斑会在眼部下面出现。而且，黑色素集中的地方会形成明显的色素沉着，肚子中心的妊娠线会变成茶色，乳头和乳晕、腋下周围出现黑色斑点的情况也不少见。黑色体细胞并不是只受到激素的影响而活化，紫外线等外界的刺激也会使黑色体细胞的个数大大增加。

### 阻挡紫外线

乳头、乳晕和腋下所出现的色素沉着是很难预防的。但是，因为紫外线的影响而产生的色斑、雀斑、妊娠黄褐斑等，如果注意防晒，是可以在一定程度上防止色斑颜色变深的。外出时，应该戴上帽子或者打伞防止阳光直接照射，涂防晒霜或使用有防晒效果的化妆品来阻挡紫外线。防晒产品阻挡紫外线的效果，以 SPF 值越高效果越好，但 SPF 值越高，刺激性就越强，容易导致肌肤干燥。所以还是建议准妈妈选择 SPF 值低一点，刺激性小一些的防晒产品，只要反复涂抹也会有很好的防晒效果。

### 摄取维生素 C

为了减少黑色素细胞的活动，摄取足够的维生素 C 也很重要。维生素 C 主要来源于新鲜蔬菜和水果，水果中以酸枣、柑橘、草莓、猕猴桃等含量最高，蔬菜中以西红柿、青椒、豆芽含量较高，准妈妈可以多吃一些新鲜蔬菜和水果。但是维生素 C 很容易被破坏，所以蔬菜水果要即购即食。

## 怀孕第 99 天：了解羊水知识

羊水是怀孕时子宫羊膜腔内的液体，它是胎宝宝在母体内的安全护垫，也可以说羊水是孕育胎宝宝生长发育的"海洋"，是胎宝宝的"生命之水"。羊膜腔像个袋子，将胎宝宝装在里面，如果没有羊水，胎宝宝会非常不安全。想想看，如果准妈妈不小心撞到肚子，不就直接伤到宝宝了吗？但有羊水就不同了，它不但能使胎宝宝免受外界伤害，也给胎宝宝很大的活动空间，还可以在里面"游泳"呢！在整个怀孕过程中，它是维系胎宝宝生命的源泉。

### ♥ 羊水的成分

羊水里面的成分很复杂，98%的成分是水，早期时它很清澈，因为胎宝宝人小，没什么排泄物，但随着胎宝宝长大，他脱落的毛发、皮肤细胞、油脂，就都浸到羊水里面，所以通过检测它的含量、性状，也可了解胎宝宝的发育情况。

### ♥ 羊水的作用

如果说胎盘是胎宝宝的食物来源，子宫是胎宝宝温暖的居所，而羊水完全可以称做胎宝宝的保护伞。它充满子宫，将胎宝宝环绕其中，可以使之在稳定的压力和适宜的温度中成长，还能预防外界细菌的感染，即使有细菌侵入，它也能使其降至最少，损害最低。它还能缓冲外界对胎宝宝的刺激，减少子宫收缩对胎宝宝的压迫力。

在分娩时，羊水还起到了润滑剂的作用，还能软化、扩张子宫颈和产道，最大限度地帮助胎宝宝娩出，减少对母体的伤害。所以，羊水的质量和多少完全可以作为评估胎宝宝健康与否的一个重要指标。

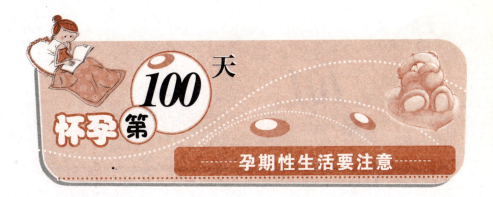

## 孕期性生活要注意

妊娠期，舒心的性生活能充分地将爱心和性欲融为一体。体贴的性生活使准妈妈的心情愉快，情绪饱满，无形中又起到了情绪胎教的作用。另外，准爸爸的精液中含有一种精液胞浆素，它具有与青霉素相媲美的抗菌功能，能够杀灭葡萄球菌等致病菌，可以清洁及保护准妈妈的阴道。

### 注意卫生，防止病菌传染

同房前后夫妻双方都要清洗下身，别忘记手同样需要清洗干净，以免引发细菌感染。男性有性病时特别容易传染给胎宝宝，其感染率是母亲传染给胎宝宝的两倍，所以，男性生殖器官异常时不可以同房。如果准妈妈有会阴部及阴道的感染，应等治疗好以后再恢复同房。

### 合理运用体位

怀孕是夫妇二人探索和体验不同体位的一个机会，可以尝试和体验适宜孕期的体位，注意不要对准妈妈腹部增加负担，不要使子宫受到强烈刺激。

### 不要过于激烈

在同房过程中准妈妈如果有不适的感觉，比如腹部肿胀或疼痛、眩晕等感觉，都可能是动作不够温柔造成的，此时应该暂时中断。

### 不宜进行同房的情况

怀孕后期，准妈妈腹部逐渐隆起，性欲减退，且子宫口容易张开，易导致感染及羊水早破，尤其是9~10个月时，同房造成早产的可能性极高，此时最好停止同房。值得注意的是，有习惯性流产的妇女，在当上准妈妈后，应尽量避免同房。

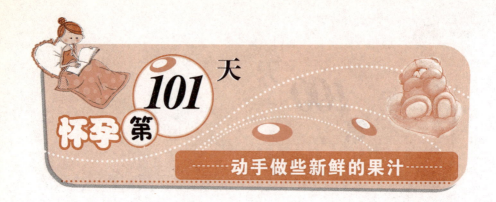

## 怀孕第 101 天

### 动手做些新鲜的果汁

有些准妈妈特别爱喝果汁，但市场上所售的果汁饮料多含有防腐剂、色素和香精，这些成分对人体有害无益，那么，如何才能即健康又能饱口福呢？准妈妈可以买个榨汁机来自己榨果汁喝，这样即营养又美味。而且，小宝宝出生之后还可以榨果汁给他喝。

### 黄瓜汁

黄瓜500克洗净、切块，配500毫升（约2杯）水，加入少许蜂蜜，按照说明书用榨汁机榨成黄瓜汁。黄瓜汁有补充维生素、通便的功效。

### 草莓汁

草莓500克配，500毫升水，榨汁饮用。也可以少放水，制成浓汁，拌上蜂蜜，浇在冰淇淋上吃，可帮助准妈妈补充维生素。

### 鲜柠檬汁

鲜柠檬500克去皮、核，切小块，放入锅中加250克白糖浸渍4小时，再用榨汁机榨汁，饮用前可根据个人口味，加水和少许白糖。可起到开胃、止吐的效果。

### 菠菜柳橙汁

菠菜用开水焯过，柳橙（带皮）、胡萝卜与苹果切碎，按照1∶1的比例加水，用榨汁机榨成汁。可帮助准妈妈补充维生素$B_1$。

### 芹菜汁

芹菜、荸荠、胡萝卜与苹果切碎，按照1∶1的比例加水，用榨汁机榨成汁。此汁对咳嗽、多痰、痔疮都具有疗效，同时又健胃利尿。

### 蓝果汁

甘蓝菜、胡萝卜、苹果，混合榨汁，早晚各一杯。此汁含丰富的钾、钙、镁、铁和维生素，具有维持盐分平衡的功能，还可以防治妊娠高血压。

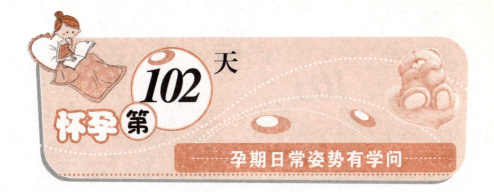

## 孕期日常姿势有学问

怀孕后,准妈妈的肚子渐渐增大膨隆,重心前移,身体各部位受力方向也发生变化,其坐、立、行等均与怀孕前不同,活动受到限制。为了保证准妈妈能健康、顺利地完成妊娠,避免出现意外,准妈妈应该保持什么样的活动姿势呢?

### 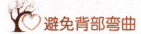 避免背部弯曲

孕期要避免背部弯曲。由于妊娠期性激素可使全身的肌肉拉长,并使其软化,因此准妈妈做家务时不要过分弯曲腰背,家务活能干多少就干多少,在整理花园、扫地、铺床时都要采取挺直腰板,以蹲低或跪着做的姿势,代替弯腰。不要举重物,因为这样无法保持背部的挺直;穿低跟鞋,因高跟鞋会加重您的重量向前倾。

### 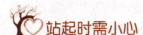 站起时需小心

从躺着的体位起来时,一定先要转向侧卧位,然后再转向跪姿,用上肢及大腿的力量把身体撑起,以保持背部挺直。

### 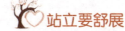 站立要舒展

准妈妈站立时要背部舒展,挺直,要使胎宝宝的重量集中到大腿,臀部,腹部的肌肉应受到这些部位的支撑,这样能防止背痛,增加腹部肌肉的力量。在可照到全身的镜子前面,检查自己站立的姿势是否正确。

### 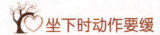 坐下时动作要缓

当由立位改为坐位时,准妈妈要先用手在大腿或扶手上支撑一下,再慢慢地坐下。坐椅子时,要深深地坐在椅子上,后背笔直地靠在椅背上。可以先慢慢坐在靠边部位,然后再向后移动,直至坐稳为止。坐有靠背的椅子时,髋关节和膝关节要呈直角,大腿宜与地平线保持平行。

准妈妈拾取东西时,注意不要压迫肚子,不要采取不弯膝盖只倾斜上身的姿势。要先弯曲膝盖,然后弯腰,蹲好后再拾。

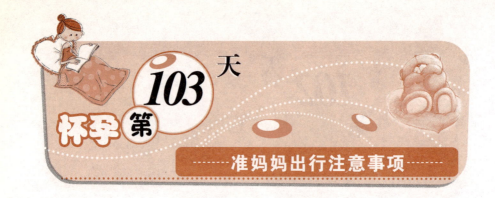

## 怀孕第 103 天 准妈妈出行注意事项

在孕期,准妈妈出行该选择哪种交通方式呢?其中应该注意的问题有哪些?

### 最好坐车

如果准妈妈由丈夫开车接送或乘出租车上下班,这再好不过了,省力,省时间,尤其是在怀孕的前3个月,可以避免剧烈的动作。可是,如果准妈妈总是坐在车里,较少活动,容易下肢水肿、发胖,将来分娩时也可能会发生一定的困难,适当活动还是有必要的。

### 自己开车需谨慎

如果准妈妈自己开车,那么,无论何时都要注意避免紧急刹车摇晃到肚子,更应留心安全带的位置,不要紧紧地勒在腹部,要适当挪移安全带,避开"危险地带"。

### 坐公交需注意

有些公交车专门设立了孕妇专座,可见准妈妈中有相当大一部分是"公交族",乘公交车比较方便、省体力,但仍有些特殊情况需要注意。

1. 每天要留出足够的等车时间,如果时间不充足,也不要急速追赶即将发动的汽车,这会造成危险。

2. 遇到上班高峰期,公交车内非常拥挤,准妈妈最好能避开高峰期,如果做不到,也不要与他人争抢车门、座位,在推搡中最容易出现问题。

3. 准妈妈上下车不要和他人争抢,要注意脚下的台阶。一旦见红、破水,就千万不要乘公交车了,要尽快到熟悉的医院就诊。

准妈妈在孕晚后期,由于体形、体重有很大变化,为防止羊水早破出现意外,最好打车或让准爸爸开车接送上班,以保母子安全。

第4个月　孕妈妈告别孕早期

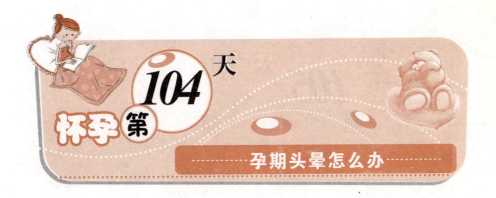

## 怀孕第104天　孕期头晕怎么办

由于妊娠使准妈妈全身出现不同程度的生理变化，机体如不能适应，就会出现多种多样的症状，头晕眼花就是其中之一。

### 头晕是什么原因造成的

发生在孕早期的头晕眼花，多无不良后果，可能由于下列因素造成：

怀孕后准妈妈的自主神经系统失调，调节血管的运动神经不稳定，在体位突然发生改变时，因短暂性脑缺血出现头晕等。准妈妈在孕期血容量不断增加，以适应胎宝宝的生长需要。此时准妈妈的血循环量可增加20%~30%，其中血浆增加40%、红细胞增加20%左右，血液相应地稀释，形成生理性贫血，使准妈妈感到头晕或站立时眼花等。由于妊娠反应引起的进食少，常伴有低血糖，因而孕期容易引起头晕和眼花，特别是在突然站起、长时间站立、洗澡或在拥挤的人流中时更易发生。

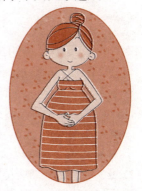

### 如何预防头晕

为预防发生头晕眼花的情况，应注意站起身时速度要慢，并避免长时间站立，如果发生上述头晕症状时应立即蹲下，或躺下休息一会儿。若经常出现这种现象，就有患贫血、低血压或高血压、营养不良或心脏病的可能性，应及时就医检查。如果发生在孕晚期，特别是伴有水肿、高血压等症状时，绝不能等闲视之，它常是某些严重并发症（如子痫）的先兆，应尽快就诊，否则后果极为严重。

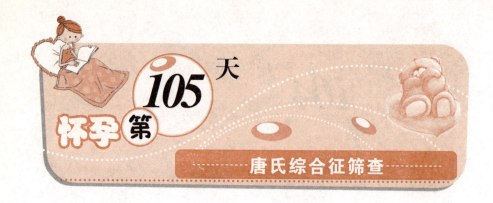

## 怀孕第105天 唐氏综合征筛查

一般在怀孕第15～20周之间会进行一次唐氏筛查,即唐氏综合征产前筛选检查的简称。唐氏综合征又称先天性痴呆或智障,这是一种最常见的染色体疾病。

### 唐氏综合征

一般人类细胞的染色体对数应该为23对(46条),一半来自爸爸,一半来自妈妈。其中有22对常染色体,1对性染色体。唐氏综合征的病因就是在患者的第21对染色体上多了1条染色体,所以又称21三体综合征。其发生率约为新生儿的1/750,按我国的出生率,那意味着每20分钟就会有一个唐氏综合征患儿出生,而且其概率还会随着准妈妈年龄的递增而升高。

### 唐氏筛查如何做

唐氏筛查是一项筛选胎宝宝患唐氏综合征可能性的检查,结果不是最终诊断,而是风险系数,即患唐氏综合征的可能性。一般唐氏筛查是抽取准妈妈两毫升血液,检测血清中甲型胎蛋白(AFP)和绒毛促进性腺激素(HGG)的浓度,结合准妈妈预产期、年龄、体重和采血时的孕周,计算出"唐氏儿"的危险系数。

抽血后1周内准妈妈即可拿到筛查结果,一般医院定的正常值标准是"小于1/270",如果"大于1/270"就是高危,但是如果"高危"也不用惊慌,还需要进一步做羊膜穿刺或绒毛取样检查才能明确诊断。

### 有必要做唐氏筛查吗

其实唐氏筛查的准确率并不算高,只能筛检出60%～70%的唐氏综合征患儿。而且唐氏筛查只能帮助判断胎宝宝患有唐氏综合征的概率有多大,不能明确胎宝宝是否患上唐氏综合征。另一方面,即使化验指数正常,也不能保证胎宝宝肯定不会患病。只有经过羊水穿刺或绒毛检查,且结果正常,才可以百分之百地排除唐氏综合征的可能。

第4个月　孕妈妈告别孕早期

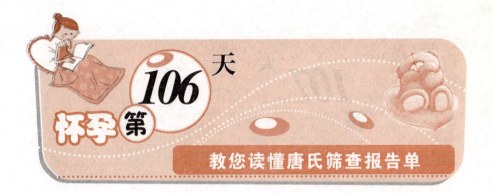

## 教您读懂唐氏筛查报告单

当准妈妈拿到唐氏筛查报告单时，看着报告单上的一串串指数，往往会不明白，所以，心里不免有些忐忑，这到底有没有异常，今天我们就来教您准确识别唐氏报告单。

### AFP

AFP是胎宝宝的一种特异性球蛋白，分子量为64000～70000道尔顿，在妊娠期间可能具有糖蛋白的免疫调节功能，可预防胎宝宝被母体排斥。AFP在妊娠早期1～2个月由卵黄囊合成，继之主要由胎宝宝肝脏合成，胎宝宝消化道也可以合成少量AFP进入胎宝宝血液循环。妊娠6周胎血AFP值快速升高，至妊娠13周达高峰，此后随妊娠进展逐渐下降至足月，羊水中AFP主要来自胎尿，其变化趋势与胎血AFP相似，母血AFP来源于羊水和胎血，但与羊水和胎血变化趋势并不一致。妊娠早期，母血AFP浓度最低，随妊娠进展而逐渐升高，妊娠28～32周时达高峰，以后又下降。

### Free HCG

怀有先天愚型胎宝宝的准妈妈，其血清Free HCG水平呈强直性升高，平均MOM值为2.3～2.4MOM。

HCG是由胎盘细胞合成的人绒毛膜促性腺激素，由α和β两个亚单位构成。HCG以两种形式存在，完整的HCG和单独的β链。两种HCG都有活性，但只有β单链形式存在的HCG才是测定的特异分子。HCG在受精后就进入母血并快速增殖一直到孕期的第8周，然后缓慢降低浓度直到第18～20周，然后保持稳定。

### MOM值

MOM值是一个比值，即准妈妈体内标志物检测值除以相同孕周正常准妈妈的中位数值，该值即为MOM。由于产前筛查物的水平随着孕周的增加会有很大变化，因此其值必须转化为中位数的倍数（MOM），使其"标准化"，便于临床判断。

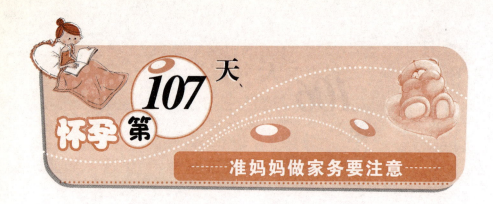

## 怀孕第 107 天

### 准妈妈做家务要注意

准妈妈在怀孕期也可以做一些力所能及的家务活,虽然不能做得尽善尽美,只要感觉不疲劳,做家务也是一种运动。由于到了孕中期和孕晚期,准妈妈的体形逐渐发生变化,行动也会变得笨拙起来,这时要从头到尾做好一件事是不可能的,因此要注意做家务时适可而止。

### 晾衣服

晾衣服时,由于是向上伸腰的动作,需要在腹部用力,肚子要用很大的力气,长时间这样做也有可能会引起流产。此外,如果晾晒的衣服过多,站立的时间长了会造成下半身浮肿,所以准妈妈不要长久站立,最好是晾一会儿歇一会儿。

### 做饭

做饭的时候,为避免腿部疲劳、浮肿,准妈妈尽量坐在椅子上操作。在怀孕晚期尤其注意不要让锅台压迫已经突出的大肚子。有早孕反应时,烹调的味道会引起准妈妈呕吐过敏,所以要想办法做一些清淡可口的饭菜。

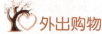
### 外出购物

准妈妈宜把外出购物当散步,选择人不太拥挤的时间及路线,购买的物件最好不要过多。必要的时候,可分成几次购买。不宜着急购物,不要凑热闹,同时要去人少空气良好的商场购物。

### 大扫除

在大扫除时,一定要把一些干不了的活转交给丈夫。准妈妈也不要踩凳打扫高处卫生,不要搬沉重的物品,这些动作会给腹部带来压力,十分危险。

另外,准妈妈不要做长时间弯腰或下蹲的家务活,如擦地、在庭院除草一类的活,因为长时间蹲着,会引起骨盆充血最终导致流产,尤其在怀孕后期应绝对禁止。

# 怀孕第 108 天

## 孕期头发护理常识

在孕期，为了使胎宝宝能够正常发育，准妈妈衣、食、住、行，事事都要小心，对头发的护理也要注意。那么，准妈妈该如何护理头发呢？

### ❤ 如何选择洗发水

准妈妈的皮肤十分敏感，为了防止刺激头皮影响到胎宝宝，准妈妈要选择适合自己发质且性质比较温和的洗发水，最好继续延用怀孕前用的同种品牌的洗发水。突然换用其他品牌的洗发水，皮肤可能会不适应，从而造成过敏现象。

### ❤ 洗头后湿发的处理

洗发后，准妈妈切勿顶着湿头发睡觉或上街，也不可用电吹风机吹干头发。

因为头发不干就睡觉或上街容易感冒，电吹风机吹出的热风，含有微粒的石棉纤维，可以通过准妈妈的呼吸道和皮肤进入血液，经胎盘血而进入胎宝宝体内，从而诱发胎宝宝畸形，甚至会发生早产等情况。

准妈妈可用吸水性强、透气性佳的干发帽吸干头发。不过一定要注意选用抑菌又卫生、质地柔软的干发帽、干发巾。

### ❤ 孕期不宜烫、染发

准妈妈在孕期不适宜烫、染头发。尤其是在孕前期，这段时期是胎宝宝器官发育最关键的阶段，在这个阶段如果准妈妈染烫头发时保护不当或使用了有害的物质，可能会造成胎宝宝畸形。

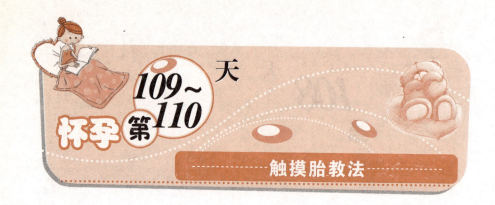

## 怀孕第109~110天：触摸胎教法

现在胎宝宝已经会在准妈妈腹中自由活动了，他能通过听觉、触觉感受到准妈妈，而准妈妈也可以感受到他的胎动了。此时进行腹部的触摸，胎宝宝也会在腹中响应，能起到很好的胎教效果。

### 具体方法

**第一步：** 进行触摸运动胎教时，准妈妈仰卧在床上，头不要垫得太高，全身放松，呼吸匀称心平气和，面部呈微笑状，双手轻放在胎宝宝头上，也可将上身垫高，采取半仰姿势，不论采取什么姿势以感到舒适为宜。

**第二步：** 准妈妈双手从上至下，从左至右，反复轻轻抚摸腹部。然后再用一个手指反复轻压胎宝宝，并想象您的双手真的触碰在小宝宝身上。您可以深情地以默想式轻轻说出："小宝宝，妈妈真爱你！小宝宝快长大，长成一个聪明可爱的小宝宝。"

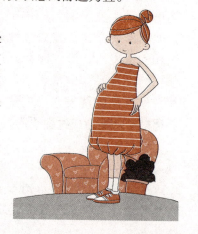

在抚摸胎宝宝时，随时要注意胎宝宝的反应，如果胎宝宝对抚摸刺激不高兴，就有可能用力挣扎或踢腿，这时应马上停止抚摸。可改为语言、音乐刺激。若胎宝宝受到抚摸后，过一会就轻轻蠕动做出反应，这种情况可以继续抚摸，一直持续几分钟再停止。

抚摸的时间一般可在傍晚胎动频繁时，每天1~2次，每次5~10分钟。

此方法可提前在妊娠3个月时进行，也可在孕中后期胎宝宝发脾气、胎动激烈时进行。

第4个月　孕妈妈告别孕早期

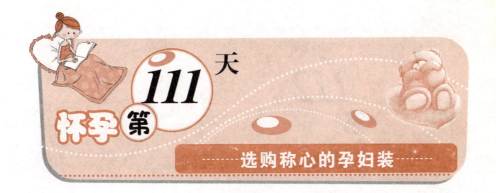

怀孕第 111 天

选购称心的孕妇装

### ♥ 舒适为主

选择质地柔软、透气性强、易吸汗、性能好的衣料，因为怀孕期间皮肤非常敏感，如果经常接触人造纤维的面料，容易引起过敏。天然面料包括棉、麻、真丝等，而以全棉最为常见。尤其是贴身的衣物，最好选择全棉的。

### ♥ 适宜宽松

不可紧胸束腹，如果准妈妈上衣过紧，会影响到胸部的呼吸，并妨碍乳腺的发育，不利于产后母乳喂养；裤子过紧，腹部会受压，会影响子宫血流；腰带过紧，会使增大的子宫不能上升，只身前凸，日久则成悬垂腹而造成胎位不正。

### ♥ 可调节的最好

上衣适宜选择开前襟的，以方便穿脱。在以后的几个月内，准妈妈的体型还会发生较大的变化，可调节式的孕妇装还能穿，就不需要准备很多孕妇装，节省开支。

### ♥ 淡雅的色调最好

最好选择色调明快、柔和甜美的颜色。这些色彩可以帮准妈妈消除疲劳、抑制烦躁、控制情绪。

### ♥ 防辐射服

现在准妈妈接触电脑、复印机等有辐射的用品比较多，可适当选择防辐射服，以达到防辐射的目的。

准妈妈的服装不一定非要穿专门的孕妇装，平时宽松、舒适的衣服也可以自行搭配穿，这样更能体现出准妈妈的个性，让准妈妈有个好心情和漂亮的衣着。

HUAIYUN MEI RI YI YE

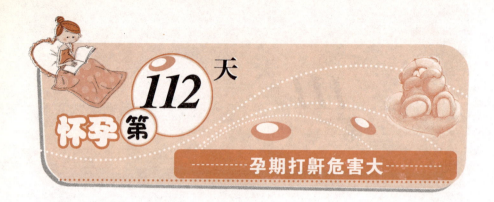

## 怀孕第112天 孕期打鼾危害大

准妈妈上呼吸道狭窄，到妊娠中晚期逐渐明显，加上妊娠中晚期横膈上抬，胸壁重量增加，肺通气功能减弱，因而出现打鼾。

### 正常的打鼾不要紧

正常打鼾是，入睡后鼾声较轻且均匀，或偶尔出现打鼾，大多是由于疲劳所致，不用担心，注意休息即可。

### 严重打鼾危害大

入睡时不仅鼾声很大，而且不均匀，总是打着打着就停止了呼吸，或呼吸停止达十几秒钟后被憋醒，急速地喘气。一夜反复多次发作，早晨起来感觉头昏脑涨，好像整夜没睡一样。这类打鼾往往会带来严重的后果。

可能出现呼吸暂停现象，有中风或心脏病发生的危险，还会使胎儿发育迟缓。严重打鼾不仅会导致妊娠期高血压、先兆子痫，还容易出现宫内窘迫。最好及时去医院进行检查。

### 注意防治打鼾

打鼾的准妈妈首先应在医生指导下进行适度的运动，控制体重；睡觉时，尽量不要采取仰卧体位，因为肥厚的喉部肌肉和舌根，很容易后坠而堵住气道，孕期采取左侧卧位就比较适宜；如发现是疾病引起的严重打鼾，一定要及时治疗。

### 准爸爸帮帮忙

很多准爸爸都打鼾，妻子怀孕以后，准爸爸要注意缓解一下打鼾，以免给准妈妈的休息造成影响。如果准爸爸睡觉打鼾影响到你，你要轻轻推推他，一般打鼾声就会减弱；如果准爸爸打鼾持续时间很长，轻推作用不大，可以把准爸爸叫醒，告诉他；平时可以先让准妈妈入睡后，准爸爸再睡。

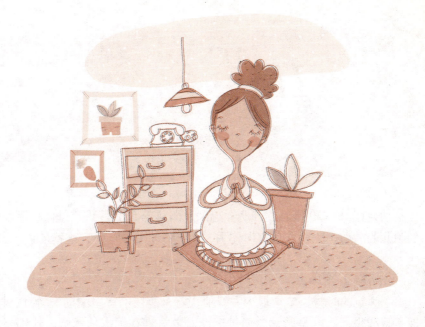

# 第5个月
## 孕妈妈时刻要预防意外

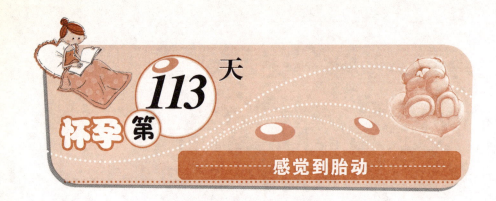

## 怀孕第 113 天 —— 感觉到胎动

胎动会在 16~20 周时逐渐明显起来，即从第 5 个月开始母体可逐渐明显感到胎儿的活动，胎儿在子宫内伸手、踢腿、冲击子宫壁，这就是胎动。

###  胎动是宝宝成长的重要阶段

除了睡觉的时候，宝宝很少安静地待着，他在子宫里滚动、转身、打嗝、伸展胳膊和腿，这就是胎动。通过运动，宝宝具有了本体感觉，特别是在子宫中的翻滚动作，宝宝视野获得了巨大改变。同时锻炼了自己的协调能力。他开始有了位置感觉，即使在充满水的世界里，他也能感受到自己方位的变化。当准妈妈走来走去时，或坐、躺、跑、弯腰时，宝宝都能感受到。

###  影响胎动的因素

尽管胎动很早就有了，但并不是一开始准妈妈就能感觉到的。每一位准妈妈的状况不同，对胎动的感觉也不同。有人能很早就明显地感觉到胎动，而有些则不容易分辨。

**准妈妈腹壁的薄厚**：腹壁厚的人感觉稍稍迟钝一些，腹壁薄的准妈妈到妊娠后期，在宝宝胎动的时候，都有可能从肚子外面看到鼓了一个小包。

**羊水多少**：羊水多的准妈妈，对宝宝胎动的感觉会迟钝一些。

**准妈妈的敏感度**：每个人的感觉灵敏度不同，因此，开始的时候，宝宝的胎动还很微弱，有人会比较敏感，有人就会感觉不到。

胎动对准妈妈很重要，可以了解胎儿活动情况以及羊水多少、供氧是否充足等。

## 第5个月 孕妈妈时刻要预防意外

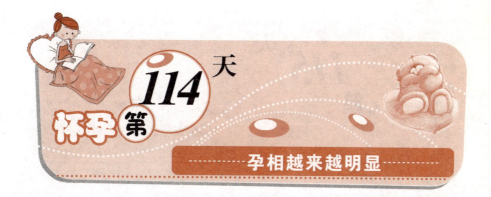

## 怀孕第114天 孕相越来越明显

### 隐藏不住的怀孕体态

准妈妈的腹部逐渐变得明显，乳房也开始变大。由于准妈妈的腹部在不断地长大，其他脏器也随着子宫的增大和胎宝宝的发育发生一定的位移。子宫的顶部呈现圆形，同时也在拉长。

现在准妈妈的体重可能已经增加了2000～4500克。在孕期，准妈妈的身体制造出的血液大约比原来增加50%，这会使面部红润，并且体内制造更多的激素让面部充满光泽。

### 准妈妈食欲会大增

孕早期食欲不振，而现在准妈妈一定会对自己的胃口感到吃惊，此时科学地安排饮食非常重要。吃得多并不意味着摄取的营养全面，有可能胎宝宝和准妈妈需要的某些营养素依然缺乏，常见一些妈妈孕期体重猛增，而生出的胎宝宝却十分瘦小，这是因为营养不均衡造成的。过量饮食会增加分娩时的困难，同时增加妈妈的身体负荷，容易出现高血压、糖尿病等症状。

### 明显感受到胎宝宝的活动

一些准妈妈早在第15、16周就能够感觉到第一次胎动了，但大多数人要等到第18周以后才会感觉到。第一次胎动的感觉对每个准妈妈来说都是不相同的。有的说像是小翅膀在扇动，有的说感觉好像腹内在冒气泡，还有些准妈妈把它描绘成爆米花爆开的感觉。这是因为准妈妈对胎宝宝充满感情地想象，另一方面是由于胎宝宝的运动量不是很大，小动作来得微妙，造成准妈妈感觉不够清晰。用不了多久，它们就会变为真正的拳打脚踢了。

没有经验的准妈妈常会把胎宝宝的第一次胎动误以为是腹内胀气、肠胃蠕动或饿肚子。还没有感受到胎动的准妈妈要留点心了，当你感觉到第一次胎动时，一定要记得记录下时间，下次产检的时候别忘了告诉医生。

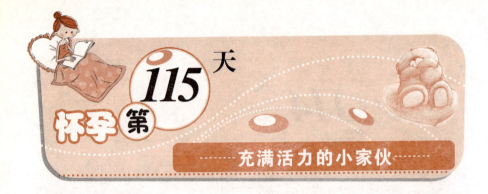

## 怀孕第 115 天 —— 充满活力的小家伙

孕期的旅程已经走了一半的路程，可胎宝宝仍然很小，但他却生长迅速：体重已长至 300 克左右，身长也已达到 27 厘米左右。

### 迷人的外形

胎宝宝头重脚轻的身体分成 3 部分，并且匀称了许多。他的脑袋大小就像个鸡蛋。皮肤渐渐呈现出美丽的红色。本月，体内的褐色脂肪开始形成，胎宝宝出生时从温暖的羊水中来到外界，会受到突如其来的冷刺激，褐色脂肪就可以释放热量，维持胎宝宝的体温。

胎宝宝的胳膊比腿长得快，开始出现肘关节，手指清晰可见。随着骨骼和肌肉的健壮，胳膊、腿的活动活跃起来，B超可隐约见到排列整齐的胎宝宝的脊柱。

### 反射行为在增多

胎宝宝在不断增大，与此同时其反射行为也在增多。反射行为是胎宝宝与生俱来的自觉的不需学习的行为，大部分反射行为对于婴儿来说具有求生价值，例如：眨眼睛可以将异物挡在眼睛外面并保持眼球湿润；吮吸和吞咽保证了养分的吸收。目前胎宝宝正练习着这 3 种反射行为：吮吸、吞咽和眨眼。

### 反复吞咽锻炼消化系统

胎宝宝的胃中已产生可制造黏液的细胞，并会喝下少许羊水。他还在制造胎粪———一种黑色的、黏糊糊的物质，由死细胞、消化分泌物和吞咽的羊水组成。这种胎粪会积聚在他的肠内，并成为胎宝宝出生后第一块尿布上的"成果"。也有少数胎宝宝会在子宫里或出生时排出胎粪。

### 大脑有进一步的发育

脑发育趋于完善，两大脑半球扩张盖过间脑和中脑，与正在发育中的小脑逐渐贴近。大脑神经元树突形成，产生最原始的意识。小脑两半球也开始形成，但此期胎宝宝的延髓上方的中脑部分还没有很好地发育，还不具备支配动作的能力。对外来的刺激反应还不够灵敏。

第5个月　孕妈妈时刻要预防意外

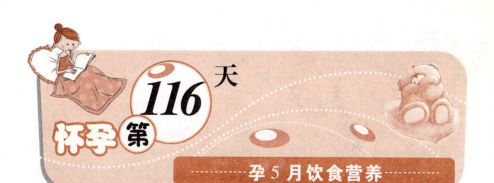

## 怀孕第116天　孕5月饮食营养

孕5月时准妈妈的妊娠反应减轻，食欲增加。胎宝宝消化器官、神经系统、骨骼系统都在生长发育，基础代谢率增加。准妈妈的身体为了适应胎宝宝发育的需要在生理上也发生了较大变化，如子宫增大、乳房增大、血容量增加等，因此准妈妈应增加营养素的摄入量以满足胎宝宝和自己的需要。

### 增加热能

在孕5月，准妈妈的基础代谢率增大，糖利用增加，每日主食摄入量应达400克或大于400克，并与杂粮搭配食用。

### 保证优质足量的蛋白质

孕5月是准妈妈和胎宝宝增长组织的快速时期，尤其是胎宝宝脑细胞分化发育的第一个高峰。准妈妈每日应在原基础上增加15克蛋白质，一半以上应为优质蛋白质，来源于动物性食品和大豆类食品。

### 增加维生素的摄入量

到了孕中期，由于准妈妈的身体热能增加，物质代谢增强，相应地需要增加维生素B和尼克酸的摄入量。为了防止巨幼红细胞性贫血的发生和胎宝宝神经管畸形，维生素$B_{12}$和叶酸的摄入量亦需增加，为了胎宝宝骨骼的发育，维生素A和维生素C需要量都需加大。为此，孕中期准妈妈应在主食中加粗粮、杂粮，经常选用动物内脏，多食用新鲜蔬菜和水果。

### 多吃无机盐和微量元素丰富的食物

准妈妈多吃无机盐和微量元素丰富的食物，尤其应多选用富含钙、铁、锌的食物，有些地区还要注意碘的供给。孕中期应每日饮奶，经常食用动物肝脏、水产品和海产品。植物性食品首选豆制品和绿叶蔬菜。

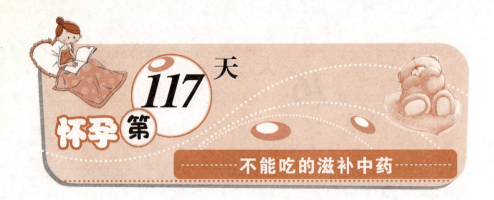

## 怀孕第117天：不能吃的滋补中药

有些准妈妈在孕早期的时候胃口不好，吃得比较少，到了恢复胃口的孕中期就往往着急想把营养补回来，大补特补，其实有些滋补药膳不宜多吃，准妈妈千万要管住自己的嘴，不能盲目乱吃。那么准妈妈不能吃的滋补食物有哪些？

### 人参蜂王浆

蜂王浆和人参蜂王浆等口服液因为含有激素物质会刺激子宫，还会使胎宝宝体内激素增加，引起新生儿假性早熟；而过多的激素也会使胎宝宝过大，给准妈妈的分娩造成痛苦。

### 桂圆

桂圆是热性食物容易上火，服用过多，准妈妈易出现漏红、腹痛等先兆流产症状。所以不要以为越高级越滋补的食物就越该多吃，其实，科学的饮食才会让准妈妈和胎宝宝健健康康。

### 人参

人参是大补元气的中药，准妈妈也不可乱用。在孕早期，体弱的准妈妈可少量进补，以提高自身免疫力并增进食欲。但人参有"抗凝"作用，临产及分娩时服用可能导致产后出血。而且热性的食物过多食用也会扰动胎宝宝，准妈妈不要食用，一定要在医生的指导下服用。

### 大麦芽

有些准妈妈知道产后吃大麦芽能回奶，但中医认为，怀孕期间不可多吃大麦芽，它有催生落胎的作用，准妈妈还是谨慎为宜。

## 第5个月 孕妈妈时刻要预防意外

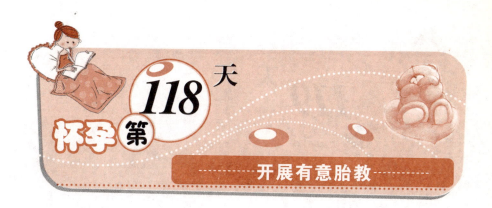

### 怀孕第118天 —— 开展有意胎教

无意胎教是指没有特意采取某些方法，创造某些条件，但某些日常生活中的做法和行为能够使准妈妈和胎宝宝的身心得到调养，在无意中产生有意的效果。有意胎教是指有心思、有目的和有计划地在怀孕期间，采用某些方法，创造某些条件，让准妈妈和胎宝宝的身心得到调养。相对于无意胎教，有意胎教的方法更为系统、具体，效果也更好。

有意胎教对儿童心理发展的影响是很明显的，其主要方法和作用是：

#### 音乐胎教

准爸妈可以有计划有步骤地让胎宝宝"听"音乐，通过音乐声波的和谐振动，培养胎宝宝敏感的听音能力，并使胎宝宝形成外界环境柔美的感觉。

#### 语言胎教

准爸妈时常地对胎宝宝说话、讲故事，可以培养亲子感情，并在胎宝宝的头脑中贮存语言信息，有利于开发胎宝宝潜能。

#### 学习胎教

通过"宫内学习"形成胎宝宝良好的条件反射能力，并在胎脑中积累一些知识信息，以便于出生后在接受知识方面比其他孩子领先一步。

#### 运动胎教

如果将运动胎教与其他胎教一起进行，就会使胎宝宝的神经系统活动更加旺盛，同时分泌出各种激素也会让他情绪放松、内心安定，加速其生长发育的速度。这样的宝宝出生后也较易拥有乐观和自信的生活态度，以及较好的环境适应性。

孕中期是进行胎教的最佳时期，现在准妈妈可以和丈夫一起对胎宝宝进行系统地胎教了。有意识地与胎宝宝对话沟通，适当地抚摸腹部，为胎宝宝做做体操，与胎宝宝聊聊天，看一些美丽的图片，听听古典音乐，胎宝宝在温馨的母爱关怀下会更加健康地成长。

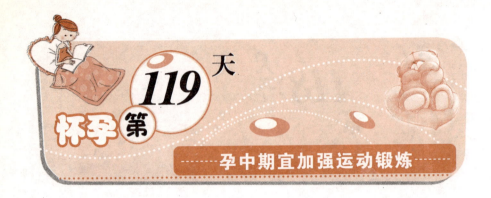

## 怀孕第119天 — 孕中期宜加强运动锻炼

到了孕5月，已经进入孕中期，这时候准妈妈维持一定的运动，对胎宝宝和自己都有好处。

### 运动的好处

一方面，有利于准妈妈血量增加、改善焦虑心情、顺利分娩，另一方面，运动能使胎宝宝窘迫概率降低，且受运动的准妈妈所生的宝宝，运动神经元的发育也比一般新生儿更快。

### 孕中期如何运动

孕中期胎盘已经形成，宫内情况相对稳定，已经度过了早孕流产的危险，这时胎宝宝还不是很大，准妈妈也不是很笨拙，可在此时适当地加大运动量。

游泳、球操、跳慢舞都是可行的运动项目，其中游泳能增强心肺功能，而且水里浮力大，可以减轻关节的负荷，消除浮肿，缓解静脉曲张，不易扭伤肌肉和关节。

游泳要选择卫生条件好、人少的室内游泳馆进行。下水前先做一下热身，让身体适应水的温度，游泳以无劳累感为佳。这样的运动有益准妈妈和胎宝宝的身体健康。

除了游泳，还可以做一些轻微的活动，比如跳舞、玩健身球等。

### 学习胎教

通过"宫内学习"形成胎宝宝良好的条件反射能力，并在胎脑中积累一些知识信息，以便于出生后接受知识方面比其他孩子领先一步。

### 孕中期运动禁忌

孕中期的体重增加，身体失衡的情况准妈妈还未完全适应，这个时候切记不要做爬山、登高、蹦跳之类的平衡运动，以免发生意外。准妈妈在运动时，还应避免跳跃和振动的动作，避免平躺，保持双脚的运动，避免体位的突然变化。

第5个月 孕妈妈时刻要预防意外

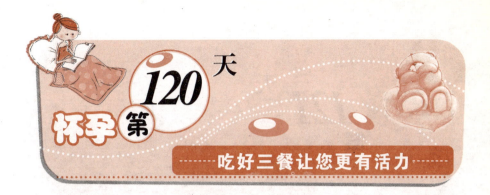

怀孕第 120 天

吃好三餐让您更有活力

孕期是个体力战,准妈妈发挥您的关于饮食的才智,才能攻守有序、百战不殆。您知道吗,掌握一日三餐的抗疲劳饮食策略,是全面提升身体活力的基础。早餐、中餐、晚餐并不是吃了就管用,只有更科学合理地吃才能让您更有活力。

### 早餐要远离"高GI"食物

准妈妈想要一整天都能有最佳状态,早餐最为重要。如果只吃精致白面包或土司等"高GI"(GI:血糖生成指数)食物,您的血糖会迅速升高,但随着胰岛素的释放又急速下降,使您产生疲倦感。

**活力早餐搭配**:富含纤维的全麦类食物,加上质量好的蛋白质类食物,例如牛奶、蛋类,淀粉和蛋白质的摄取比例最好是1:1,以及几片黄瓜或西红柿,配上1杯牛奶或果汁。这些食物含有丰富的维生素B,能持续提供充沛活力。

### 午餐控制淀粉类食物摄入量

准妈妈午餐中吃了大量米饭或马铃薯等淀粉食物,同样也会造成血糖迅速上升的危险,从而产生困倦感。

**营养元气午餐**:您在控制淀粉类食物摄入量,保持肉蛋类食物充足的同时,还应该多吃些蔬菜水果补充维生素,这有助于分解早餐所剩余的糖类及氨基酸,从而提供能量。

### 晚餐不要太丰盛

一顿丰盛、油腻的晚餐会延长消化时间,导致夜里依然兴奋,从而影响睡眠质量。

**简单助睡眠的晚餐**:晚餐应避开含咖啡因、酒精的饮料或食物;产气食物,如豆类、洋葱等,会让肚子胀满气,令人不舒服也睡不着;辛辣食物,会造成胃灼热及消化不良等,干扰睡眠。

不要认为不吃碳水化合物就叫控制饮食,其实适量的碳水化合物是提供足够糖分营养的最佳选择,所以每日必须保证足够的碳水化合物。

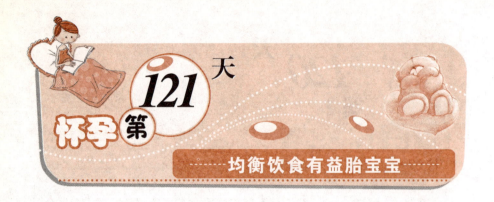

## 怀孕第 121 天 — 均衡饮食有益胎宝宝

准妈妈的饮食与胎宝宝的视力发育有密切的关系。为了胎宝宝有一双明亮健康的眼睛，要鼓励自己，多吃对胎宝宝眼睛发育有益的食品。

### 准妈妈宜多吃深海鱼类

准妈妈多吃深海鱼类，如沙丁鱼和鲭鱼等，宝宝就有可能比较快达到成年人的视觉程度。这是由于深海鱼类富含一种构成神经膜的要素 DHA，它能帮助胎宝宝视力健全发展。准妈妈每个星期至少吃一次鱼，并最好购买鲜鱼自己烹饪。

### 准妈妈要多吃蔬菜

除了鱼类外，准妈妈还应多吃含胡萝卜素的食品以及绿叶蔬菜，防止维生素 A、维生素 B、维生素 E 缺乏。这些维生素对于眼球及眼神经的发育及视觉功能的发展有重要作用。尤其是妊娠反应剧烈，持续时间比较长，甚至影响进食、呕吐的准妈妈，一定要注意维生素和微量元素的补充。

### 注意补钙

怀孕期间补充足够的钙是非常必要的。蛋白质是组成细胞的主要成分，组织的修补更新也需要不断地补充蛋白质。准妈妈要注意从鱼、肉、奶、蛋、豆类食物中补充蛋白质。缺钙的准妈妈所生的孩子在少年时患近视眼的概率高于不缺钙的孩子 3 倍。

孕早期妊娠反应严重者，不要迁就自己，要勇敢地面对，尽最大可能地吃您喜欢的食品，您要时刻牢记，妊娠反应不是病，是可以通过毅力克服的现象。准妈妈的饮食与孩子的视力发展有密切的关系。为了您腹中的宝宝有一双明亮健康的眼睛，要鼓励自己，多吃对孩子有益的食品。

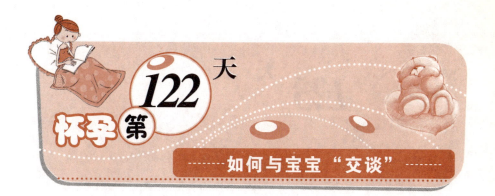

## 如何与宝宝"交谈"

在之前的篇幅里我们已经讲到准妈妈和准爸爸多和胎宝宝说话。随着孕期的深入，这种说话如何才能起到更好的胎教效果呢？

### 把生活中的事情告诉胎宝宝

您不要怕自己从现在起变成话匣子了，只管主动、大胆地和宝宝交谈吧。您和胎宝宝可以谈谈的内容实在是太广泛了，可以从打招呼开始，也可以说说花和鸟的名字，教一些数字、字母，说一些和生活用具或动植物有关联的话。您借机还可以好好开发自己的语言能力，如试着把日常生活中所遇到的事情详细地告诉胎宝宝，并争取描述出自己所接受的所有的感受刺激。

### 以温柔的口吻谈话

在怀孕时期，无论是在准爸妈之间，还是针对腹中的胎宝宝，您都要注意用温柔的语气和口吻。温柔的说话声，可以刺激胎宝宝的听觉发育，也可以使胎宝宝产生舒适、安全以及"被爱"的感觉。也可以说一些具有思考性的内容。根据一项ESP（超感觉的知觉）的理论发现，准妈妈的思考也能刺激胎宝宝的头脑。因此，准妈妈若对着胎宝宝说说故事、唱唱歌，甚至教导一些单字，那么胎宝宝会借由准妈妈的声音去记忆这些事物。因此，准妈妈多读、多看、多想，然后将自己知道的事情告诉胎宝宝，这对胎宝宝都很有意义。

### 准爸爸也要和胎宝宝说话

此外，这个阶段胎宝宝最喜欢听中低频调的声音，因此要鼓励准爸爸也来跟胎宝宝谈话。准爸爸每天坚持与子宫内的胎宝宝讲话，一定能够唤起胎宝宝的热情，让您的宝宝更加聪明。

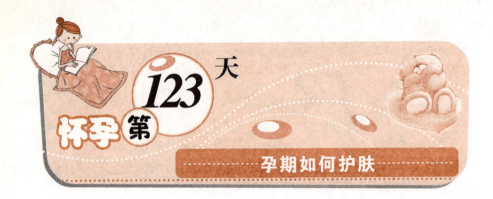

## 怀孕第 123 天 — 孕期如何护肤

怀孕了，爱美的准妈妈，肯定也不甘心在漫长的10个月孕期里灰头土脸吧？其实，就算怀孕了肌肤保养也是可以做的。

### 护肤

准妈妈的肤质不会因怀孕而发生显著的变化。只要选择经过国家质量认证的护肤品，特别是一些可信度较高的品牌，其中成分并不会影响到胎宝宝。应尽量选用不含香料、不含酒精、无添加剂或少添加剂的产品。

### 清洁

一定要选择温和、不刺激的产品，比如纯植物油或纯矿物油的卸妆油、婴儿油，不含皂基的洁面皂、婴儿皂，适合敏感肌肤的洗面奶等。

### 抗痘

有些人在孕期会长痘痘，而抗痘产品中的某些活性成分，在孕期的前3个月要慎用。

### 防斑

约1/3的准妈妈会产生妊娠斑，但没必要太担心，等宝宝出生后会自然淡化、消失。若急着消斑反而徒劳无益，一些护肤品美白成分还可能"加害"了宝宝。

### 防晒

准妈妈的肌肤会对光特别敏感，不仅外出要防晒，在家中也要防晒，应尽量选择纯物理防晒（二氧化钛）的产品，SPF15的防晒霜一般不会有油腻感。

### 不用彩妆

尤其是唇膏、指甲油，孕期的前3个月要特别禁忌；如实在要用，以淡妆为宜，吃东西前先擦去。

第5个月 孕妈妈时刻要预防意外

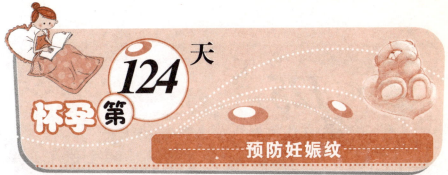

怀孕第 124 天

预防妊娠纹

估计所有准妈妈在谈及妊娠纹色变时都会心情不悦，因为这是美丽的天敌。

妊娠纹一旦形成就很难彻底消除，只能逐渐淡化，而且到现在还没有任何特效药或美容产品可以消除，所以孕期预防还是最主要的。那么斑纹如何预防呢？

### 控制体重

准妈妈若体重增长过快，不仅容易产生妊娠纹，对胎宝宝和自身的健康也不利。所以，在孕期保持体重平稳地增长很重要，在前3个月中，准妈妈的体重应每周增加1～2千克，而在孕4月以后，体重应每周增加0.5千克左右。

准妈妈最好在家里准备一台体重秤，可以定期给自己测一下体重，并做一个体重增长曲线图，也方便随时掌握自己的体重变化情况。

### 做适当锻炼

在怀孕前，准妈妈就该注意适当做一些锻炼，以增加腹部肌肉和皮肤的弹性，如仰卧起坐、游泳、瑜伽都是不错的选择。怀孕后，也别停止运动，在医生允许的情况下，还应继续做些锻炼，如散步、游泳、孕期体操等。孕期锻炼不仅能预防妊娠纹的产生，还能增加肌肉力量，促进自然分娩顺利进行。

### 坚持按摩

孕期经常做按摩，可以增加皮肤的弹性，预防妊娠纹的产生。准妈妈可以在洗澡时用软毛浴刷，轻轻按摩腹部的皮肤，增强皮肤的弹性。

孕期按摩贵在坚持，一般从怀孕3个月起可以开始，一直到产后3个月结束。每次按摩持续10～20分钟，每天做2次，到孕后期可适当增加按摩次数。

### 擦维生素油

每次洗澡后在易出现妊娠纹的部位擦些维生素油、杏仁油，其对改善皮肤的弹性也很有效。

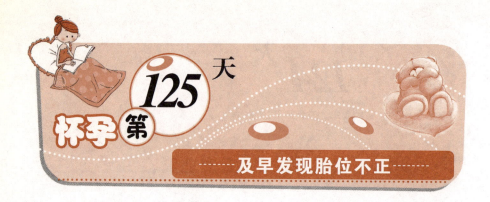

## 怀孕第 125 天：及早发现胎位不正

在怀孕期间或分娩的时候，胎宝宝最靠近准妈妈子宫出口（子宫颈口）处的身体部位，称为胎宝宝先露部，此部位就被称为胎位。当生产时，宝宝若不是由头部先出来，便是胎位不正。胎位不正多出现在怀孕18～22周，一般在孕28周以前，必须检查胎位，确定胎宝宝的位置。

### 胎位不正发生的原因

胎位不正的发生原因，与胎宝宝妊娠周数大小、骨盆腔大小与形状、子宫内胎盘大小与着床的位置、多胎次经产妇松弛的腹肌、多胞胎妊娠、羊水不正常、脐带太短、是否有子宫内肿瘤（如子宫肌瘤等）或子宫先天性发育异常（例或子宫内隔膜）等因素有关。但在大多数的情况下，胎位不正的原因并不太明确，也就是所谓的不明原因。

### 如何发现胎位不正

由于胎宝宝在腹部，当出现胎位不正时，准妈妈不会有什么特别感受，仅能通过产检时发现。如果胎宝宝很大，准妈妈摸得到腹部硬硬的，就有可能是胎宝宝的头在上面。若是摸到肉球，则可能有臀位情形。如果怀疑有此情形，可照超声波观察。

胎位不正是常有的事，而且完全能矫正，所以准妈妈不必为此太过焦虑，要定期做产检，情绪不好也不利于胎宝宝成长。

### 胎位不正怎么办

如果胎位不正，一定要在医生的指导下进行处理。一般情况下，胎位不正在孕8周之前不做诊断，因为这时胎宝宝相对较小，宫内羊水较多，胎宝宝有活动余地，可自行纠正胎位。当胎宝宝超过28周，就要在医生的指导下纠正胎位，如果纠正不过来可能还要根据情况采取剖宫产等。

第5个月 孕妈妈时刻要预防意外

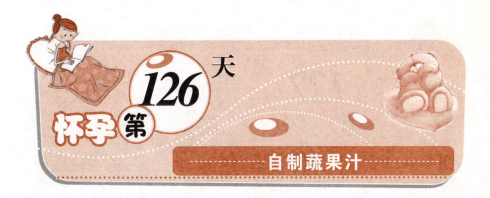

怀孕第 126 天 自制蔬果汁

很多人在孕期都会自己动手做些可口的果蔬汁来喝，既能补充孕期不足的养分，又能增加食欲。但是，怎样喝蔬果汁才能让人体对其营养成分的充分吸收呢？这里面又有哪些注意事项？下面给您详细说明。

### 现打现喝

新鲜蔬果汁含有丰富维生素，若放置时间过久会因光线及温度破坏维生素效力，营养价值变低。因此要"现打现喝"，才能确保养分不流失，发挥最大效用，最好于20分钟内喝完。

### 选择时令蔬果

蔬果汁的材料，以选择新鲜当令蔬果最好。蔬果如果放置时间久，维生素含量会逐渐减少，对身体的益处也相对减少。

### 早上或饭后2小时易吸收

早上喝一杯果蔬汁，成为一天的精力来源，所以营养价值最高。而晚上睡觉前喝，会增加肾脏的负担，反而对身体有害。糖分稍高的果汁也不利于控制孕期体重。另外，喝蔬果汁一次最好不要超过50毫升。

### 蔬果汁要逐口慢慢地喝

蔬果汁虽是液体，也要一口一口与口腔的唾液混合后才喝下，这样才容易在体内完全吸收。若纤维过多，可用过滤器滤掉一些，纤维渣可倒入汤中，或自制面条、蛋糕、松饼时加入，不使其浪费。

### 最好不要加糖

糖分解时，会消耗很多的维生素 $B_1$ 及维生素 $B_2$，如果打出来的果汁不可口，可以加些蜂蜜改变口味。若口味太浓，可以加矿泉水稀释。

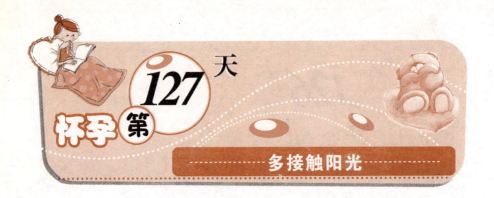

# 怀孕第 127 天

## 多接触阳光

佝偻病是一种小儿营养缺乏性疾病，一些宝宝出生时就患有此病，医学上称之为"先天性佝偻病"。准妈妈长期生活在密闭的空调环境中，户外活动少，缺乏日照，是造成宝宝先天佝偻病的主要原因。

### 保证日照时间

孕期要经常与阳光亲密接触，特别是在冬季，更要多做户外运动，不要隔着玻璃晒太阳，应让皮肤直接接受阳光照射（因为紫外线不容易透过玻璃窗）。

上班族准妈妈要保证您所在的位置有充足的光照，特别是怀孕5个月以后，腹中胎宝宝进入快速生长期，从母体汲取的钙质和其他营养素越来越多，如果母体的供给跟不上，准妈妈很容易出现牙齿松动、指甲变薄变软、梦中盗汗和小腿抽筋等现象。

### 增加维生素 D 和维生素 E

摄取维生素 D 和维生素 E 是钙质吸收的重要条件，一旦缺乏，摄入体内的钙质将有约 90% 会随尿排出。保证充足的阳光照射是自身产生维生素 D 的重要条件，所以，如果准妈妈所在的办公室是处于背阴无光面，最好要求调换到向阳面的办公室去。

此外准妈妈还要注意在每天午休时走到阳台或者广场上进行不少于 1 小时的日光浴。饮食习惯也要有所改变，不可偏食、挑食，食谱力求广泛、荤素搭配，切不可冷淡富含维生素 D 的食物，香菇中维生素 D 含量充足，日常要变换做法多吃香菇。

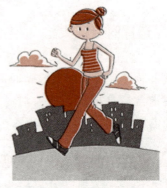

第5个月 孕妈妈时刻要预防意外

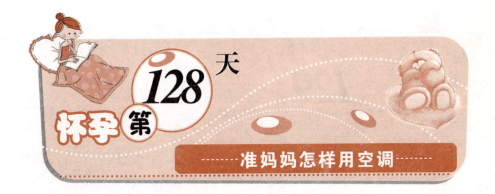

怀孕第128天 准妈妈怎样用空调

随着孕周的增大，准妈妈会越来越怕热，尤其是夜里，动不动就是一身汗，如果是夏天，更让准妈妈感到难熬了。

准妈妈不是不可以用空调，但一定要适度，稍不注意"空调病"就会找上门来，感冒、咳嗽、关节酸痛、头晕……那就得不偿失了。

### ♥ 经常开窗换气

由于空调房间密闭，湿度低，空气质量下降，适合细菌、病毒繁殖。因此，准妈妈最好还是少待在空调房里为好。即使使用空调，也要经常开窗换气，以确保室内外空气的对流交换。一般开机1~3小时后关机，然后打开窗户将室内空气排出，使室外新鲜空气进入。

### ♥ 不能贪凉快

准妈妈在空调房待着，一定要注意避免过凉导致感冒，将空调的温度定在23℃~28℃，室内感觉微凉就可以了，切忌温度太低，和室外温差太大。准妈妈容易受风，在空调房里，准妈妈要避免自己的位子直吹到空调的冷风。

### ♥ 盖好腹部保护您的宝宝

夏天，准妈妈的卧室要注意空气流通，在保证空气流通的同时，睡觉时应用毛巾被盖好腹部，以防胎宝宝受凉。

另外，准妈妈要注意，相对于空调，电风扇会安全些，但注意选用近似自然风的档位间断地吹，同时尽量避免让电扇直对着准妈妈吹。

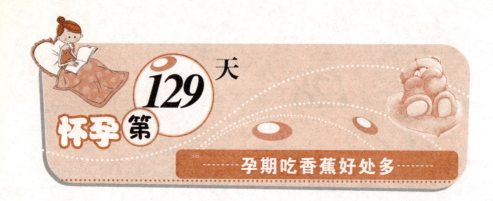

## 怀孕第 129 天 —— 孕期吃香蕉好处多

准妈妈应在她们的日常饮食中加上香蕉，因为香蕉不仅含有丰富的钾，可缓解孕吐，并含有丰富的叶酸，而体内叶酸及亚叶酸和维生素 $B_6$ 的储存是保证胎宝宝神经管正常发育、避免无脑、脊柱裂严重畸形发生的关键性物质。此外钾尚有降压、保护心脏与血管内皮的作用，这对于准妈妈是十分有利的。

除此之外，香蕉还有什么其他神奇的作用呢？

### 辅助治疗忧郁症

香蕉能促进大脑产生 5-羟色胺，它能改善情绪，甚至可以减轻疼痛，减少引起人的情绪不佳的激素。忧郁症患者或其他人心情不好时，如果能吃一些香蕉，就可以使大脑中 5-羟色胺浓度增加，减轻悲观抑郁程度，甚至使不佳情绪消失。

香蕉中的钙、磷、铁以及胡萝卜素、硫胺素、核黄素、烟酸和维生素 C 尤为丰富，亦含少量的镁、硫和铜以及维生素 D、维生素 E 等，因此非常适合准妈妈食用。

### 预防胃溃疡

香蕉含有一种抗溃疡化合物，可以使胃酸降低，缓和对胃黏膜的刺激，并能促进胃黏膜细胞生长，故对胃溃疡病具有一定的保护和治疗作用。

### 食谱推荐：香蕉薯泥

**材料**：香蕉、马铃薯、草莓。
调味料：蜂蜜。

**做法**：香蕉去皮、用汤匙捣碎，马铃薯洗净，去皮，移入电饭锅中蒸至熟软，取出压成泥状，放凉备用。将香蕉泥与马铃薯泥混合，摆上草莓，淋上蜂蜜即可。

**功效**：香蕉及马铃薯富含叶酸。怀孕前期多摄取叶酸食物，对于胎宝宝血管及神经发育有帮助。

第5个月 孕妈妈时刻要预防意外

## 怀孕第130天 —— 职业女性的孕期常识

现在，大部分上班族准妈妈还需要每天按时按点地出现在办公室，每天要面对着似乎永远也做不完的工作，虽然现在准妈妈流产的可能性已经非常小，但还是要特别注意安全。上下班时注意保护腹部不受到冲击，走路时间不宜过长，以不感到疲劳为好。

### 当心流产和早产

**注意保胎：** 职业女性每天都要按时上下班，还要面对繁重的工作。因此，要特别注意。哪怕是出现轻微的出血症状，也应立即到医院接受检查。有流产经历的准妈妈，最好休息3个月，直到妊娠稳定期再开始工作。

**上下班注意：** 妊娠后期腹部增大，上下班时必须更加注意。如果腹部受到外界严重冲击，就有可能导致早产。不要长时间走路，不要使自己感到疲劳。

### 办公场所的安全

**椅子：** 不要用带着滑轮的转椅，以免失去平衡而跌倒。

**电脑：** 孕早期远离电脑。怀孕后，使用电脑要适时适度，经常起身活动或到通风良好的地方做简单的体操和深呼吸。

**复印机：** 尽量不要使用复印机，需要使用时最好请求身边同事帮助。

**量力而行：** 不要超负荷工作。

**定时换气：** 每隔2~3个小时到户外去呼吸一下新鲜空气，不仅能够放松心情，促进血液循环，更有益于消除疲劳。

### 挑三拣四工作餐

**慎吃油炸食物：** 工作餐中的油炸类食物，在制作过程中使用的食用油可能是已经用过若干次的回锅油。这种反复沸腾过的油中有很多有害物质，因此，最好不要食用工作餐里的油炸食物。拒绝味重食物，应少吃太咸的食物，以防止体内水钠潴留，引起血压上升或双足浮肿。其他辛辣、调味重的食物也应该明智地拒绝。饭前吃个水果，为了弥补工作餐中新鲜蔬菜的不足，在午饭前1小时吃个水果。

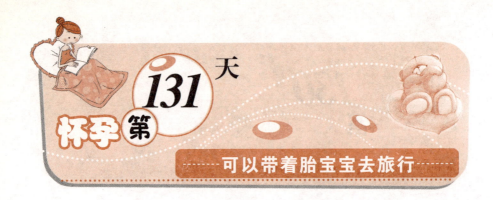

## 怀孕第 131 天 可以带着胎宝宝去旅行

怀孕了也可以带着胎宝宝去旅行。当然，准妈妈首先要得到医生的同意，即您的妊娠完全正常，没有危险。其次是最好选择在孕中期出游。因为孕早期有流产的危险，而孕晚期有早产的风险，相对来说，孕中期是最好的出门时机。

孕中期，大多数的准妈妈妊娠反应消失，胃口大增，肚子有小小的隆起，让人感觉到小生命的存在。怀着美好的期待心情，准备好，一起去旅行吧！

### 制定合理的旅行计划

即使身体状况很好，准妈妈也不能太疲劳，所以在行程安排上一定留出足够的休息时间。此外，在出发前必须查明到达地区的天气、交通、医院等，若行程是难以计划和安排的，有许多不确定的因素的话，还是不去的好。

### 选择适合的地区

最好在出发之前了解清楚目的地的天气情况和饮食习惯，早做准备，防止水土不服，多带几瓶瓶装水是很有必要的。最好不要选择海拔高的地区和热带地区，以防准妈妈的身体承受不了或者传染疾病。还要避免去偏远山区或需要爬山的景点，以免过于劳累。避免前往海岛地区，蚊蝇太多容易感染病毒。

### 要有人全程陪同

准妈妈不宜一人独自出门，如果与一大群陌生人做伴也是不合适的，最好是由丈夫、家人或好友等熟悉你的人陪伴前往，不但会使旅程较为愉快，当您觉得累或不舒服的时候，也有人可以照顾你。

## 怀孕第132天 缓解腰酸背疼的方法

怀孕中期以后，由于准妈妈的子宫增大，腹部向前突起，重心前移，为了保持身体平衡不得不使背部肌肉紧张，重心后移。背部肌肉、韧带长时间过度紧张而出现腰背部、骶部疼痛。那么，怎样才能缓解症状呢？

### 生理性的腰背酸痛

大多数的腰酸是由于腹部增大隆起导致身体重心后移、腰背肌肉紧张而造成的。这并非疾病，准妈妈多注意行走坐卧的姿势，即可起到缓解的效果。

### 盆疼痛综合征引起的酸痛

这是因为怀孕期盆腔脏器位置的改变以及局部代谢障碍所致。这种酸痛有自愈性，症状明显的准妈妈宜用局部热敷理疗，卧床休息2～4周，一般可得到改善。

### 致密性骶髂关节炎引起的酸痛

由于内分泌作用，肌腱韧带松弛，使骶髂关节松动，失去稳定，准妈妈骶髂关节韧带经常受到异常刺激或损伤，因而容易出现腰背的酸痛感，有时可向下放射至两侧臀部和大腿。这种情况也无须特别治疗，症状明显的准妈妈宜用局部热敷理疗，卧床休息2～4周就可以得到改善。

### 缺血缺钙引起的酸痛

妊娠期骶髂关节局部缺血、骨质疏松也可引起腰酸背痛，准妈妈要注意日常钙质的摄取是否充足。

### 肾脏发炎引起的腰背酸痛

准妈妈如除腰酸背痛外，出现排尿不舒服（频尿、排尿疼痛）、身体正后方出现肋骨痛，此时有可能是肾脏发炎的症状，建议立刻就医检查，以防引发严重的感染。

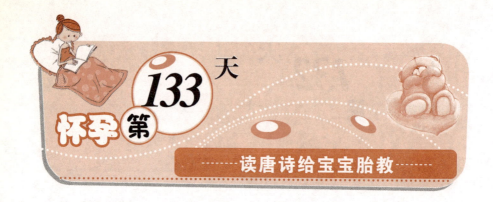

## 怀孕第133天：读唐诗给宝宝胎教

唐诗宋词都是经过千锤百炼、经久不衰的经典。这首诗的意境非常优美，对胎宝宝的语言能力和鉴赏能力的提升，是个好途径。虽然胎宝宝还在准妈妈肚子里，但是，现在提前念给胎宝宝听，对胎宝宝也是一种很好的熏陶。

### 枫桥夜泊

（唐）张继

月落乌啼霜满天，
江枫渔火对愁眠。
姑苏城外寒山寺，
夜半钟声到客船。

 赏析

唐代著名诗人张继途经寒山寺时，写了千古名篇《枫桥夜泊》。自从张继的《枫桥夜泊》问世后，寒山寺因此就名扬天下，成为千古的游览胜地，就是在日本也是家喻户晓。不但我国历代各种唐诗选本和别集将张继的《枫桥夜泊》选入，连日本的小学课本也载有此诗，可见诗名之盛。

### 绝句

（唐）杜甫

迟日江山丽，
春风花草香。
泥融飞燕子，
沙暖睡鸳鸯。

 赏析

这是一首清丽可喜的小诗，第一句概括地描写了春天的总貌：春天到了，江山秀丽如画。第二句着重写春天的味道：风吹起来的时候，花草的香气就跟着飘起来。第三句写飞来飞去衔泥筑巢的燕子，强调"动"。第四句写在暖暖沙滩上睡觉的鸳鸯，强调"静"。这样，动中有静，静中有动，再加上令人心旷神怡的颜色和味道，共同筑成一幅春意盎然的优美图画。

第5个月 孕妈妈时刻要预防意外

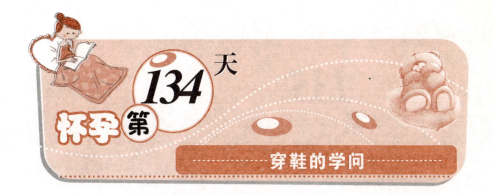

## 穿鞋的学问

怀孕之后激素的分泌会使关节及韧带松弛，许多准妈妈到了孕中晚期会出现足底筋膜炎，痛感会更加敏锐。再加上腰酸背痛，选穿合适的鞋子是必不可少的。选购准妈妈穿的鞋要注意打出准妈妈脚部水肿、变肥变大的富余，才能买到合适的鞋。

### 防震

走路时脚底要承受来自地面的冲击，所以鞋底的设计就很重要，比如鞋底带气垫的气垫运动鞋，就可以很好地吸收走路或运动时脚部对地面所产生的作用力与反作用力，以降低伤害，也就是说可以"吸震"。

### 弹性

良好的弹性来自高质量的鞋底、鞋面材料，它可以给足部活动以弹性的空间否则如果双脚被缺乏弹性的材料束缚，会造成摩擦、脚趾变形等问题。所以买鞋时可以轻微弯曲鞋底，拉拉鞋面材质，看看弹性如何。

### 透气

在孕晚期，准妈妈的脚长时间处于肿胀的状态，将鞋子撑得满满的，鞋子不透气，容易滋生细菌，引发脚气等疾病，所以应选真皮或透气的材质。

### 款式

怀孕时的鞋子款式并不单纯只是符合个人对美的喜好，还必须因肿胀的脚而决定，比如不适合穿窄细线条的鞋或尖头鞋等。另外，穿着方便的款式也是重要因素，比如用方便的粘贴设计取代鞋带，或是简单拉链，一拉即可。某些可以伸缩的松紧带鞋也可以选择。

### 防滑

鞋底及鞋内有防滑设计，并且耐磨度要好。超市里出售的防滑鞋垫，也可以起到一定的作用。

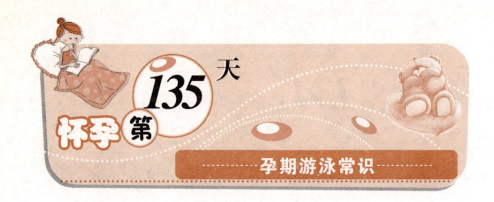

## 怀孕第135天 —— 孕期游泳常识

游泳这项运动特别适合原来就爱游泳的女性。

###  孕期游泳的好处

由于体重能被水的浮力支撑起来，不易扭伤肌肉和关节，可以很好地锻炼、协调全身大部分肌肉，增进耐力。怀孕中期随着体重增加，准妈妈的脊柱承受的压力越来越大，游泳可以调整准妈妈的情绪，减少腰痛等不适，促进自然分娩。在国外，游泳是准妈妈普遍参加的一项运动，可持续到孕末期。游泳可以增强腹部的韧带力量和锻炼骨盆关节，还可以增加肺活量，改善血液循环，还可以自然地调整胎宝宝臀位，是一项帮助准妈妈顺利分娩的运动。

###  游泳环境

最好在温水中进行，水温在29℃~31℃之间为宜。水太冷容易使肌肉发生痉挛。

有过以下症状的准妈妈就不要去了：怀孕未满4个月、有过流产、早产史、阴道出血、腹痛者、高血压综合征、心脏病患者，避免游泳。另外，值得注意的是，胎膜破裂后，应停止此项运动。

###  不去非正规游泳池

准妈妈去游泳时要注意选择正规的游泳池。因为一些游泳池经常使用氯气对泳池中的水进行消毒，如果其中的三氯甲烷含量较高，这种有害的气体就会通过皮肤吸收进入准妈妈的体内，增大流产的危险性。

另外，去游泳最好有家人陪同。游泳对于怀孕5个月以上的健康准妈妈来说，就像散步、做操一样，都是比较好的锻炼方式。

第5个月 孕妈妈时刻要预防意外

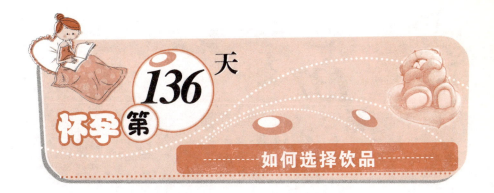

怀孕第 136 天 如何选择饮品

### 孕期不能喝的饮料

**含酒精饮品**：任何含有酒精的饮料准妈妈都不应饮用。因为酒精可能通过胎盘进入胎宝宝的血流并造成损害，而且此类饮料中可能含有害的化学物质如添加剂等，这对胎宝宝的损害很大。

**可乐型饮料**：一般可乐型饮料都含有咖啡因、可乐宁、色素等，过多的可乐宁、咖啡因进入准妈妈体内后，会导致中枢神经系统兴奋，产生烦躁不安、呼吸加快、心动过速、失眠、耳鸣、眼花等不良反应。咖啡因还能通过胎盘作用于胎宝宝，使母体内的胎宝宝直接受到咖啡因的不良影响，影响胎儿健康。

### 孕期可以选择的饮料

**鲜榨果汁**：鲜榨果汁中大约95%以上是水分，此外还含有丰富的果糖、葡萄糖、蔗糖和维生素，但准妈妈每天饮用鲜果汁量不超过300～500毫升。

**新鲜蔬菜汁**：蔬菜除了可以做成可口的菜肴外，还可以制成富含抗氧化物的蔬菜汁饮品。新鲜蔬菜汁能有效为准妈妈补充维生素以及钙、磷、钾、镁等矿物质元素，可以调整人体功能协调，增强细胞活力以及肠胃功能，促进消化液分泌、消除疲劳。

但准妈妈需要注意的是，一般要选择可以生吃的蔬菜，制作蔬菜汁时最好选用两三种不同的蔬菜，每天变化搭配组合，可以达到营养物质吸收均衡。还有，蔬菜汁需要现榨现喝。

**牛奶或酸奶**：准妈妈坚持每天喝牛奶或酸奶，可以在孕期更好地摄取钙质和蛋白质。

**矿泉水**：矿泉水是准妈妈的最好选择。矿泉水干净，清凉解渴，身为人母的你，喝着纯净的矿泉水，更感受到自己不一样的骄傲——亲爱的宝贝，妈妈和你一起喝最天然的饮料！

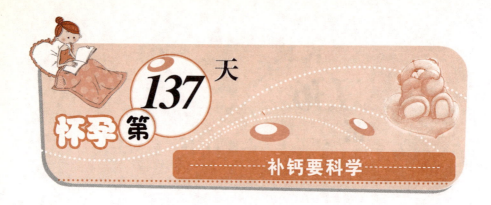

## 怀孕第137天 补钙要科学

钙是人体必需的一种营养物质，人体内无法制造合成，必须从食物中摄取。人体内所有的钙几乎都存在于骨骼中，所以钙对胎儿的骨骼发育相当重要。钙对牙齿的发育和保护也具有促进作用，它在细胞的新陈代谢方面同样扮演着关键性的角色。

孕妈妈对于钙的标准需求量为每日约1000毫克，怀孕最后3个月每日为1200毫克左右，所以孕妈妈千万不要忽略对钙的摄取。牛奶及奶制品含钙量高且易于吸收，因此每天喝一瓶牛奶就可以获得约1000毫克的钙。相比牛奶，发酵的酸奶更有利于钙的吸收，孕妈妈也可以适当地食用。

另外，孕妈妈还可以吃豆制品、虾皮、紫菜、海鱼、黑芝麻、花生、葵花子、甘蓝等。这些食物都含有丰富的钙质，孕妈妈可以根据个人的喜好进行选择。

需要提醒孕妈妈的是：对盐的摄入量也要控制得当，因为盐的摄入量越多，钙的吸收就越差，因此适当减少盐的摄入有利于钙的吸收和利用。

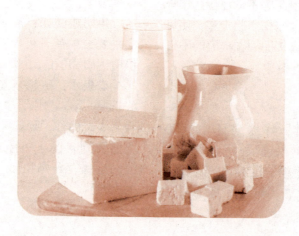

第5个月 孕妈妈时刻要预防意外

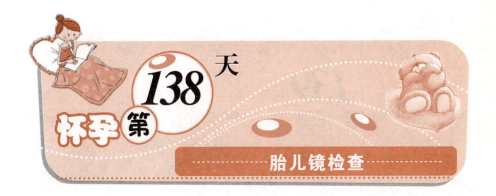

怀孕第 138 天

胎儿镜检查

### 严格把握胎儿镜适应证

胎儿镜检查是对技术要求高的有创检查，而且存在一定风险，因此要：

（1）**疑胎儿畸形**：观察胎儿有无明显的体表先天畸形。

（2）**抽取脐血**：协助诊断胎儿有无地中海贫血、镰状细胞贫血、遗传免疫缺陷、酶缺陷、血友病、鉴别胎儿血型。

（3）**胎儿组织活检**：肝活检可发现乌氨酸氨基甲酰基转换酶缺乏。

（4）**畸形胎儿的宫内治疗**：用激光切除寄生胎以及宫内治疗腹裂。某些多胎妊娠中，只有一个胎儿先天异常可采用胎儿镜做选择性堕胎。

### 检查最佳时间

胎儿镜检查的时间根据羊水量、胎儿大小、脐带粗细和检查目的而定。妊娠15~17周时，羊水达足够量，胎儿也较小，适宜观察外形；妊娠18~22周时，羊水继续增多，脐带增粗，适宜做脐血取样；妊娠22周后，羊水透明度下降，不利于观察。最好在妊娠16~20周进行，一般需要住院24~48小时，手术要在安静的环境中进行。

### 创伤比较大

胎儿镜检查要在准妈妈的腹部做一个小切口，一个和腹腔镜类似的探测镜经腹部到达子宫。应当指出的是它是一种带有危险性的检查方法。事实上只有极少数准妈妈需要进行胎儿镜检查，而且它造成的胎儿流产率可达5%，由操作引起的胎儿死亡率达4.7%。因此，应由在这方面有经验的人来做这项检查。如果没有经过医生诊断，准妈妈不要使用这种检查方法。

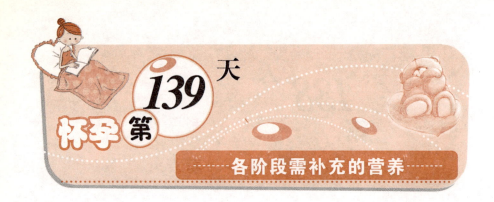

## 怀孕第139天 — 各阶段需补充的营养

| 怀孕月份 | 主打营养素 | 作用 | 食物来源 |
| --- | --- | --- | --- |
| 1月 | 叶酸 | 预防准妈妈贫血和胎儿神经管缺陷 | 谷类、豆类、牛肝、菠菜、苹果、柑橘、橙子等 |
| 2月 | 维生素C和维生素$B_6$ | 缓解牙龈出血和孕吐反应 | 新鲜的水果蔬菜，猪肉、鸡肉、鸡蛋、鱼、麦芽糖 |
| 3月 | 镁、维生素A | 有益胎宝宝骨骼、肌肉、胃肠道健康 | 绿叶菜、坚果、全麦食品、甘薯、南瓜、芒果等水果 |
| 4月 | 锌 | 防止胎宝宝发育不良 | 生蚝、牡蛎、肝脏、口蘑、芝麻、赤贝等 |
| 5月 | 维生素D和钙 | 促进胎宝宝骨骼和牙齿发育 | 牛奶、酸奶、豆腐、鸡蛋、虾、鱼和海带 |
| 6月 | 铁 | 防止准妈妈贫血 | 动物肝脏、瘦肉、鸡蛋等 |
| 7月 | DHA和EPA | 促进胎宝宝大脑和视网膜发育 | 核桃、松子、葵花子、杏仁、榛子、花生等坚果类食品，海鱼、鱼油等 |
| 8月 | 碳水化合物 | 维生素A | 米、面主食和粗粮，如小米、玉米、燕麦片等 |
| 9月 | 膳食纤维 | 促进肠道蠕动，防止便秘 | 全麦面包、芹菜、胡萝卜、白薯、土豆、豆芽、菜花等各种新鲜蔬菜水果 |
| 10月 | 维生素$B_1$ | 避免产程延长 | 海鱼 |

## 第5个月 孕妈妈时刻要预防意外

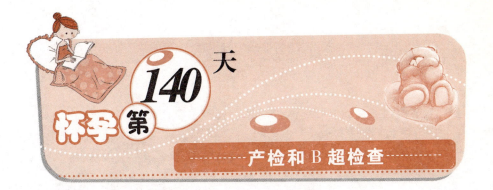

### 怀孕第 140 天 —— 产检和 B 超检查

20~22周时，胎儿器官已发育完成且最清晰可见，本次产检主要检查胎儿形态及器官是否正常。用超音波扫描器在准妈妈腹部表面检查。检查胎儿大小、脑、脊椎、颜面、唇、心脏、胃、肾、膀胱、腹壁、四肢、性别、脐带血管、胎盘位置及羊水量等。有严重异常的胎儿可考虑在孕6个月前终止妊娠。怀疑染色体异常的胎儿可接受羊膜穿刺或脐带血检查。对胎头的测量可以准确估计妊娠龄。

### 体重
测量体重增加情形，增重太快可能有水肿，增重太多胎儿可能太大，容易引起背痛疲倦；增重太少可能胎儿生长迟滞。

### 血压
怀孕时的血压可能比怀孕前略低。在怀孕20周前，血压高于140/90毫米汞柱可能为慢性高血压。在怀孕20周后，血压高于140/90毫米汞柱可能为妊娠高血压，若并有蛋白尿或水肿时，则为子痫前症，严重时会引起全身痉挛成为子痫症，危及母亲与胎儿的生命。血压偏高时应卧床休息，饮食控制，必要时需住院以药物控制并适时生产。

### 水肿
足部水肿较常见，若全身水肿，如躯干、脸部，要考虑子痫前症。

### 尿糖
尿糖经常较高可能有葡萄糖耐受性不良或糖尿病。

### 尿蛋白
尿蛋白偏高可能肾功能不良，要检查是否有肾病。

### 胎儿心跳
怀孕10~12周以上可由腹部听到胎儿心跳。测不到胎心跳可能因胎儿较预估周数小，位置较偏，胚胎尚未发育，或胎死腹中。怀孕12周以上听不到胎心音者，应做超音波检查以确定诊断。

### 子宫大小
量子宫底与耻骨联合的距离可估计胎儿大小。

### 胎位
检查胎头位置。

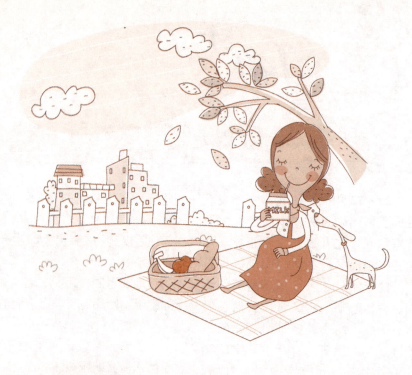

# 第6个月 孕妈妈的幸福与挑战

## 怀孕第141天：妊娠高血压综合征的危害

妊娠高血压综合征，简称妊高征，多发生在妊娠24周后，表现为血压升高、水肿和蛋白尿，如果症状进一步发展，在妊娠中或分娩时会引起子痫，对准妈妈和胎儿造成巨大的危害。

### 妊高征的危害

全身各器官组织因缺血、缺氧而受到损害，严重时脑、心、肝、肾及胎盘等均遭受损害，可出现抽搐、昏迷、脑水肿、脑出血、心功能衰竭、肾衰竭、肺水肿、肝细胞坏死及胎盘功能不足、出血、坏死，胎盘早剥使子宫内的胎儿得不到足够的氧气和营养，出现胎儿发育不良、胎儿窘迫，甚至死胎、死产或新生儿死亡。

### 妊高征的高危人群

精神过分紧张者；第一次怀孕的年龄小于20岁或大于40岁的准妈妈；双胎、多胎妊娠，羊水过多及葡萄胎的准妈妈；有慢性高血压、慢性肾炎、糖尿病病史的准妈妈；营养不良、贫血的准妈妈；体型矮胖的准妈妈；子宫张力过高的准妈妈；家族中有高血压史的准妈妈等等。

### 冬季更要警惕妊高征

冬季天气寒冷，人体受冻后，全身小动脉痉挛，容易引起血压升高，准妈妈如果不注意保暖，受到寒冷空气的刺激可能会诱发此症。

### 预防妊高征

为避免妊高征带来的危害，一定要定期到医院接受产前检查，一旦出现头晕、头疼、下肢浮肿、视物不清的症状应及时就诊；另外要注意合理的膳食，多食用清淡、低盐的食物，保持良好的情绪；重视各种诱发因素，治疗原发性疾病。

### 眼底检查

是判断妊高征病情发展和严重程度的一个可靠的客观指标，并且有指导治疗的重要意义。视网膜改变与血压高有联系，准妈妈血压一旦超过150/100毫米汞柱，视网膜即可出现变化。

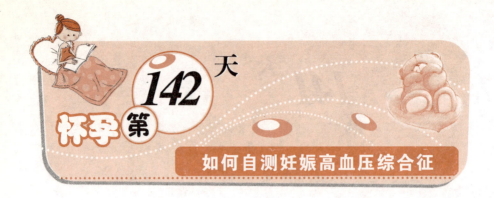

## 怀孕第142天 如何自测妊娠高血压综合征

### 准妈妈要注意自检

血压升高：当准妈妈的收缩压在140毫米汞柱（18.67千帕）以上，低压在90毫米汞柱（12千帕）以上，就应警惕妊高征。

水肿：体重增加过多，每周增重大于0.5千克，下肢和腹壁水肿，重者出现腹水，休息后水肿也不消退。

蛋白尿：尿蛋白在（+）或（+）以上，或24小时尿蛋白多于5克。

头痛头晕：出现恶心呕吐、视力模糊、上腹部疼痛等。

抽搐昏迷：这是病情最严重的表现，可发生在产前、产时或产后。抽搐时常表现为面部肌肉紧张、牙关紧闭、眼球固定而直视前方，继而全面肌肉强直、剧烈抽动、呼吸停止、意识丧失、大小便失禁。

### 如患妊高征要做好自我监护

如患轻度妊高征，应增加产前检查次数，密切注意病情变化，听从医生的指导和安排，患中、重度妊高征，一经确诊，应立即入院治疗。

除了定期去医院检查，在家中也要做一些简单的自我监护，如称体重、听胎心音、量血压、数胎动、测量宫底，这样能及时发现问题，更好地保障准妈妈和胎儿的安全。

### 妊高征准妈妈要适时分娩

适时分娩是指孕期已经32周以上，经监测胎儿4周持续体重不增长，以及羊水测试证明胎儿肺脏已成熟，并且可以根据具体情况，采取自动或被动方式分娩。为了准确把握提前分娩的时机，患有妊高征的准妈妈应从妊娠29周起，去医院接受胎盘功能试验监护，待条件成熟时，当机立断娩出胎儿。这不仅可使胎儿得到良好的生长发育条件，也可使准妈妈提前结束疾病的痛苦。

第6个月 孕妈妈的幸福与挑战

怀孕第 143 天

宝宝可以倾听了

### 胎宝宝长得端正多了

这个月胎宝宝还很瘦。身体看上去已有匀称感了，还是头大身子小，头发又长多了，身长也比上个月长了。睫毛也清晰可见。骨骼开始变得强壮起来，关节开始了全面发育。胎宝宝肢体动作增加，手指清晰可见，长出了指节，手指偶尔碰到嘴唇，胎宝宝会轻轻吸吮。

从这时起，在皮肤的表面开始附着胎脂。它的用途是给胎宝宝皮肤提供营养、保护皮肤；同时在分娩时起润滑的作用，使胎宝宝能顺利地通过产道。

### 快乐地游泳

胎宝宝踢腿的力量增加了，胎宝宝运动的次数、幅度、力量都有不同程度的增加。胎宝宝在子宫羊水中自如地游泳并会用脚踢子宫，羊水因此而发生震荡。这时，如果子宫收缩或受到外方压迫，胎宝宝会猛踢子宫壁，以把这种信息传递给妈妈。

### 学会凝神静听

胎宝宝的耳、眼、鼻和皮肤等感觉器官在妊娠早期就已形成，功能的建立则是妊娠中后期。研究结果表明，6个月的胎宝宝就开始凝神倾听。

现在，胎宝宝处在一个十分嘈杂的声音世界里，这声音包括母亲的心跳声、血液流动声，还有胃肠蠕动声。不过他已经司空见惯，习以为常。胎宝宝更感兴趣的还是来自父母的声音，录音机播出的美妙音乐声，汽车的喇叭声等外界的一切声音，胎宝宝都会怀着浓厚的兴趣去听。

### 神奇的意识萌芽

随着大脑的不断发育，6个月之后的胎宝宝就会产生意识萌芽。不过，现在胎宝宝的意识很少受到应激反应的影响，因为胎宝宝大脑尚未成熟，必须首先感知母亲的情感之后再做出反应。

这时的胎宝宝开始具有明确的自我，并能将感觉转换为情绪而形成"思维路线"。当胎宝宝识别能力逐步提高，理解能力也会不断增强。

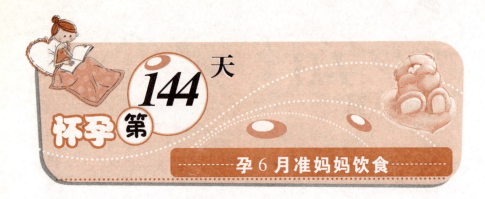

## 怀孕第144天 — 孕6月准妈妈饮食

这个月胎宝宝发育已趋向成熟，骨骼的发育须从母体摄入大量的钙质，因此准妈妈的食谱应安排富含钙质的高能量饮食，同时适量增加铁质，如硫酸亚铁、富马酸铁等。

准妈妈可遵循以下食谱来安排一天的饮食。

### 早餐

**主食**：排骨面2小碗，或排骨包3个（量均在150克左右），牛奶450克。

**副食**：虾仁菠菜（炝、炒皆可），酱牛肉或其他酱瘦肉100克，餐后水果橘子3个（约300克）。

### 午餐

**主食**：米饭2小碗，或小花卷2~3个（量约200克）。

**副食**：叉烧肉100克，清炒虾仁（鲜虾仁150克、瓜丁100克），丝瓜炒火腿（丝瓜200克、热火腿50克），黄豆鲫鱼汤2小碗，餐后水果甜柚1个（约100克）。

### 晚餐

**主食**：米饭2小碗，或豆沙枣泥包3个（量约150克）。

**副食**：木耳炒肉（精瘦肉100克、水发木耳100克）；青椒炒猪肚（猪肚100克、青椒100克）；猪骨萝卜汤2小碗；餐后水果2个（品种可根据自己的口味选择，约200克）。

### 饮食指南

这个时期，准妈妈要做到饮食有规律，即三餐要定时、定量、定点。最佳的吃饭时间应为早餐7~8时，午餐1~2时，晚餐下午6~7时，吃饭时间以30~60分钟为宜，进食时，心情要愉快，态度要从容，注意尽量不要受外界干扰。

此外，这段时期准妈妈容易便秘，应该常吃富含纤维素的蔬菜水果，牛奶是一种有利排便的饮料，应多饮用。便秘严重时，最好请教医生如何改善。

第6个月 孕妈妈的幸福与挑战

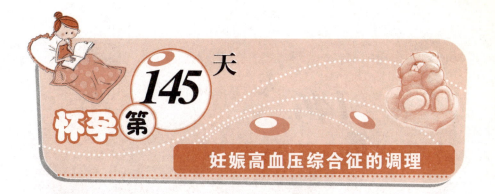

## 怀孕第145天 妊娠高血压综合征的调理

有的准妈妈在妊娠20周后出现高血压、水肿和蛋白尿等症状,称之为妊娠期高血压综合征。妊娠期高血压综合征与饮食有着密切的关系,调整饮食对妊娠高血压综合征有一定的预防和治疗作用。

### 症状表现

妊娠高血压综合征,简称妊高征,是准妈妈特有的综合征。因妊娠而发病,又因妊娠的终止而痊愈。该症状多发生在怀孕20周之后,主要表现为高血压、浮肿、蛋白尿等,严重时出现抽搐、昏迷。妊娠高血压综合征按严重程度分为轻度、中度和重度,重度妊娠高血压综合征又称先兆子痫和子痫,子痫即在高血压基础上有抽搐。

其发病过程多由轻到重,水肿一般是最先出现的症状,由下肢末端开始,严重时向上发展,还可以出现高血压和蛋白尿。蛋白尿就是准妈妈的尿中含有大量蛋白质,说明肾脏功能受到一定的损害。这三种症状可以单独发生也可以并发。

### 调理原则

**增加优质蛋白质**:妊高征患者尿中排出大量蛋白质导致血清蛋白偏低,久之会影响胎宝宝的发育,继而导致胎宝宝宫内发育迟缓。因此,准妈妈较适合吃鱼类、去皮禽类、低脂奶类、豆制品等含丰富优质蛋白质的食物。因此,准妈妈必须充分摄取蛋白质,多吃些海鱼、瘦肉、牛奶、鸡蛋、豆类等,不宜多吃动物性脂肪。

**补充足够的钙、镁和锌**:牛奶和奶制品含丰富而易吸收的钙质,是补钙的良好食物,以低脂或脱脂的奶制品为宜。豆类、绿叶蔬菜含丰富的镁,海产品如鱼、牡蛎等贝壳类及动物内脏含锌丰富。

**减少盐的摄入量**:钠盐摄入过多导致的水钠潴留,会使血压升高,建议每天食盐少于5克,少用酱油,少吃盐腌渍的咸菜、咸鱼、咸肉、咸蛋等。日常饮食以清淡为佳,忌用辛辣调料,多吃新鲜蔬菜和水果。

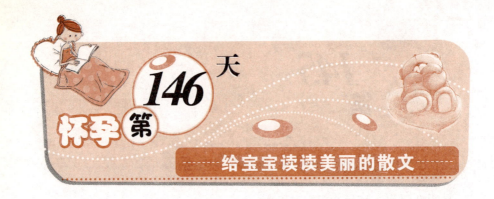

## 怀孕第146天

### 给宝宝读读美丽的散文

读一本好书、看一篇好的文章，无异于在精神上获得一次美的净化，使人心情愉快，精神振奋，耳目一新。在本周，胎宝宝已经具备了微弱的听力，此时，准妈妈可以温柔地朗诵一些趣味高雅、给人以启迪、使人精神振奋、有益于身心健康的文章。这不仅能够提高准妈妈自身的文化修养，而且对胎宝宝也可以起到潜移默化的渗透作用。现在准妈妈就用充满母爱的声音来给胎宝宝朗诵这篇优美的散文《夜雨》吧！

### 夜 雨
#### 陈敬容

带着酒，带着月光恬静地睡去，杂乱的梦不再来扰我了，却好像我自己是睡在一个梦里。我醒来，窗上夜色迷茫，小小的雨滴在屋瓦上落着，给我酒后微渴的嘴唇，带来无限的湿意和清凉。

我清晰地醒着，在这微温的春雨的午夜。青蛙鼓噪。杜鹃时远时近地啼唤……

在一切色调中，我喜欢在一片灰色或暗蓝色里涂上的一抹猩红；我喜欢草间流萤，原上野火同江上渔火；我喜欢水中落日，也喜欢万静的深山里一轮明月。

在一切音乐中，我喜欢那从一片和声里忽然升起的几个最强音，它们越过各种音色的湖沼，跳舞在寂静的草原上。我喜欢杨柳叶上的风，我喜欢深山里的瀑布。我喜欢静寂的苍空里一声鹞鹰的锐鸣，和你，杜鹃。您底午夜的啼唤。

七年前我在一篇诗里写着：
我爱长长的静静的日子
…………
我爱单色的和寥落的生——

可是现在，我要为您歌颂啊，生命，我要歌颂您底繁荣，不是那平坦的，而是突出在生之大路上的一些大树和巨石。

## 第6个月 孕妈妈的幸福与挑战

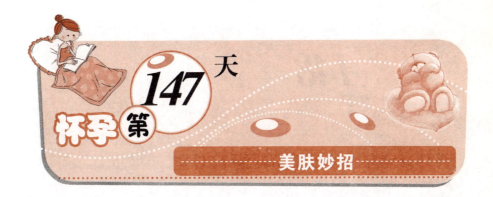

### 怀孕第147天 美肤妙招

孕期皮肤的组织结构和营养结构会发生很大变化，对肌肤的损害具有不可逆性，因此，准妈妈宜从多方面进行皮肤护理。在怀孕期间要避免摄取过多的甜食及油炸食品，做适度的运动，做一些简单的家务是个很好的方法，能够增强皮肤弹性预防妊娠纹。用已经习惯的化妆产品，为防止皮肤对化妆品过敏，孕期最好不用新的化妆品。

准妈妈皮肤的清洁卫生很重要。在妊娠期间因为激素的关系，皮肤失去光泽，或者皮肤的类型有所改变，这是由于新陈代谢旺盛、汗腺和皮脂都增多的结果。而且，因为皮肤变得敏感，稍不注意，皮肤就会粗糙。因此，即使是在妊娠期，也不要疏于保养皮肤。把自己收拾得干干净净的，自己也会感到心情愉快，对产后恢复皮肤功能也有好处。

#### 按摩让脸部更光彩

女性在怀孕期间，往往会因生理上的变化而使皮肤显得粗糙苍白，产后也会出现皮肤松弛、黑斑和皱纹等现象。为了避免发生这种情况，怀孕过程中您必须注意皮肤的保养。每晚睡觉之前要以清洁霜或冷霜做3分钟脸部按摩，可以让您容光焕发。步骤如下：

#### 额头的按摩

左右手的中指及无名指放在额头上，分别自额心向左右两边做小按摩，一共按摩6圈，到两边太阳穴时轻轻地压一下，来回共做3次。

#### 眼角的按摩

为了避免眼角长出鱼尾纹，用两手的手指自两边眼角沿着下眼眶按摩6小圈，然后绕过上眼眶，回到眼尾处轻轻地按一下。

#### 眼睛周围的按摩

用手指沿着眼睛四周做绕圈按摩，按摩6圈后，在太阳穴上轻轻压一下。

怀孕每日一页

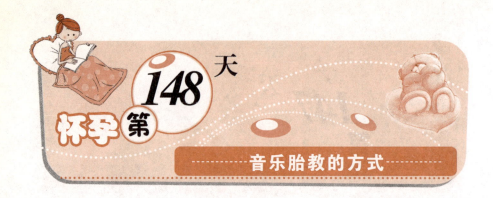

怀孕第148天

音乐胎教的方式

从本月起,可以开始有计划地进行音乐胎教,每天1~2次,每次5~10分钟。应选择在胎宝宝觉醒期,即有胎动的时候进行,也可固定在临睡前。

### 可通过收录机直接播放

准妈妈应距音响1.5~2米远,音响强度可在65~70分贝;也可使用胎教传声器,直接放在准妈妈腹壁胎头部位,音响大小可依据成人隔着手掌听到传声器中的音响强度进行调试。腹壁厚,音响稍大;腹壁薄,音响稍小。千万不要将收录机直接放到腹壁上给胎宝宝听,噪声可损害胎宝宝的听觉神经。准妈妈也可同时通过耳机收听带有心理诱导的孕妇专用音乐磁带,或选用自己喜爱的各种乐曲。

### 唱歌

除了听音乐之外,准妈妈还可采用给胎宝宝唱歌的胎教方法。准妈妈给胎宝宝唱歌是一种自然的胎教,妈妈声音的自然振动、妈妈的歌声可带给胎宝宝和谐的感觉和情绪上的安宁感。

妈妈富有节奏的心脏搏动声,是胎宝宝所处环境中最先听到的声音。妈妈唱歌时,歌声与胎宝宝的呼吸、心跳、胸腔和腹部的运动是一致的。妈妈的歌声更能直接地刺激胎宝宝的听觉,促使胎宝宝的神经系统和感觉器官发育,促进胎宝宝的记忆发展。

### 如何选择胎教音乐

音乐优美的韵律,是父母与胎宝宝之间交流的桥梁,能被胎宝宝感受到,是相互感情交流的最佳通道。准妈妈可为胎宝宝选择抒情歌曲或摇篮歌曲,唱歌时心情舒畅,用慈母之爱唱给胎宝宝听,从而达到胎宝宝心田的共鸣。还可采用音乐熏陶法。每天1~2次欣赏音乐名曲,如《二泉映月》《雨打芭蕉》等,每次15~20分钟。用优美动听的音乐刺激胎宝宝听觉感受器官,使其得到训练。

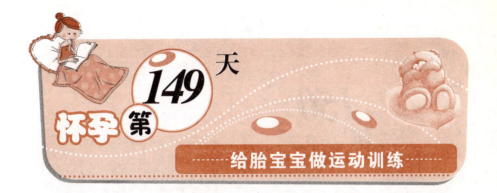

## 怀孕第149天 给胎宝宝做运动训练

生命在于运动，运动可以使胎宝宝发育得更好。

### ♥ 运动训练的好处

早在妊娠7周开始胎宝宝就可以在母体内蠕动了，但这时由于活动幅度很小，因此只能借助U8型超声仪才可以观察到，当胎宝宝发育到16～20周时活动能力大增，并表现出多种多样的运动形式，如吸吮手指、握拳、伸腿、眯眼、吞咽甚至转身翻跟斗、练习呼吸动作，与此同时胎宝宝也在积极地锻炼喝水的能力。胎宝宝进行喝水训练主要是出于一种生存的本能，即为了训练自己的生活本领。胎宝宝通过对口腔吸吮能力的锻炼，以便为出生后使用口唇吃奶做好准备。同时，对胎宝宝进行适当的运动训练可以激发胎宝宝运动的积极性，促进胎宝宝身心发育。

### ♥ 让胎宝宝在子宫内散步

胎宝宝的运动训练是建立在胎宝宝一定的自主运动能力基础上的。胎宝宝的运动训练可于怀孕后4～5个月开始。训练时准妈妈应仰卧，全身尽量放松，先用手在腹部来回抚摩，然后用手指轻戳腹部不同部位，并观察胎宝宝的反应。开始时动作宜轻，时间宜短，几周后，胎宝宝就渐渐地适应了这种训练方法，能积极作出一些相应的反应。这时，可稍微加大运动量，每次以5分钟为宜。到了妊娠6个月以后，从母体腹部已能触摸到胎宝宝的头部和肢体，从这时起就可以轻轻拍打腹部，并用双手轻轻推动胎宝宝，帮助他在子宫内"散步"。

### ♥ 训练手法需注意

胎宝宝运动训练如能配合音乐和对话等方法同时进行，将会收到更为理想的效果。训练的手法一定要轻柔，循序渐进，不可急于求成，每次时间不宜超过10分钟，否则只能是揠苗助长，效果适得其反。一般来说，怀孕后3个月以内和临近产期时都不宜进行胎宝宝运动训练。

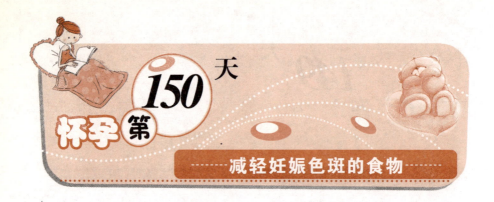

## 怀孕第 150 天　减轻妊娠色斑的食物

由于体内激素的变化，准妈妈的皮肤会因色素沉着而出现许多色斑。为了达到防斑治斑的目的，最简便易行的方法就是在生活中进行调理，尤其是从吃抓起。准妈妈要切忌吃油腻的食物，烹调方法也应注意，尽量避免煎炸，以免上火，加重内分泌的失衡。此外，还有不少食物有减轻色斑的作用。

### ♥ 猕猴桃

猕猴桃富含维生素C，能够干扰黑色素的形成，预防色素沉淀，保持皮肤白皙，但脾胃虚寒的准妈妈要少吃。

西红柿具有保养皮肤、消除雀斑的功效。它丰富的番茄红素、维生素C是抑制黑色素形成的最好武器。除了直接吃或做菜以外，准妈妈每天用1杯西红柿汁加微量鱼肝油饮用，能令您面色红润，用西红柿汁做面膜的效果也很好。

### ♥ 柠檬

柠檬也是抗斑美容水果。柠檬中所含的枸橼酸能有效防止皮肤色素沉着。使用柠檬制成的沐浴剂洗澡能使皮肤滋润光滑。

### ♥ 大豆

大豆中所富含的维生素E能够破坏自由基的化学活性，不仅能抑制皮肤衰老，更能防止色素沉着。准妈妈将黄豆、绿豆、赤豆各100克洗净浸泡后混合捣汁，加入适量清水煮沸，用白糖调味做成饮料，每日3次可有效祛斑。

第6个月　孕妈妈的幸福与挑战

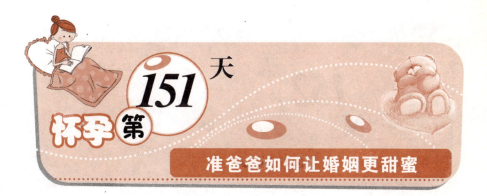

## 怀孕第151天　准爸爸如何让婚姻更甜蜜

婚姻里最幸福的事情夫妻两个人一起孕育爱情的结晶，并迎接新生命的到来原本是一件甜蜜的事情。但怀孕也让准妈妈的脾气见长，对此，准爸爸如何调节家庭气氛，营造甜蜜温馨的家庭呢？

### 为她的"喜怒无常"定个休止符

就调节准妈妈情绪起伏的事情，夫妻双方要达成共识，准妈妈有情绪的时候，准爸爸不要不予理睬，更不要与之争吵，准爸爸对妻子要常说"是的，我理解了""我爱你"，等到准妈妈冷静后再客观地对这件事做一下讨论。

### 准爸爸要更"专业"

第一次做爸爸，您会发现自己在很多方面不知如何应对，比如很少能够自如应对妻子的"喜怒无常"，不知道如何照顾胃口怪怪的她，不知道如何收拾乱糟糟的家，这些都是正常现象。您要给自己多些耐心和信心，要知道妻子也在不断适应呢。

互相关心和体谅。尽管是在为新生命做着准备，但夫妻双方的感情仍然很重要。准爸爸和准妈妈都在面对着不同的环境和问题，孕期的忙碌和不适，有可能忽视了对方很多事情，因此双方应该保持定期的沟通时间，互相关心、互相体谅。

不要认为了解孕产知识是准妈妈一个人的事，准爸爸也要一起学习，这样才能更好地清楚准妈妈每个阶段的状态，给予准妈妈贴心的呵护。

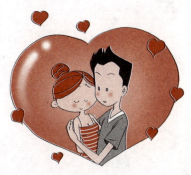

# 怀孕第152天 完美丈夫方案

### 勤快点

不管以前是谁主厨，现在您已经被逼上梁山了，拿起菜谱现学现卖吧。当然，洗衣、拖地这些事也应该是您的分内工作了，不管做得是否达标，只要您尽力了，她就会高兴的。

### 宽容点

当准妈妈因为一点点小事就乱发脾气时，告诉自己：这不是她的初衷，而是雌激素在起反应。

### 幽默点

当她为身材完全走样而焦躁不安时，当她为宝宝是否健康而担心害怕时，安慰她，告诉她谁怀孕都这个样，并想方设法逗她开心。

### 多学点

多上网搜集一些相关知识，赶快去书店购回一些胎教、怀孕手册，并和准妈妈一起共同学习，理论联系实际地操作，要知道怀孕就是需要两个人共同努力的造人工程。

### 轻松点

别总是和她谈论宝宝性别、长相的问题，只要告诉她：男孩女孩我都喜欢，长得像谁都很好看。

### 体贴点

多陪她出去散步，陪她去做产检，去买孕妇装，去上孕妇课，平时多打几个电话问候，在家多帮她做做按摩和孕妇体操。

### 准爸爸也不要保护过度

妻子怀孕了，特别是在肚子明显变大的孕中晚期，丈夫会特别关心妻子。他们认为，准妈妈活动越少越安全，吃得越多越营养。家务活儿全包下来，什么也不让妻子干，甚至有的还不让妻子上班，担心被挤着、碰着。

## 怀孕第153天 预防孕中期贫血

### 孕期贫血的原因

在孕早期由于准妈妈出现厌食、挑食、恶心、呕吐等早孕反应，孕中晚期食物中若缺乏足够的铁、蛋白质、维生素B、叶酸等，可造成营养不良而引起缺铁性或巨幼红细胞性贫血。

孕期急慢性失血，如胃十二指肠溃疡、痔疮等，均可引起小量持续出血而发生贫血。

随着胎宝宝的生长发育，铁的需要量在不断增加，于是准妈妈体内首先动用储存的铁，而当铁未能及时补充，或摄入量少于需要量，甚至还存在铁的丢失时，则可出现贫血。

### 贫血的危害

贫血会使准妈妈产生妊高征的比例增加，长期慢性贫血会造成胎宝宝生长发育缓慢，甚至早产或死胎，也容易发生胎宝宝或新生儿缺氧、窒息。贫血者的抗病能力降低，也容易造成产褥感染。

### 贫血的预防

贫血的预防应从多方面入手，注意不要偏食，要合理膳食。积极应对和治疗早期孕吐、消化性溃疡、慢性胃肠炎等。治疗则要根据贫血种类补充铁、叶酸、维生素$B_2$，临近预产期时重度以上的贫血应给予输血治疗，以免分娩失血导致母亲休克、胎死宫内等严重后果。在饮食中应做到以下几点：

1. 注意孕期营养，多吃新鲜蔬菜、水果和动物蛋白，以增加对铁、叶酸和维生素的摄入。

2. 一般贫血者可口服补血铁剂。

3. 维生素$B_2$可预防巨幼红细胞性贫血，可多吃鸡蛋、动物肝脏等富含维生素$B_2$的食物。

若贫血严重，且已近预产期，一定要与您的医生进行协调，听取他的建议。

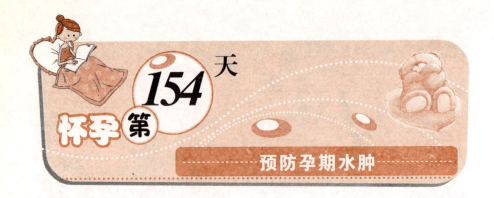

## 怀孕第154天 预防孕期水肿

妊娠水肿是孕期的一种常见病症，一般发生在怀孕6个月以后。此时，胎宝宝逐渐增大，羊水增多，致使下肢静脉受压，血液回流受阻，因此常发生下肢水肿，这是孕妇常见的一种病理现象。

### 孕期水肿的原因

在孕期28周以后，产科医生就要陆续为准妈妈检查是否有孕期水肿现象了。因为子宫此时已大到一定程度，有可能会影响到静脉回流，所以，静脉回流不好的准妈妈，此阶段比较易出现水肿现象，并且随着怀孕周数的增加，孕期水肿现象会日益明显。

### 调节饮食减轻症状

预防和减轻妊娠水肿的最好方法是休息，并积极配合适当的饮食疗法。进食足够量的蛋白质。水肿的准妈妈，特别是由营养不良引起水肿的准妈妈，每天一定要保证食入畜、禽、肉、鱼、虾、蛋、奶等动物类食物和豆类食物。这类食物含有丰富的优质蛋白质，贫血的准妈妈每周要注意进食2~3次动物肝脏以补充铁。虾虽然富含蛋白质，也可以帮助补充钙，但是，如果准妈妈自身体质容易对海鲜过敏，就不能吃虾了，可以通过其他食物来补充。

### 进食足够量的蔬菜水果

准妈妈每天别忘记进食蔬菜和水果，蔬菜和水果中含有人体必需的多种维生素和微量元素，它们可以提高机体的抵抗力，加强新陈代谢，具有解毒利尿等作用。

### 不要吃过咸的食物

水肿时要吃清淡的食物，不要吃过咸食物，特别不要多吃咸菜，以防止水肿加重。

### 少吃或不吃难消化和易胀气的食物

如油炸的糯米糕、白薯、洋葱、土豆等，以免引起腹胀，使血液回流不畅，加重水肿，应尽量少吃。

第6个月　孕妈妈的幸福与挑战

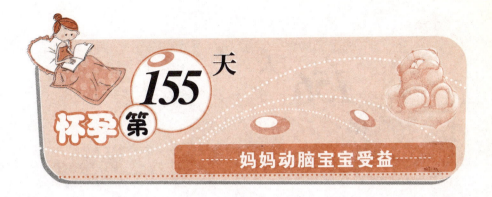

怀孕第 155 天

妈妈动脑宝宝受益

准妈妈的思想活动对于胎宝宝的大脑发育有着至关重要的影响。准妈妈与胎宝宝之间是有信息传递的，若准妈妈始终保持旺盛的求知欲，则可使胎宝宝不断接受各类知识的良性刺激，大脑神经和细胞的发育也得到促进。所以，准妈妈要勤于动脑，会给胎宝宝良好的影响。

### 迷人的数独

1783 年，瑞士数学家莱昂哈德·欧拉发明了一种当时称作"拉丁方块"的游戏，这个游戏是一个 n×n 的数字方阵，每一行和每一列都是由不重复的 n 个数字或字母组成的。1984 年，一家日本游戏杂志提出了"独立的数字"的概念，意思就是"这个数字只能出现一次"或者"这个数字必须是唯一的"，并将这个游戏命名为"数独"，从此，这个游戏开始风靡全球。

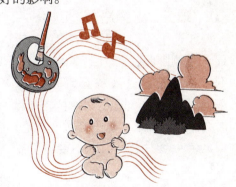

### 数独游戏规则

1. 数独游戏在 9×9 的方格内进行，分成 3×3 的小方格，被称为"区"。
2. 数独游戏首先从已经填入数字的格子开始。
3. 每个格子只允许有 1 个数字，最后保证每个区、每一列、每一行都是 1~9 这 9 个数字，不能重复，即每个数字在每一行、每一列和每一区都只能出现一次。

数独游戏可以锻炼人的联想思维法试及数学速算能力。

## 怀孕第156天：孕期哪种姿势最舒适

站有站姿，坐有坐姿。这可能是您初入学时老师说得最多的话。其实，怀孕的您也一样要注意姿势。

### 睡姿：选择最舒适的

理论上说，怀孕4个月以后，建议左侧卧睡，因为左侧卧位，有利于促进胎盘血液的循环。当然，如果准妈妈不习惯左侧卧位，那就怎么舒适怎么来，也不必过于担心。但是孕4个月之后，就不要再仰躺着睡了。

有一种很安全舒适的左侧卧位方法：左侧躺下，放两个枕头在头下面，两个在双腿下面（或者1个在下面，1个夹在两腿中间），另1个塞在下腹下面（或者后背下面）。

### 站姿：挺直站立

怀孕其实是矫正体形的最好时机，如果准妈妈以前有点驼背，都可以借此机会矫正。因为怀孕使准妈妈身体的各关节韧带都趋于松弛状态，这时，挺直站立，可有效地矫正驼背。方法是：尽量保持头部与屋顶呈垂直的状态，臂膀自然下垂，肩膀放松，双脚自然分开与肩同宽。注意臀部不要翘起来，让身体的重心移至臀部。准妈妈能感觉到身体的大部分重量是在自己的大腿上而不是脚跟。

需要说明的是，这个姿势不适合穿高跟鞋，也不适合孕晚期。站立要适度，如果时间太长，就容易导致脚和脚踝的肿胀。

### 坐姿：不要一动不动

特别是上班族的准妈妈，可能一天中会长时间坐着，这样就会影响血液循环，从而造成脚部的肿胀和小腿静脉曲张，严重的还有血栓性静脉炎的危险。

建议选择有靠背的椅子，可以在后面垫个软垫，在脚前方放个能放双脚的小凳子，每隔半个小时就起身活动一下。

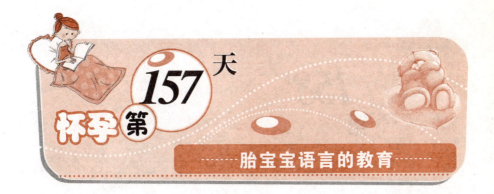

## 怀孕第157天 胎宝宝语言的教育

6个月的胎宝宝，不只是听妈妈的心跳了，对外界的声音也很敏感，并且具有记忆能力和学习能力，我们可利用胎宝宝对语言的反应，对胎宝宝进行智力开发。

### 和胎宝宝聊聊天

准妈妈要时时想到胎宝宝的存在，并经常与之谈话，进行情感的沟通。在与胎宝宝开始对话时，可以给胎宝宝起一个乳名，一直用这个乳名呼唤他。

每次与胎宝宝谈话的时间约1分钟，不要太长，内容要简洁、轻松、愉快、丰富多彩，如准爸妈在做什么、天气如何、有什么感想、要到哪去等都可以与胎宝宝说说。早晨起床了，可以告诉胎宝宝："起床了，早上好，今天是晴天，天气真好。"或告诉胎宝宝今天刮风了、阴天下雨了、飘雪花了等。

在生活中还可以告诉他，天天要洗脸、刷牙，便后要洗手，爸爸要刮胡子，妈妈要梳妆等。准妈妈还可以把自己每天穿的服饰、漂亮的颜色、布料的舒适感觉讲给胎宝宝听，这也是美感胎教方式。在吃饭前，准妈妈还可以把吃什么饭菜告诉胎宝宝，吃饭之前深深吸一口气，问胎宝宝闻到香味了吗？散步时，可以把周围环境、花草树木、清新的空气、池塘中的鱼儿，讲给肚子里的宝宝听。

### 准爸爸如何进行语言胎教

准妈妈仰卧或端坐在椅子上，爸爸把头俯向准妈妈的腹部，嘴巴离腹壁3~5厘米为宜。准爸爸同胎宝宝讲话的内容应是以希望、祝福、要求，关心，语句要简练，语调温和。就寝前，可以由准爸爸通过准妈妈的腹部轻轻地抚摩胎宝宝，同时与胎宝宝交谈，如"爸爸来啦，让爸爸摸摸您的小手、小脚在哪里呢"，"爸爸要走了，再见"。对话时间可以在晚上9点左右，每次讲话时间以5~10分钟为宜，内容可多种多样。

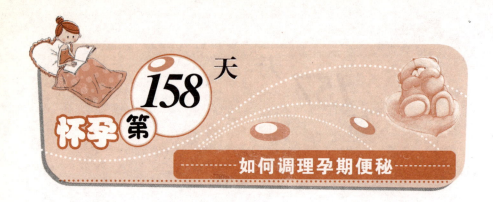

## 怀孕第158天 如何调理孕期便秘

便秘是准妈妈常见的孕期不适症状之一。怀孕中受到黄体素的影响，肠道的蠕动会变弱，而且加上子宫变大后会压迫到直肠，因此会经常发生便秘。患便秘的准妈妈，轻者食欲降低，使肠功能失调；严重者会诱发自身中毒，这是因为在肠管内积聚的代谢产物又被吸收而导致，这对准妈妈和胎宝宝都很不利。因此，准妈妈应及早预防和治疗便秘。具体措施有：

### 按时上厕所

可在晨起、早餐后或临睡前，不管有没有便意，都要按时去厕所，长期这样就会养成按时大便的习惯。准妈妈若是能够养成每天都按时上厕所的习惯，就可以慢慢改善便秘的状况。虽然有的人会因为旅行等生活环境的改变，又开始有便秘现象，但这个时候，只要再训练自己按时上厕所，就可以改善便秘。

### 注意调理好膳食

有便秘现象的准妈妈可以多吃一些含纤维素多的食物，如马铃薯、甘薯、扁豆、大豆等。至于乳酪及牛奶、酸奶等，也可以刺激大肠的蠕动、软化粪便，不妨多多食用。应少吃葱、蒜、辣椒、胡椒等刺激性食物。

### 适当进行一些轻微活动

适量的运动可促使肠管蠕动增加，缩短食物通过肠道的时间，并能增加排便量。

### 可在每天早晨空腹饮一杯凉开水

这也是刺激肠管蠕动的好方法，有助于排便。如采用上述方法仍患便秘者，可服用一些缓泻剂，如中药的番泻叶颗粒等，也可用开塞露或甘油栓来通便，但必须在医生指导下使用。禁用蓖麻油等重泻剂，以免引起流产或早产。

第6个月 孕妈妈的幸福与挑战

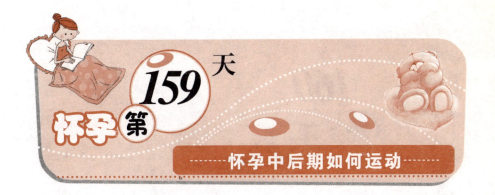

怀孕第159天

## 怀孕中后期如何运动

孕期运动要因人而异，适可而止，切不可进行高强度的运动，或急于求成，劳累过度。要知道，任何过量的运动都可能会给准妈妈和胎宝宝带来危险。

一般早孕反应消失后便可开始运动，并逐渐增加运动量，每次活动时间以20分钟为宜，以运动后身心不感到疲劳与紧张为度。可以根据自己的爱好选择不同的体育运动，如散步、打太极拳等。

### 孕期如何选择运动

如果准妈妈平时不喜欢运动，那么怀孕后就不必勉强自己参加过多的活动，否则将会影响胎盘血液供应，对胎宝宝不利。准妈妈只要每天做10分钟的体操并选择一个空气新鲜的地方步行半小时至1小时就足够了。对平时骑自行车上下班的准妈妈，怀孕初期仍可照常，因为骑车本身也是一种运动，但要注意车速不要太快，避免在颠簸的路面上行驶；上下车时注意勿撞击腹部；车座也要放低一些。

如果准妈妈是运动员，或者孕前就习惯某种运动，那么可以继续进行这些运动，但前提是禁止高强度及过量的运动。

妊娠进入中晚期后，可选择一些节奏缓慢的运动项目，如打太极拳、散步等，此外，还可承担一些轻微的家务劳动。

### 运动注意事项

女性怀孕以后，运动习惯都有一定的改变，但准妈妈不论产前有无运动习惯，在产前初诊时都要向医生请教有关运动的问题。如果您想晚些时候开始运动或改变运动计划，行动之前也要先听取医生的意见。如果准妈妈出现以下情况，则不能参加运动：有子宫颈无力症病史，或有早产、反复流产史者、妊娠初期高血压者、多胎妊娠者、已经确诊患心脏病者、阴道出血者等。

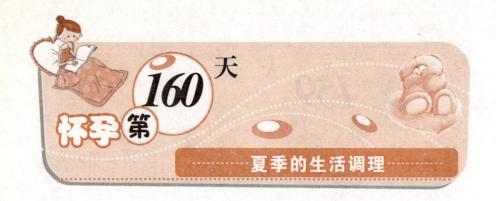

## 怀孕第160天 夏季的生活调理

夏季天气炎热,准妈妈身体的代谢加快,皮肤的汗腺分泌增多,易引起汗疹,甚至中暑,因此安排好夏天的生活极为重要。下面就衣、食、住、行方面提出一些值得注意之处。

### 洗澡

用温水淋浴是散热防暑的好方法,不宜坐浴。水温以27℃~37℃为好。洗浴时注意外阴部和乳房的卫生。乳头要多擦洗,以加强其韧性,浴后宜涂点油脂,以防产后哺乳发生乳头皲裂。

### 勤换衣

特别是内衣要常换洗,保持身体清爽。内衣要选择透气性、吸汗性好的纯棉织品。衣服最好是较宽大又不贴身的,这可以保持凉爽。

### 卧室通风要好

卧室要注意空气流通,睡觉时注意盖好腹部,以防受凉。用电风扇吹风时,宜用近似自然风的一挡,并适可而止。饮食方面要吃凉爽可口的食物,或者少吃多餐,因高温天气常常会使食欲减退,致使早孕反应加重。另外要注意饮食卫生,以防止患痢疾,并多饮一些清凉饮品,可消暑。

### 避免烈日

夏天尽量减少外出,避免阳光直射,必须出门时应带遮阳伞或戴遮阳帽。保证午间睡眠时间。

### 夏季注意事项

准妈妈在夏季不可到过道去吹风,以防受风影响健康。准妈妈室内用空调、电风扇也要适度,不可直吹风或过多吹风。

准妈妈夏季睡觉也应盖上薄被或穿好睡衣,不可受凉风吹,以免发生热伤风,影响健康。

第6个月　孕妈妈的幸福与挑战

## 怀孕第161天　如何合理控制体重

### 超重的害处

孕期准妈妈体重超重对胎宝宝危害主要有：给分娩造成困难，容易发生新生儿产伤；容易导致胎宝宝在成年后糖尿病的发病风险增高；会使胎宝贝的脂肪细胞增长速度快，增大日后肥胖的概率。

### 如何控制体重

控制体重增长过快，最好的方法是食疗法。食疗是一门研究食物的性能、食物与健康的关系，并利用食物维护健康、防治疾病的科学。简单地说，食疗法要求准妈妈养成科学规律的饮食习惯，定时定量地适当进食，既保证营养的均衡，满足自身和胎宝宝生长发育的需要，同时又可以健康有效地控制准妈妈体重，防止出现超重现象。

**控制进食量**：主要控制糖类食物和脂肪含量高的食物，米饭、面食等粮食均不宜超过每日标准供给量。动物性食物中可多选择含脂肪相对较低的鸡、鱼、虾、蛋、奶，少选择含脂肪量相对较高的猪、牛、羊肉，并可适当多吃豆类食品，这样可以保证蛋白质的供给，又能控制脂肪量。少吃油炸等脂肪含量较高的食物。

**多吃蔬菜水果**：主食和脂肪进食量减少后，往往饥饿感较明显，可多吃一些蔬菜水果，注意要选择含糖分少的水果，既能缓解饥饿感，又可增加维生素和有机物的摄入。

**养成良好的膳食习惯**：不宜边吃边看电视，饮食要有规律，三餐定时。可选择热量比较低的水果做零食，不要选择饼干、糖果、瓜子、油炸土豆片等热量比较高的食物做零食。

**注意身体锻炼**：适当锻炼身体，不仅可以减少准妈妈本身体重，还可以让肌肉得到锻炼。准妈妈可根据自身的体能进行低强度的身体活动，例如散步、做体操等。

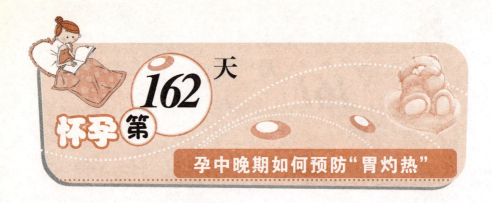

## 怀孕第162天

### 孕中晚期如何预防"胃灼热"

在怀孕的中期,有的准妈妈会经常出现胃灼热、泛酸水等不适。这尤其在睡觉体位改变(由坐立位转变成卧位)时,咳嗽、用力屏气排便时更易发生。准妈妈若摄入酸性或辛辣刺激性食物后,胃灼热感会更明显。出现胃灼热感的准妈妈平时也多有嗳气、泛酸、中上腹闷胀等不适感。

### 产生胃灼热的原因

产生胃灼热感的原因,与食管反流有关,而且随着怀孕月份的增大,发生率也就越高。这是因为随着子宫体积逐渐增大,腹腔内压力和胃内压力升高,胃内容物就容易倒流入食道下段。此外,孕中晚期孕激素分泌增加,会使食道蠕动更加缓慢,卧位、咳嗽和用力排便时腹腔压力上升,更会加重不适感。

### 如何预防胃灼热

预防胃灼热感要特别注意日常饮食。准妈妈要按时进食,不要让胃空的时间太久。少食多餐是防止胃烧痛的好办法,准妈妈不要过于饱食,也不要一次喝入大量的水或饮料,尤其不要喝浓茶及含咖啡因、巧克力的饮料,它们会刺激胃液分泌,加重胃灼痛。辛辣性食物、过冷或过热的食物会刺激食道黏膜,加重胃灼热感,因此应该少吃。

准妈妈还要养成好的习惯,用餐后不要立即躺下。

如果胃部疼痛同时伴有恶心、呕吐,更典型的症状是随后疼痛转至右下腹,此时要小心是否发生了急性阑尾炎。如果胃部灼热的同时,伴有恶心和发热,且进食后症状更加严重,须及早就医。

第6个月　孕妈妈的幸福与挑战

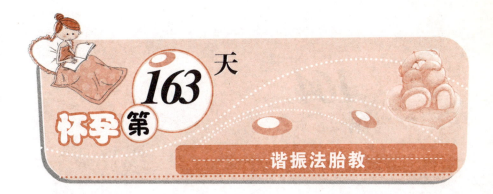

怀孕第163天　谐振法胎教

准妈妈轻声哼歌也是音乐胎教的一种。一方面，准妈妈在自己的歌声中陶冶了情操，获得了良好的胎教心境；另一方面，母亲在唱歌时产生的物理振动，和谐而又愉快，能使胎宝宝从中得到感情上和感觉上的双重满足。

### 哼歌谐振法胎教如何做

在打扫自己的房间时，在厨房里做饭时，在晾晒衣服时，总之只要有时间，就可以哼唱几首儿歌或轻松欢快的曲子，让胎宝宝不断地听到您的歌声。您用柔和的声调哼唱着歌曲，同时还可以想象着腹中胎宝宝的模样。准妈妈要注意的是：哼歌时声音不要太大，以小声说话的音量为标准，以免影响子宫中的胎宝宝。

经常进行哼歌谐振法胎教，既传递了爱的信息，又为胎宝宝的成长播下了艺术的种子。

### 唱《雪绒花》给胎宝宝听

准妈妈看过电影《音乐之声》吗？看过这个电影的准妈妈一定会对电影中美妙动听的音乐印象深刻。现在，准妈妈就来听一听这部电影中的插曲《雪绒花》吧！准妈妈也可以边看电影，边学着哼唱这首小曲子。电影感人，音乐也同样优美动听，相信胎宝宝也会喜欢的。

#### 雪绒花

雪绒花，雪绒花，
每天清晨迎接我。
小而白，纯又美，
总很高兴遇见我。
雪似的花朵深情开放，
愿永远鲜艳芬芳。
雪绒花，雪绒花，
为我祖国祝福吧！

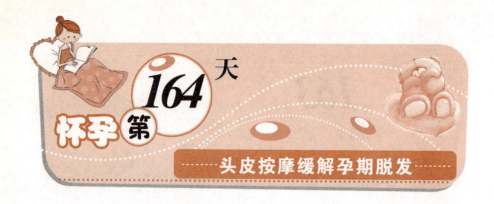

## 怀孕第164天：头皮按摩缓解孕期脱发

许多准妈妈都会面临着孕期脱发增多的困扰。女性头发的更新与体内雌激素水平的高低有密切关系。雌激素水平高，毛发更新速度就慢；雌激素水平低，毛发更新速度就快。怀孕期间体内雌激素水平发生变化，就可能掉发。此外，孕期抑郁、情绪低迷也是掉发的另一原因。

为此，准妈妈在洗发时进行一些按摩是很重要的，它将给予饱受敏感折磨的头发舒缓的呵护，从而有效地减轻脱发现象。准妈妈可在头发弄湿后做一做头部皮肤舒缓按摩操。

1. 十指合拢，指尖先轻按在太阳穴上，以顺时针方向打圈6次，以逆时针方向打圈10次。

2. 将双手并放在额头上，用指腹从眉心中线开始按压。从额头中线开始，至头顶中线，重复10次。

3. 双手指腹，从眉心中线开始轻轻地往两侧按压，一直到达太阳穴为止，重复10次。

4. 双手盖住两耳，手指放在脑后，左右两手的手指要尽量靠拢，接着用四指轻轻弹打后脑勺，心里默数49下。

5. 手指插入头发，用力将手掌紧闭握拳，轻拉头发。持续动作至整个头皮都拉撑过为止。

6. 十指微屈做徒手梳头的动作。双手由前额发际将头发梳往脑后，这个动作至少做20次。

孕期脱发是怀孕期间的正常现象，在生完宝宝后，您的头发即可恢复常态。准妈妈宜保持轻松的心境。

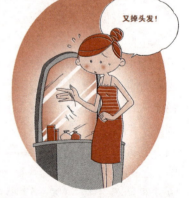

第6个月 孕妈妈的幸福与挑战

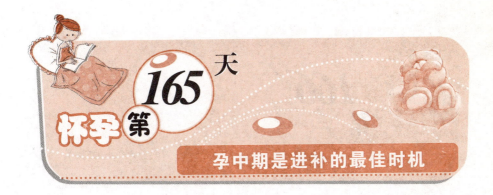

## 怀孕第165天 孕中期是进补的最佳时机

一般的准妈妈不需要进补，尤其是药膳进补，当准妈妈严重缺乏营养时才能适当进补。

### 缺什么补什么

对于某些营养物质严重缺乏的准妈妈，当食物不能满足其需求时，则必须通过补品进行针对性补充。准妈妈在选择和服用补品以前，要在医生的指导下充分了解补品的适用范围、不良反应、有效成分和剂量，避免误服或过量服用。

### 不要擅自进行药膳进补

中国传统的药膳是在中医辨证配膳理论指导下，由药物、食物和调料三者精制而成的一种既有药物功效又有食品美味、用以防病治病、强身益寿的特殊食品，如不具备医药常识而盲目制作或食用药膳进补，难免会产生危害。如桂圆、红参都是温补助阳之品，大量服用对胎儿不利。

### 不宜常服蜂王浆、人参等补品

补药会增加肝肾负担，蜂王浆内含有雌性激素，可能会引起胎儿的性早熟。

人参有大补元气、补脾益肺、生津安神的作用，体虚的准妈妈可在医生指导下适量服用；但人参药性偏温，若久服或用量过大，易导致出血，扰动胎儿，也容易导致准妈妈血压升高和浮肿加剧。

### 不要吃过多鸡蛋

准妈妈鸡蛋吃得太多，摄入蛋白质过多，在体内可产生大量硫化氢、组织胺等有害物质，易引起腹胀、食欲减退、头晕、疲倦等现象。同时，高蛋白饮食可导致胆固醇增高，加重肾脏的负担，不利孕期保健。

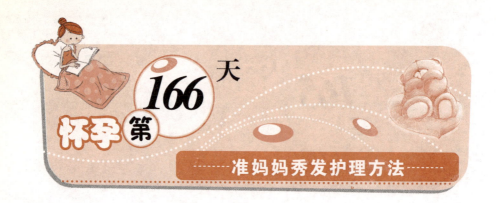

## 怀孕第166天 准妈妈秀发护理方法

### 放松心情，注意饮食

不良的饮食习惯和压力是健康、乌黑秀发的大敌。所以，准妈妈应该放松心情，摄取均衡的营养，吃得好，睡得香，便不会过多掉发。还可以多吃小鱼干和多喝牛奶，其中所含的钙质能预防白发。多吃富含维生素B的食物，能让头发强韧，因此怀孕期间，准妈妈可以多食用些维生素B含量高的食物，如小麦胚芽、糙米、动物肝脏、香菇、包心菜等。

### 多按摩头皮

准妈妈洗头时要多多按摩头皮，以促进血液循环。一旦血液循环畅通，头发生长的速度便会增快，发质自然就会变好了。按摩时，以指腹揉、捏、敲、擦头皮。动作要领是：揉时以"画圆"的方式进行；捏时力道不要太重；敲时以发旋为中心，做前后左右式的移动；擦时以拇指由耳后往下按。

### 勤梳洗头发

勤梳洗自己的头发，可促进头皮的血液供应，保持头发整洁，使头发显得柔顺而有光泽；选择适合自己发质且性质比较温和的洗发水；洗头后，准妈妈可以利用干发帽、干发巾将头发中的水分吸干；不要用强风吹干；为了防止头发断，最好不用卷发器卷发。

### 准爸爸帮帮忙

妊娠中期是胎儿发育的重要时期，准爸爸要帮助准妈妈做好家庭监护，这样不仅可以了解胎儿的发育情况，而且能及时发现异常情况。

## 第6个月 孕妈妈的幸福与挑战

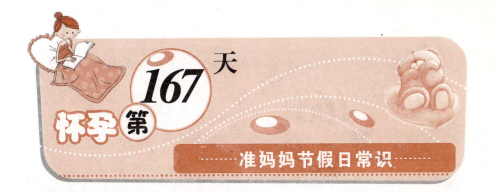

怀孕第 167 天 — 准妈妈节假日常识

### ❤ 尤其要注意饮食

每到节日亲朋好友聚会，准妈妈难免也会吃很多东西，但是准妈妈一定要注意，少吃鱼和肉、多吃水果；不要暴饮暴食；不要吃太多的主食或甜食；坚决不饮酒；吃火锅最好在自己家里，避免用同一双筷子取生食及进食，菜一定要煮熟；忌食辛辣食品。

### ❤ 注意睡眠和休息

在假期里，准妈妈可能会访亲会友，也许还会因为娱乐而熬夜，这样会疲劳不堪。所以准妈妈要注意休息，避免长时间地站立和行走，保证每天有 8 个小时的睡眠时间。

### ❤ 要注意安全

在假期里大家都会出来购物，但是，准妈妈一定不要去人多拥挤的地方，以免被人群碰撞，如果准妈妈自己开车出门，一定要系好安全带，以保证安全。

### ❤ 要保持室内空气流通

在节假日里，家里如果来了不少客人，也会有男性抽烟，所以在家里准妈妈一定要经常开窗通风，以保持室内空气的新鲜。最好是告诉亲友不要在家抽烟。

### ❤ 要注意运动

准妈妈在节假日里一定要注意适量运动，千万不要长时间地坐在沙发上看电视。不要因为放假而放弃了运动，一定要保持适量运动的好习惯。

### ❤ 注意旅行

节假日是旅游旺季，正值怀孕中期的准妈妈可以随家人远游，发生流产或早产危险的可能性小；怀孕初期及后期的准妈妈则只能做轻松的一日游。

如果准妈妈在节假日里突然出现身体不适，或者突然出现腹部疼痛、阴道流血等症状，一定不要拖延，要尽快去医院检查。

HUAIYUN MEI RI YI YE

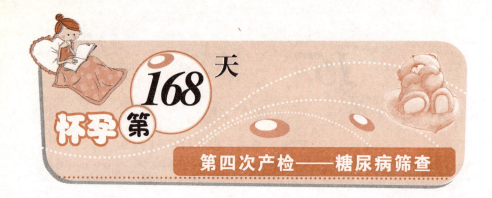

## 第四次产检——糖尿病筛查

怀孕期间若患上糖尿病，容易有早产、先兆子痫、胎儿过大等情形，胎儿过大不仅容易难产，生下的宝宝也可能有呼吸困难、窒息等现象，而准妈妈的产道也容易受伤。只有定期产前检查，监测血糖变化，早期给予生活指导和干预，才能降低母婴并发症发生，顺利妊娠并分娩。

### 糖耐量实验

服用50克葡萄糖进行糖耐量实验。一般是在5分钟之内，把溶有50克葡萄糖的100毫升水喝下去，从喝糖水的第一口计时，一个小时后通过测手指血检查你的血糖水平。如果超过7.8，就认为是异常的，如果小于7.8，就是正常的。糖耐量实验，早饭可以吃也可以不吃，只要不吃得过多就可以。

### 孕期预防糖尿病

主要通过调整饮食来实现。在孕中后期一般每日要控制在1800～2200千卡为宜：蛋白质摄入量每日以100～110克为宜；适当限制碳水化合物的摄入量，以每日摄入200～250克为宜；增加膳食纤维的摄入量，应多吃大豆及其制品；每日供给一定量的奶类、动物肝脏、蛋、鱼、虾、豆类、干果类、大量的新鲜叶菜类。有浮肿和高血压的患者，要限制盐的摄入量。

### 孕期治疗糖尿病

除了在孕期严密监测血糖、尿糖外，也应坚持糖尿病的治疗，积极控制血糖。在孕期控制血糖时，因为磺脲类口服降血糖药可通过胎盘使胎儿畸形或死亡，应禁止使用这类药物，改用胰岛素制剂。此外在怀孕期、分娩期均应密切监护防止出现酮症酸中毒及低血糖。还应根据不同的情况选择适当的分娩时间和分娩方式，防止出现母婴意外。

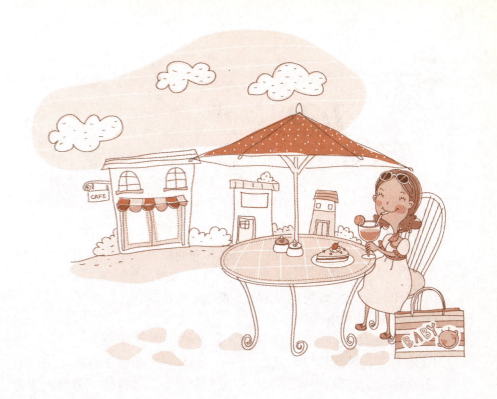

# 第7个月
# 不要忽视了胎教

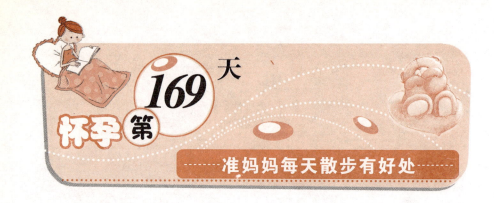

## 怀孕第169天
### 准妈妈每天散步有好处

### 孕晚期要减少运动量

自孕7个月起，准妈妈的子宫已过度膨胀，宫腔内压力已较高，子宫口开始渐渐的变短，准妈妈身体负担逐渐加重。甚至可能出现如浮肿、静脉曲张、心慌、胸闷等情况。孕晚期开始，应适当减少运动量，以休息和散步为主。过于频繁的活动会诱发宫缩，导致早产；后期也不宜有性生活，易发生宫腔感染和胎膜早破。

### 散步最适合孕晚期

到了妊娠32周后，对于准妈妈来说最适宜的运动就是散步了。因为散步除了可以促进小腿及腿部肌肉的收缩，进而促进血液循环、减轻下肢水肿，也能促进肠肌蠕动而增加食欲，缓解便秘；散步可以锻炼骨盆、增加耐力，而耐力对分娩是很有帮助的；散步到室外，可吸收新鲜空气，有利母子健康；此外，散步还可以帮助胎儿下降入盆，松弛骨盆韧带，从而缩短分娩时间，有助于顺利娩出胎儿。

### 散步时要注意

准妈妈在孕晚期做散步运动不宜时间过长，以身体不感到疲劳为原则，刚开始时最好步子放慢一些；尽量避开有坡度或台阶的地方，特别是在妊娠晚期，以免摔倒；应选择风和日丽的天气，雾、雨、风及天气骤变不宜外出，以免发生感冒；最好选在清晨；散步地点宜选在林荫道、公园等空气新鲜、人少的地方；要避开空气污浊的地方，如闹市区、集市以及交通要道，这些地方空气中的汽车尾气含量很高，过多吸入不利于胎儿的大脑发育。

散步时最好请准爸爸陪同，这样可以增加夫妻间的交流，培养准爸爸对胎儿的感情。散步时，要穿宽松舒适的衣服和鞋。

第7个月　不要忽视了胎教

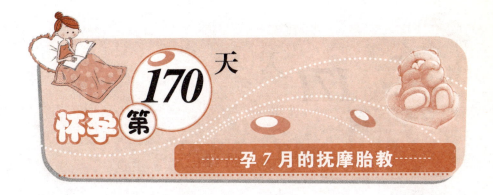

孕7月的抚摩胎教

### 又开始变得懒洋洋了

随着胎宝宝的不断增大，准妈妈的特征已经非常明显了。腹部隆起明显，宫底上升到脐上1~2横指，子宫高度为24~26厘米，身体为保持平衡略向后仰，腰部易疲劳而疼痛。因为血液供应增加，心、肺都要承担比以前更重的负担，甚至稍稍加快脚步都不得不大口喘气。你还会发现自己的精神状态似乎又回到了孕早期，会经常性地感觉疲劳、头晕，频繁地去卫生间。

### 让人紧张的胎梦

准妈妈可能会觉得睡眠不安，经常做一些记忆清晰的噩梦，梦见自己在努力逃避什么，甚至梦见自己从很高的地方掉下来，也许这是你在怀孕阶段对即将承担的母亲的责任感到忧虑不安的反应，或是担心胎宝宝出生后会使你的生活失去自由和独立，会为胎宝宝牺牲自己的前途和机遇的反应。相信很多人都有同样的想法，这是正常的，准妈妈不必为此自责。关键是你应该为了胎宝宝的健康发育保持良好的心境，可以向丈夫或亲友诉说你的内心感受，他们也许能够帮助你放松下来。

### 为进入孕晚期做准备

此阶段准妈妈马上就要进入孕晚期，离分娩已经不是很遥远了，如果你还没有参加分娩课，那么自己也应该认真了解一下有关的分娩知识。

从第28周开始，要正规记录每天的胎动。经过一段时间的记录，准妈妈会逐渐熟悉腹中胎宝宝胎动的规律和特征。每个胎宝宝胎动的频率、强弱、发生的时辰、持续时间、间隔时间、一次胎动的时间等都不尽相同，有时还存在比较大的个体差异。准妈妈不但要认真记录，还要仔细体会，找出规律和特征。

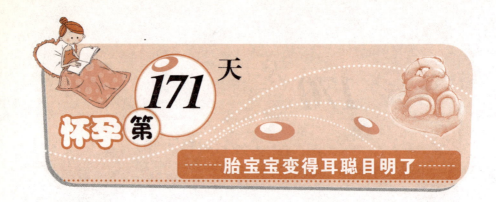

## 怀孕第171天：胎宝宝变得耳聪目明了

### 不太漂亮但有生存能力

孕7月，胎宝宝的头与躯干比例接近新生儿；头发长出5毫米左右，全身覆盖胎毛，皮肤略呈粉红色，皮下有少量脂肪，皮肤皱褶多，貌似小老人，眼睑已能睁开；骨骼肌肉更发达，内脏功能逐渐完善；女胎宝宝的小阴唇、阴蒂已清楚地突起长出。此期大脑发育正在进行，神经系统已参与生理调节，所以有呼吸运动，但肺及支气管发育尚不成熟，若此时早产，宝宝会出现呼吸困难，哭声微弱，吸乳力量小等现象，生命力较弱，若精心护理及喂养亦能存活。

### 味觉基本成形

感觉味道的味蕾，在怀孕3个月时逐渐形成，直到出生之前慢慢完成。不过，在怀孕7个月左右时已基本完成。因此，如果给7个月的早产儿甜味的东西，他马上就有反应。胎宝宝在感觉到甜味时除了会心跳外，还会吸吮；尝到苦味时还会做出吐舌头表示讨厌的动作。

### 肺部还在不断健全

此阶段胎宝宝的肺基本形成了所有的细小的支气管和肺泡，同时也形成了一层叫做表面活性物质的东西。如胎宝宝在这个月早产，医生会给母亲注射类固醇刺激胎宝宝分泌表面活性物质，或是给出生的胎宝宝使用人工表面活性物质，以帮助他呼吸。

### 胎宝宝变得耳聪目明了

脑组织开始出现皱缩样，大脑皮层已很发达。虽然还是生活在黑暗的子宫内，但脑已经能通过妈妈的生活，感知昼夜的变化；大脑中负责听声音的侧头叶部位逐渐发达，能感觉到声音的节奏。内耳与大脑发生联系的神经通路已接通，因此对声音的分辨能力也大大提高。这使胎宝宝不仅能分辨外来的声音，还能表现喜恶的动作。研究表明，在胎宝宝的几种感觉器官中最为发达的就是听觉系统。原始的感情开始萌芽，不愉快的时候会吸吮手指头。

## 第7个月　不要忽视了胎教

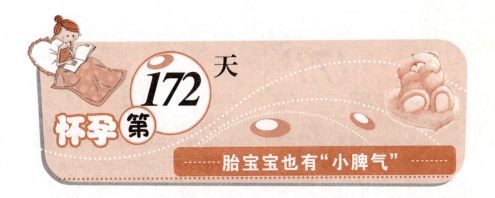

### 怀孕第172天　胎宝宝也有"小脾气"

研究发现，在胎宝宝3个月大时就形成感知的能力了，当胎宝宝一开始碰触到子宫内的组织会有害怕的表现，然而当他开始习惯这个所处的环境后也就随之变得"大胆"起来，譬如踢脚、打拳等。所以，胎宝宝在子宫内绝不是处于沉睡状态，他也会表现出喜、怒、哀、乐的情绪。

胎宝宝在母亲的子宫内，透过妈妈"观察"着外面的花花世界，感受着妈妈的喜、怒、哀、乐。所以准妈妈的情绪也会影响到胎宝宝的心情。

一般来说，胎宝宝在孕期5周左右就会对外界的刺激做出反应，8周大的胎宝宝就已经会蹬脚会摇头来表示不喜欢，到了6个月左右胎宝宝就开始表现出他的脾气，偶尔还会发点小脾气。而对于妈妈是不是真心欢迎他的到来也能察觉而做出反应。

1. "我是在妈妈的期望下来到的"：宝宝是在妈妈的期望下报到的，此时准妈妈怀孕时情绪最为稳定，其喜悦的心连宝宝都感觉得到，所以胎宝宝身心发育最为健全，胎宝宝的动作会有节奏感且自在又缓和，分娩的过程也最为顺利。

2. "我不确定妈妈喜不喜欢我"：虽然准妈妈对外表现出的感觉都是愉悦的，但心中还是有一丝犹豫与排斥。而这样的矛盾心情一样逃不出胎宝宝的"法眼"，宝宝出生后极可能会有肠胃上及行为上的问题。

3. "妈妈不想要我"：宝宝的来到不是妈妈所期望的，甚至希望宝宝消失。如果准妈妈在整个孕期都处于这样的心态，那么宝宝早产的机会则很大。宝宝出生后会有体重过轻的现象，在情绪及情感上也会表现得较冷漠。

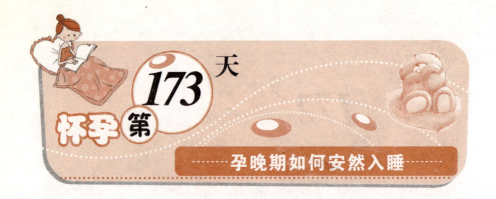

## 孕晚期如何安然入睡

### 造成睡眠障碍的原因

1. 腹部变形，体重增加，准妈妈经常感到腰酸背痛，翻身困难；

2. 胎宝宝的存在使得准妈妈的心脏搏出量增加，心率加快；

3. 增大的子宫压迫肺部下方的横膈膜，促使呼吸频率加快；

4. 怀孕期间消化系统容易发生胃灼热、恶心、便秘等现象，导致准妈妈睡眠质量低下。

5. 越临近分娩，准妈妈的心理压力可能就越大，这也是造成准妈妈睡眠不好的一个原因。

### 如何安然入睡

为了使准妈妈获得良好的睡眠，不妨从以下4点做起：

1. 放松心情。准妈妈学习一些放松心情的方法：多和其他准妈妈或有经验的准妈妈交流；参加一些相关的准妈妈保健培训班，还可以参加瑜伽班学习呼吸和放松技巧；孕期是让准妈妈可以放下身段、放慢脚步、放松心情的机会，是一个学会欣赏、学会体验自己、重新认识自己的过程。

2. 采用正确的睡眠姿势。到了孕中晚期，准妈妈尤其要注意采取左侧卧位，这是最舒服也是最安全的体位。取左侧卧位时，上面的腿向前弯曲并与床接触，使腹部贴于床面，这样的睡眠姿势会减轻腹部的重量，有安全感，睡得更踏实。

3. 适当运动。怀孕后要养成运动的习惯，即使在身体最为沉重的时候，也要坚持去绿树成荫的地方散步，做孕妇体操等。临睡前还可以进行脚部按摩，也可以将腿抬高一些，消除下肢肿胀带来的不适，预防抽筋。

4. 调整饮食。缺钙会造成准妈妈夜里腿脚抽筋，建议在医生指导下服用补钙制剂，而且还要在日常生活中多吃富含钙质的食物，如牛奶和奶制品、鱼类、虾类、海藻类、豆类产品、绿叶蔬菜等，多晒太阳以保证钙的吸收。

怀孕后的饮食中，要少吃精淀粉食物，如白面包、白米饭、甜食等，这些食物容易造成血液酸碱度失衡，影响睡眠。

第7个月 不要忽视了胎教

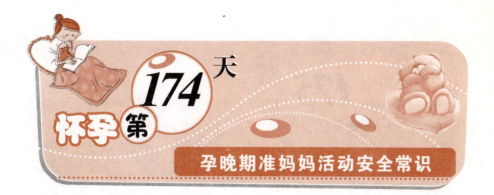

## 怀孕第174天 孕晚期准妈妈活动安全常识

孕中晚期，准妈妈腹部增大，内脏受到压迫，身体不适较明显，时常会出现心悸、腹胀、呼吸困难、食欲不振等现象，因身体笨重而行动不便，此时需要特别注意活动安全。

### 孕中晚期如何弯腰

孕中晚期，胎宝宝的体重会让准妈妈的脊椎压力增大，并引起准妈妈背部疼痛。因此，准妈妈要尽量避免俯身弯腰的动作，以免给脊椎造成重负。如果准妈妈需要从地面捡拾起掉落的东西，俯身时不仅要慢而轻向前，还要屈膝，同时把全身的重量分配到膝盖上。准妈妈在清洗浴室或是铺沙发时也要参照此动作。

### 孕中晚期如何起身站立

孕中晚期，准妈妈起身站立时要缓慢有序，以免腹腔肌肉过分紧张。仰躺着的准妈妈起身前要先侧身，肩部前倾，屈膝，然后用肘关节支撑起身体，盘腿，以便腿部从床边移开并站起来。

### 孕中晚期正确站立姿势

站立时，准妈妈应选择最舒适的姿势。如，收缩臀部，就会体会到腹腔肌肉支撑脊椎的感觉。需要长时间站立的准妈妈，为促进血液循环可尝试把重心从脚趾移到脚跟，从一条腿移到另一条腿。

### 孕中晚期正确的坐姿

准妈妈正确的坐姿是要把后背紧靠在椅子背上，必要时还可以在背后放一个小枕头。

### 准妈妈如何徒步行走

徒步行走对准妈妈很有益，可增强腿部肌肉的紧张度，预防静脉曲张，还可强壮腹腔肌肉。一旦准妈妈行走时感觉疲劳，就应马上停下来，找身边最近的凳子坐下歇息5~10分钟。走路时，准妈妈要注意保持直立，双肩放松。散步前要选择舒适的鞋，以低跟、掌面宽松为好。

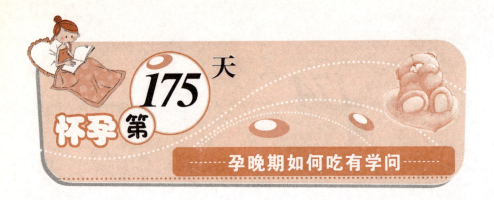

## 怀孕第175天 孕晚期如何吃有学问

孕期发胖了怎么办？几乎每一个准妈妈都会遇到这样的问题，那么如何在保证摄取充足营养的同时又能有效地控制体重呢？

### 蔬菜当做水果吃

水果含有丰富的维生素，不仅是人体的必需品，还有利于铁的吸收，但是却不能毫无节制地食用，因为水果中含有大量糖分，容易发胖，并可能引发妊娠期糖尿病。

不妨把一些口感好的蔬菜当做水果来吃，或者与水果混合在一起食用。

比如把橙子与黄瓜拌成香橙黄瓜沙拉；或者将胡萝卜与苹果混合打成果汁。还可以把番茄、樱桃、小萝卜等当做水果吃，或者用黄瓜汁代替水果汁饮用。

### 采用清炖的肉类烹饪方法

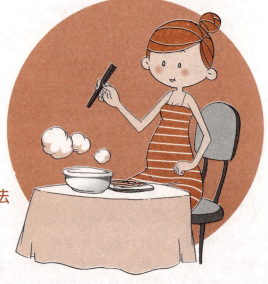

烹饪肉类时，不建议采用红烧的办法，因为"红烧"时会加入大量的料酒、糖、酱油，这些调料具有很高的热量。

怀孕期间可以多用清炖的办法来烹饪肉类，比如清炖牛肉等。但是注意不要用明火烤肉，而使用烤箱，要避免烤焦，以防止产生致癌物质。

## 第7个月　不要忽视了胎教

### ❤ 把柠檬当做调味剂

为了使食物更加好吃而添加一些调料也极易使身体发胖，比如拌沙拉用的蛋黄酱是用蛋黄与油搅拌而成，并加入盐和糖，热量非常高。所以，不妨试试自制沙拉汁。还可以把柠檬切片泡在矿泉水中，在夏天代替碳酸饮料，既爽口、又有利健康。

### ❤ 用豆类、玉米、甘薯等充当主食

调整主食的结构，少吃一些精米白面，适当在主食中增加豆类和杂粮，比如蒸一碗杂粮饭。或者把红薯、玉米、芋头当做主食，这样可以多吸收一些膳食纤维，有利肠蠕动，缓解孕期经常发生的便秘现象，也是保持体重缓慢增加的好办法。

### ❤ 将晚餐时间提前，并坚持饭后散步

怀孕期间如果可以养成少食多餐的习惯，对控制体重非常有益。

### ❤ 每天坚持称量体重，随时调整

买一只电子秤，每天进行准确地称量，以有效地控制体重。

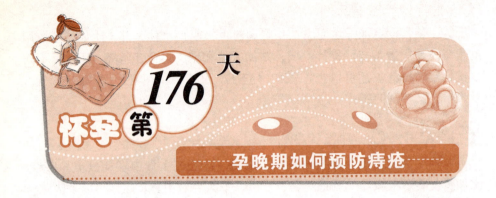

## 怀孕第176天 孕晚期如何预防痔疮

痔疮通常出现在孕晚期（28~36周），特别是分娩前1周会有便秘出现，造成局部静脉曲张而形成痔疮。

### 妊娠期痔疮形成的原因

妊娠期痔疮的形成主要有3个原因：

1. 盆腔内的血液供应增加，随着胎宝宝慢慢长大，子宫也随之增大，继而压迫静脉，造成血液回流受阻；

2. 孕期盆腔组织松弛，促进了痔疮的发生和加重；

3. 直肠肛门部位受到子宫压迫而血行淤滞，也容易诱发痔疮。患了痔疮之后，准妈妈会感觉直肠附近有肿胀、瘙痒或剧烈疼痛等症状，如果长时间得不到改善，将会对胎宝宝的正常发育产生一定的影响。

### 如何预防痔疮

为了防治痔疮，准妈妈最好从以下几个方面做起。

1. 养成定时大便的习惯。早餐后，或晚上临睡前，不管有没有便意，都应按时去厕所，久而久之就会养成定时大便的习惯。而且，每次大便后要注意做好清洁工作。

2. 适量运动。适当进行一些轻量活动，促进肠道运动，缩短食物通过肠道的时间，这样还能增加排便量，对防治痔疮非常有益。

3. 合理摄入饮食。多吃一些含纤维素多的绿叶蔬菜和水果，如菠菜、韭菜、葡萄干、无花果、梨和豆类食品。避免摄取过多辛辣食物，这些食物会导致便秘。此外，还要多喝水，每天晨起后要空腹饮1杯温开水，这样能刺激肠道蠕动，对排便有帮助。

第7个月　不要忽视了胎教

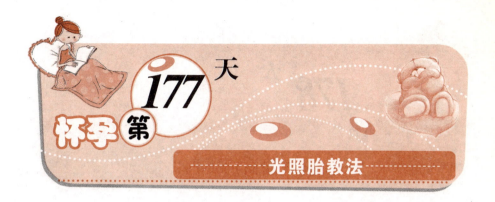

怀孕第177天　光照胎教法

光照胎教法是用手电筒的微光作为光源通过对胎宝宝进行刺激,训练胎宝宝视觉功能,帮助胎宝宝形成昼夜周期节律的胎教法。光照胎教法最好从孕24周开始实施,用手电筒即可,因为此时胎宝宝对光开始有反应。

### 光照胎教的好处

对胎宝宝适时地给予光刺激,能促进胎宝宝视网膜光感受细胞的功能尽早完善。光照胎教可以结合音乐胎教、对话胎教进行,选择胎宝宝觉醒、活跃的时候一边播放胎教音乐一边进行。在照射的时候妈妈可以和宝宝对话,如:"现在是中午时间,外面的天气很好,微微的风很舒服,宝宝您感觉到了吗?"妈妈一边用手电筒的微光照射腹部,一边告诉胎宝宝:"这是手电筒发出的光,它好玩儿吗?您可以去抓住它。"

### 具体方法

每天早晨起床前,准妈妈可用手电筒紧贴准妈妈腹壁,用手电筒的微光一闪一灭地照射胎宝宝的胎头部位,说:"宝宝该起床了。"晚上睡觉前同样用手电筒的微光一闪一灭地照射3次,告诉胎宝宝:"现在是晚上,宝宝该睡觉了。"这样可以训练胎宝宝昼夜节律,即夜间睡眠,白天觉醒。

坚持光照胎教一个月后,宝宝会记住这个时间段,每到这个时间段胎宝宝也会非常高兴,每天享受着甜美的游戏时光,妈妈也会心情舒畅。

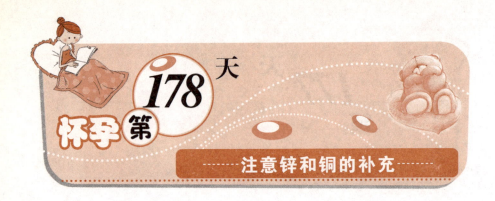

## 怀孕第178天：注意锌和铜的补充

### 锌有助于胎宝宝发育

锌作为人体不可缺少的营养素，对人体许多生理功能的完成起着重要的作用，并且与生理代谢有关的100多种酶要靠锌的调节才能发挥生理作用。

怀孕后，准妈妈对锌的需求量增加，这是因为除了胎宝宝的生长发育需要锌外，准妈妈也需要锌的补充以帮助顺利分娩。一旦缺锌，子宫就会收缩乏力，造成无法顺产。因此，在整个妊娠期间，准妈妈都应定期检查血锌浓度，并相应多摄入一些含锌丰富的食物，如牛肉、芝麻、豆类等。

### 铜是人体不可缺少的微量元素

近年来，随着对微量元素的重视和检测方法的改进，发现胎膜早破产妇的血清铜值均低于正常破膜的产妇。这说明胎膜早破可能与血清铜缺乏有关。铜在胶原纤维和弹性蛋白的成熟过程中起着关键性的作用，而胶原纤维和弹性蛋白又为胎膜提供了特殊的弹性与可塑性。如果铜含量低则极易导致胎膜变薄，脆性增加，弹性和韧性降低，从而发生胎膜早破。胎膜早破首先会引起流产，还会直接导致胎宝宝宫内缺氧，胎膜破裂时间较长，胎膜绒毛发生炎症，容易使胎宝宝窘迫。此外，胎膜早破还可能增加新生儿感染的机会，破膜的时间越长，胎宝宝越容易感染而患上肺炎等症。因此，准妈妈要补充充足的铜，如多吃一些豆类、海产品等含铜丰富的食物。

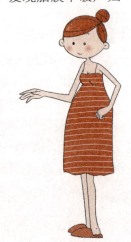

## 怀孕第179天

### 不宜忽视某些疼痛

在怀孕期间，经常会有一些身体的疼痛不期而至，其实很多疼痛都是孕期的正常现象，准妈妈不必太多担心，但是也不能太过大意，因为的确有些疼痛是不容忽视的。

### 头痛

有些准妈妈在孕早期会出现头昏、轻度头痛等现象，这是较常见的早孕反应。若在孕晚期的3个月突然出现头痛，要警惕子痫的先兆，特别是血压升高和浮肿严重的准妈妈尤应注意，应及早就医诊断。

### 胸痛

孕期胸痛时有发生，好发于肋骨之间，犹如神经痛。此种情况可能是由于准妈妈缺钙或膈肌抬高所致，可适当补充一些高钙食物。

### 腹痛

有些准妈妈下腹两侧经常会有抽痛的感觉，尤其在早晚上下床之际，总会感到一阵抽痛，这种抽痛一般是因为子宫圆韧带拉扯而引起的抽痛感，不会对怀孕过程造成危险。

如果下腹感觉到规则的收缩痛，就要怀疑是不是由于子宫收缩引起的，应该尽快到医院就诊，检查是否出现早产。如果的确属于早产先兆，应在子宫口尚未打开前赶快到医院就诊，只要找出早产的原因，还是可以顺利安胎的。如果延误了就诊时机，等到子宫口已开了3厘米以上，想安胎就很难了。

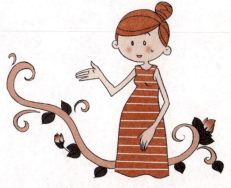

### 腰背痛

随着怀孕月份的增加,不少准妈妈常感到腰背痛。这是因为准妈妈调节身体平衡,过分挺胸而引起的脊柱痛。一般在晚上及站立过久时疼痛加剧。准妈妈可适当减少直立体位,经常变换体位,或适当活动,可改善疼痛。

### 骨盆区痛

孕晚期,随着子宫的增大,骨盆关节韧带处于被压迫牵拉状态,常会引起疼痛,稍用力或行走时疼痛会加重。此类疼痛无须治疗,休息后可减轻。

**腿痛:** 准妈妈腿痛一般是腿部肌肉痉挛引起的,往往是准妈妈缺乏钙质或 B 族维生素所致。可服用钙片或 B 族维生素药品,或多吃富含钙和 B 族维生素的食品。

### 臂痛

妊娠晚期,当准妈妈把胳膊抬高时,往往感到一种异样的手臂疼痛,或有种蚂蚁在手臂上缓慢爬行的感觉。这种情况是因为怀孕压迫脊柱神经的缘故。准妈妈平时应避免做牵拉肩膀的运动和劳动,可减少疼痛,分娩后即可恢复正常。

第7个月　不要忽视了胎教

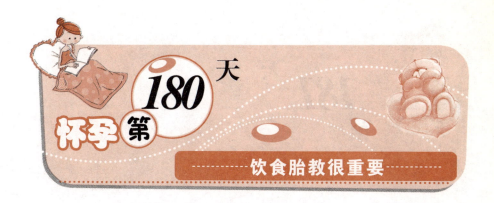

怀孕第 180 天　饮食胎教很重要

　　宝宝出生后的饮食习惯深受胎教的影响。临床发现，有些宝宝出生后出现食欲不振、吐奶、消化不良、偏食等现象，其实这与准妈妈怀孕时的饮食状况有很大关系。如果准妈妈希望日后宝宝能有良好的饮食习惯，就应注意饮食胎教。

### 三餐定时
　　最理想的三餐进食时间为早餐 7~8 点、午餐 12 点、晚餐 6~7 点。不论多忙碌，准妈妈都应该按时吃饭。

### 三餐定量
　　准妈妈三餐都要保证足够的进食量，注意热量摄取与营养的均衡。

### 三餐定点
　　边吃饭边读书或看电视是不好的进食习惯。如果希望将来宝宝能专心坐在餐桌旁吃饭，准妈妈就应在吃饭时固定在一个地点，进食过程从容不迫，保持心情愉快，且不被干扰而影响或打断用餐。

### 以天然食物为主
　　准妈妈应多吃天然食物，如五谷、青菜、新鲜水果等。烹调时以保留食物原味为原则，少用调味料。另外，少吃垃圾食品，让宝宝在母亲肚子里就习惯健康的饮食模式，加上日后的用心培养，相信宝宝将来会养成良好的饮食习惯。

　　总之，准妈妈的饮食胎教原则就是摄取均衡营养、培养良好的饮食习惯。千万不要忘记您的一举一动对宝宝的影响。

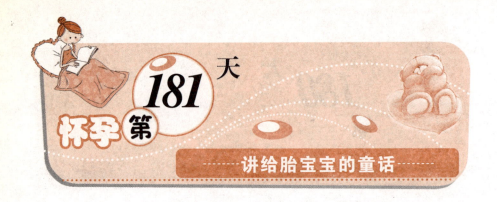

怀孕第181天

讲给胎宝宝的童话

童话作为一种文学形式，能让准妈妈通过书本就能体验奇妙的世界。童话也需要准妈妈用心的品读，当准妈妈全神贯注于童话世界时，也就更能理解为儿童而书写的文学作品的美妙之处。准妈妈，就请以阅读文学书籍的心情来读这篇童话吧！

### 冬天的风

冬天的风，是个爱吹口哨的淘气的小男孩儿。

它一会儿吹到东，一会儿跑到西，它到了哪儿，哪儿就会活跃起来。

冬天的风，特别爱跟人开玩笑。

小棕熊特别怕冷，一到冷天它就钻在家里烤火炉。冬天的风使劲儿地拍打窗户，催它到外面做游戏打雪仗。

小棕熊来到院子里，跟小山羊、小白兔一起滚雪球。冬天的风调皮地揉搓它们的脸蛋，把它们的小鼻子揉得红红的。小鸟们站在电线杆上举办冬季音乐会，冬天的风像一位神气的琴师为小鸟们伴奏。

冬天的夜晚，给山村笼罩了一张神秘的天幕。冬天的风像一位善讲故事的故事大王，给小棕熊、小山羊、小白兔和小鸟们倾诉着古老的传说故事。

呜——呜——

每天晚上，冬天的风都这样讲着。

冬天的风，肚里有讲不完的故事。

一直讲到第二年开春冰雪消融，冻土松动。

冬天的风向小棕熊、小山羊、小白兔和小鸟们告别：

再见了……

第7个月　不要忽视了胎教

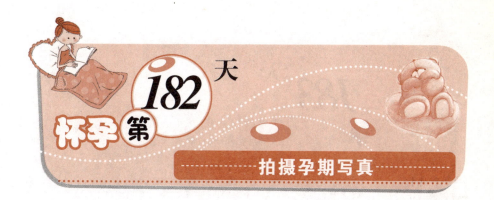

## 怀孕第182天　拍摄孕期写真

怀孕后，准妈妈就与苗条的身材暂时告别，而现在特殊的身材和状态又可能是一生一次的珍贵体验，所以，越来越多的准妈妈开始加入到拍"大肚孕妇照"的行列。拍摄孕期写真是一件很有意义的事情，需要事先做好一些准备工作，具体该做哪些准备呢？

### 选择合适的影楼或者工作室

拍孕照为的是留个纪念，并不是越贵越好。最好选择所有消费内容都明码标价的影楼或工作室，以免在拍摄过程中再增加额外费用。选择您的经济承受能力范围内的套系和服务。

### 预约在合适的天气和时间

准妈妈怀孕6~8个月时，是拍摄孕期照的最佳时间，最好选在温度适宜的暖和的天气去拍照。因为拍孕照一般要露着肚子，如果因为拍照而感冒，就有点儿得不偿失。时间应选择在一天中自己精神状态最佳的时段。

### 寻找灵感拍出自己的风格

拍照前，先多方收集相关资料，可以上网或看看杂志，看看别人的孕期照都摆一些什么动作，作一个记录；也可以模仿母婴类杂志上明星准妈妈摆的造型，这些都可以为您提供很多灵感。另外，拍照前自己先在心里勾勒出想要的形象和风格。拍照过程中，应大方地与化妆师和摄影师进行沟通，把自己的想法告诉他们，听取他们的建议。

### 最好带一些自用的化妆用具

准妈妈尤其要注意用品卫生，最好用自己的化妆工具，如粉扑、口红等。为防止因混用化妆品和用具而引起皮肤过敏，带上卸装的用品，方便拍照后马上清洁面部。如果没有必要，不要化浓妆，淡淡的妆容反而显得更自然、亲切。

# 怀孕第183天：孕期养花宜忌

怀孕后，准妈妈不仅要考虑到自己的安全问题，还要为胎宝宝着想。这就需要准妈妈对平时不怎么注意的事情加以注意，如家中所养的花草，虽气味芳香，赏心悦目，但是有些花草却会使人产生一些不适症状，尤其是孕妇，症状会更加明显。那么，准妈妈的家中适合养些什么植物呢？

## 适合的植物

**芦荟、仙人掌：**这些植物香气清淡，白天晚上均能释放氧气，对空气调节有一定的作用，芦荟更能在一定程度上吸收有害物质，如甲醛等。

**可净化空气的植物：**紫菀花、黄芪、含烟草和鸡冠花等一类植物，能吸收大量的铀等放射性元素；常青藤、月季、蔷薇和万年青等可有效清除室内的三氯乙烯、硫比氢、苯、苯酚、氟化氢和乙醚等；虎尾兰、龟背竹和一叶兰等可吸收室内80%以上的有害气体；天门冬可清除重金属微粒；柑橘、迷迭香和吊兰等可使室内空气中的细菌和微生物大为减少。

**兰草类植物：**吊兰。吊兰不仅是居室内极佳的悬垂观叶植物，而且也是一种良好的室内空气净化花卉。吊兰具有极强的吸收有毒气体的功能，一般房间养1～2盆吊兰，空气中有毒气体即可吸收殆尽，故吊兰又有"绿色净化器"之美称。

## 不适合的植物

**有香味的植物：**准妈妈要少接触浓烈气味的鲜花，如茉莉、夹竹桃、一品红等，这些植物会在夜里释放二氧化碳、吸收氧气，可能会导致室内空气含氧量下降，所以不要放在卧室。

第7个月 不要忽视了胎教

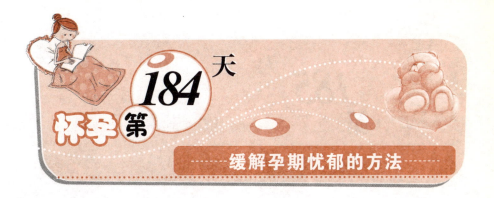

怀孕第 184 天

## 缓解孕期忧郁的方法

对于准妈妈来说，怀孕虽然是一件愉悦的事情，但整个过程却并不那么舒服。身体上的巨大变化时常让准妈妈觉得疲劳乏力，而孕期体内激素的变化，也引起了大脑中调节情绪的激素的变化，这使准妈妈更容易焦虑紧张，时常也会为一点小事而耿耿于怀。

此时准妈妈不要自我责备，这是孕期的正常反应。准爸爸和家人也要多关心爱护准妈妈，抽出更多的时间来陪伴准妈妈。

### 回避不必要的压力

在生活和工作中，那些不必急于解决的事情不妨先放下，不要杞人忧天，准妈妈现在最重要的是怎样保证胎宝宝的身体健康，工作是其次的，就算前面有个非常好的升职机会，如果会影响到宝宝也应放弃，如果您有能力，等到生完宝宝后，还是会有很多机会的。

### 参加减压训练班

现在，有非常多的针对准妈妈举办的训练班，有孕期健身的，还有孕期减压的，准妈妈可以通过训练班上教授的调节呼吸或瑜伽等方法，达到清心放松的目的。

### 充足的营养和睡眠

有人说睡眠是最好的保养品，准妈妈一定要保证足够的睡眠，整天有困倦的面容，对胎宝宝的发育也极为不利。还要多吃一些能使人心情愉快的食物，如香蕉、鱼类等。

### 倾诉

如果心中抑郁难消，可以向好朋友或老公倾诉。当然孕期最好的倾诉对象非老公莫属，因为现在你们俩人是同一战线中的战友，你们有共同的目标——创造一个聪明健康的宝宝。准妈妈的担心或困惑可以毫无保留地跟老公分享，两人一起来承担孕期压力。

# 怀孕第185天

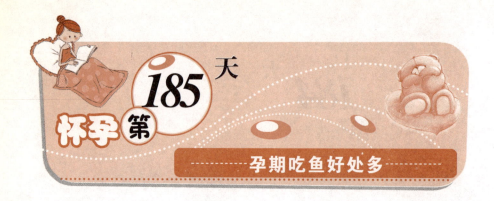

## 孕期吃鱼好处多

鱼肉是人们喜欢吃的水产食品，它营养丰富，含大量优质蛋白质，而且脂肪少，吃起来还细致嫩滑，容易消化。近年研究发现，女性更适宜多吃鱼，这除了鱼肉脂肪少、热量低和女性常吃鱼不易发胖外，吃鱼对女性还有以下一些特殊益处。

### 孕期吃鱼对胎宝宝有好处

丹麦科学家发现，经常吃鱼的准妈妈出现早产和低体重婴儿概率远低于平时不吃鱼或很少吃鱼的准妈妈。原因是鱼富含Omega－3脂肪酸，其有防止早产和有效增加婴儿出生时体重的作用。

### 常吃鱼能减少抑郁症发生

美同医生研究发现，准妈妈在怀孕的第3个月从海鱼中摄取的Omega－3越多（指每周吃鱼2至3次），在孕期及分娩后出现抑郁症的可能性越小。科学家解释说，Omega－3脂肪酸是大脑发育的关键"建筑材料"，食物中缺乏Omega－3，大脑中一种叫血清素的化学物质也会相应较少，血清素含量少会引起或加重抑郁症。

### 吃鱼能防乳腺癌

有研究称，日本、韩国、北欧冰岛女性的乳腺癌发生率较低，这与她们经常吃深海鱼类有关。芬兰研究人员发现，鱼类中含有的必需氨基酸和Omega－3脂肪酸可抑制癌细胞形成。如果每周吃两次鱼，可降低乳腺癌的复发率。研究表明，鱼油对乳腺癌和淋巴癌效果较好。防癌可常选择食用沙丁鱼、青鱼、黄鱼、墨鱼等。

此外，女性多吃鱼能减少中风发生，女性糖尿病者常吃鱼还能防止心脏病等并发症出现。但应注意：患出血性疾病（包括血液病者）、痛风、对鱼类过敏的准妈妈，最好不要吃鱼。

第7个月　不要忽视了胎教

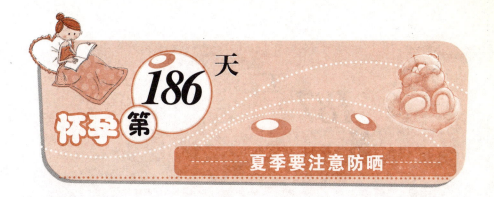

## 怀孕第186天　夏季要注意防晒

谁都羡慕洗发水广告中的主角有一头飘洒自如的秀发。那么如何才能让头发柔顺有光泽，保持健康轻松的表情呢？除了天天洗头，保持头发的清洁之外，额外的防晒呵护也是夏天的必需。

### 夏季防晒很重要

防晒对准妈妈来说尤为重要，因为准妈妈的皮肤更敏感、更容易被晒伤，很多准妈妈就是在度夏时不注意，皮肤上留下了妊娠斑。因此，准妈妈在阳光强烈时外出，一定要打伞或戴遮阳帽，最好涂抹不含铅的防晒霜，而在返回室内后要尽快洗净防晒霜。准妈妈可以选择在早晚阳光不太强、温度不太高时出去散步，而且尽量去阴凉的地方。夏天多雨，准妈妈外出除了有滑倒的危险外，闷热的天气还使准妈妈容易出现胸闷、气短、心慌甚至昏厥的情况，因此雨天尽量减少外出。

### 如何防晒

在阳光下活动，每隔2~3个小时就要重新抹一次防晒霜，头发的防晒护发素也需要5小时更新一次。所以建议随身携带一瓶免洗护发素，需要的时候，只要在发梢抹上少许，即可在头发表面形成一层轻盈透气的保护膜，能有效锁住头发内部的天然水分，保持秀发柔顺而富有光泽和弹性。

### 预防光感性皮肤病

夏季由于日光比较强烈，准妈妈在怀孕后受激素变化，皮肤较白皙的准妈妈对光较敏感，若摄入光敏物质，如泥螺、某些植物性食物等，或受阳光较长时间的照射后，可见皮肤发红、肿胀，甚至出现水疱等。

预防本病应避免食用光敏物质，避免日光直接照射。选用对皮肤无刺激的肥皂等护肤用品，洗澡时避免使用刷子或尼龙毛巾，尽量用手或海绵来清洗身体。如果患了这种疾病，准妈妈可服维生素C和烟酰胺等药物治疗，切忌不经过医生诊断，擅自用药，以防止药物对胎宝宝造成不良影响。

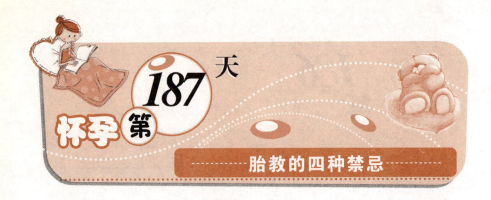

## 怀孕第187天：胎教的四种禁忌

胎教是带给胎宝宝的精神食粮，在实施胎教过程中，准妈妈都希望每一项胎教都能发挥最大的功效，那您首先就要注意避免四种胎教行为。

### 忌不良情绪

准妈妈的情绪状态对胎儿的发育具有重要作用。准妈妈情绪稳定、心情舒畅有利于胎儿出生后良好性情的形成。而准妈妈如果精神紧张，大喜大悲，情绪不定，母体内的激素分泌便会异常，造成对胎儿大脑发育的危害。因此，准妈妈要格外注意精神卫生，使自己精神愉快，心情舒畅，对生活充满希望。

### 忌不合理的语言教育

语言教育时，准妈妈可用中度音量向腹内的胎儿亲切授话，或吟读诗歌，或哼唱小调，或计算数字。如此都会给胎宝宝留下美好的记忆，切忌大声粗暴地训话，这样会造成胎宝宝烦躁不安，等胎宝宝生下来以后，容易造成暴躁多疑，精神失常等。以致对语言有一种反感和敌视态度。

### 忌不合理的运动教育

运动是很有效的一种胎教方法，但是不合理的运动就是胎教中的大忌了。与胎宝宝做运动联络时，要轻轻抚摩胎儿，每天2~4次为宜，有时胎宝宝也会不遵母命，此时就要耐心等待，不要急于求成。做运动胎教时，动作不宜过猛。

### 忌噪声

噪声能使准妈妈内分泌腺体的功能紊乱，从而使脑垂体分泌的催产激素过剩，引起子宫强烈收缩，导致流产、早产。噪声对胎宝宝有如此严重影响，因此，准妈妈要警惕身边的噪声，不要收听震耳欲聋的刺激性音响。

第7个月　不要忽视了胎教

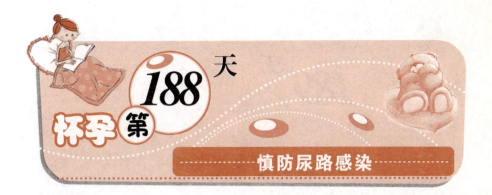

怀孕第188天

慎防尿路感染

据统计，准妈妈尿路感染的发生率高达4%～6%，这是由于女性特殊的生理特点和怀孕期间的身体变化造成的。孕期尿路感染，轻者可引起膀胱炎，表现为尿频、尿急、尿痛和血尿；重者可发生急性肾盂肾炎，除有明显的膀胱炎症状外，还有腰痛、发热、寒战等全身症状。严重的尿路感染对准妈妈和胎宝宝的危害很大，准妈妈在生活中应多注意，做好预防以减少尿路感染的困扰。

### 注意私密处的卫生

准妈妈要特别注意外阴的清洁，用温开水从前向后冲洗，然后用煮沸过的干净毛巾从前向后擦干净。每次排尿后必须吸干外阴残留的尿液，以防细菌繁殖。

### 穿裤有讲究

准妈妈穿的裤子要宽松，太紧的裤子会束压外阴，使得细菌容易侵入尿道。您最好每天换一次内裤，内裤宜用纯棉制品，每次换洗时最好煮沸消毒，经过日晒最好。

### 养成好习惯

准妈妈要养成多饮水的习惯，饮水多、排尿多，尿液可以不断冲刷泌尿道，使细菌不易生长繁殖；多饮水还可保持大便通畅，以减少对输尿管的压迫。准妈妈睡觉时应采取左侧卧位，以减轻对输尿管的压迫，使尿流通畅。

### 饮食也有预防作用

增强体质是预防疾病的基础，准妈妈宜加强营养。孕期的饮食宜清淡，准妈妈可吃冬瓜、西瓜、青菜等清热利湿的食物，也可用莲子肉、赤豆、绿豆等煮汤喝，既有利于减少尿路感染的发生，还可以保胎养胎。

## 怀孕第189天

### 十首胎教音乐

许多人认为准妈妈听的音乐应该以轻柔的为主,实际上,音乐应该多元化一些。因为不同的旋律、不同的节奏会带给胎宝宝不一样的感受和影响。以下列举准妈妈孕期必选的十首乐曲,准妈妈们,快去听听吧。

普罗科菲耶夫的《彼得与狼》——做个勇敢的宝宝。

德沃夏克的E小调第九交响曲《自新大陆》第二乐章——抚平焦躁的心情。

约纳森的《杜鹃圆舞曲》——特别适合在早晨睡醒后倾听。

格里格的《培尔·金特》组曲中《在山魔王的宫殿里》——感受力度与节奏。

罗伯特·舒曼的《梦幻曲》——感受清新与自然。

约翰·施特劳斯的《维也纳森林的故事》——感受春天早晨的气息。

贝多芬的F大调第六号交响曲《田园》——在细腻的乐曲中享受宁静。

老约翰·施特劳斯的《拉德斯基进行曲》——激情澎湃中感受无限活力。

勃拉姆斯的《摇篮曲》——妈妈无尽的爱,在乐曲声中与小宝宝说说话。

维瓦尔第的小提琴协奏曲《四季·春》——体验春季盎然的感受。

以上十首乐曲,每首的风格都是不一样的。准妈妈在一天当中的每个时刻都可以来听。

烦躁的时候就听一听《自新大陆》;慵懒的时候听一听《杜鹃圆舞曲》;悲伤的时候听一听《维也纳森林的故事》。

准妈妈,现在就多听听音乐,让您的小宝宝接触多元的艺术,接触不同演奏形式,不同艺术风格的乐曲,不管是欢快的、悲伤的、沉静的、梦幻的、激情的、淳朴的,让胎宝宝在音乐的海洋中汲取营养,培养胎宝宝的艺术潜能。

第7个月　不要忽视了胎教

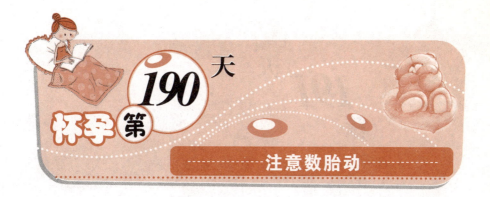

怀孕第190天

注意数胎动

准妈妈感觉到胎宝宝在子宫内的翻转、拳打脚踢等活动就是胎动。胎动是胎宝宝在宫内健康状况的一种标志。一般从怀孕28周起，准妈妈的一大任务就是在家里数胎动，这是自我监护的一种最好的方法，可以根据胎动的规律，检测胎宝宝的情况。此时是胎宝宝活动的频繁时期，准妈妈的感觉最明显。

### 胎动的频率

胎动是胎宝宝健康的指针。何时胎宝宝的胎动最活跃呢？就是准妈妈吃完饭后，血糖升高、胎宝宝的心情愉快、心跳速率加快时的这段时间，而晚餐过后更是胎动最频繁的时候。

### 胎宝宝的行为状态

胎动指的是胎宝宝的主动性运动，像呼吸、张嘴运动、翻滚运动等。如果是受到母亲咳嗽、呼吸等动作影响所产生的被动性运动，就不算是胎动。不过，胎宝宝就如新生儿一般，大多处于睡眠状态，胎动可分为睡眠和清醒两个时期。

### 睡眠时

**安静睡眠期**：利用超声波即可观察。胎宝宝处于完全睡眠的状态时，对于外界的刺激或声音都没有明显的反应，因为不容易被吵醒，此时几乎没有胎动产生。

**活动睡眠期**：有各种不自主的运动，如手脚运动、翻滚等，胎宝宝的心跳也会有加速的现象，容易感受到外来的刺激。如果此时准妈妈稍微变换一下姿势，胎宝宝就可能会被惊动而醒来。

### 清醒时

胎宝宝很频繁地进行全身性和各部位的运动，例如肢体运动、脊柱屈伸运动、翻滚运动、呼吸运动、快速眼睑运动等。大部分胎动集中在胎宝宝短暂的清醒期内。

## 怀孕第 191 天 —— 怎样数胎动

### 数胎动的方法

**方法 1**：每天空闲时间，如早饭后、午休后和晚饭后，左侧卧床或坐在椅子上，记录下胎宝宝 1 小时内胎动的次数，记录 3 次，将每次的胎动次数相加之和乘以 4，就是 12 小时的胎动次数。

不同孕周的胎动次数会有所差别。正常情况是每小时胎动在 3 次以上，12 小时胎动在 30 次以上，表明胎宝宝情况良好。如果少于 20 次，就意味着胎宝宝有宫内缺氧的状况，10 次以下说明胎宝宝有危险，需要马上去医院检查了。

**方法 2**：每天空闲时间，记录下连续 10 次胎动所需的时间。如早晨 8 点开始数，8：50 结束，则 10 次胎动用时 50 分钟，然后用一个记号记在表格里。

若 10 次胎动时间小于 120 分钟，则表示胎动正常。如果大于 120 分钟或者无胎动，则需要马上去医院了。

### 胎动异常的原因

如果每天都注意记录胎宝宝的胎动情况，细心的准妈妈很容易发现胎宝宝的胎动异常，比如长时间不动，或者动得过于频繁、胎动力度异常等，这些情况显示胎宝宝遇到了问题。

**脐带绕颈**：由于胎宝宝可以在羊水内自由地活动，所以可能发生脐带缠绕住颈部的情况。虽然脐带绕颈很常见，但如果缠绕得太紧，就会造成胎宝宝缺氧，胎动减少，甚至死亡。

**胎盘剥离**：通常会造成准妈妈剧烈的腹痛、大量阴道出血和胎宝宝心跳减速。一般较容易发生在有高血压病史，或腹部曾遭外力撞击的准妈妈身上。

**发烧**：轻微的发烧，胎宝宝因为有羊水的中介和缓冲，并不会受到太大的影响。如果准妈妈的体温持续超过 38℃ 以上，胎宝宝也会变得少动。

第7个月　不要忽视了胎教

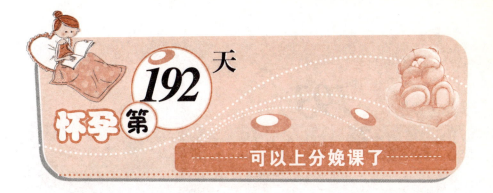

怀孕第 192 天

可以上分娩课了

如果条件允许，准妈妈可以上一个关于分娩的课程。准妈妈了解得越多，会让您越心里有底，这也是与其他准妈妈交流的好时机，准妈妈会发现自己所担心的其实也是大家担心的，这样可以消除您的焦虑感。

### 哪里有分娩课

一般社区的医院或妇幼保健院都有这种分娩课程，准妈妈也可以在网上查找一下本地区有哪些母婴中心有这种课程，或者让那些生过宝宝的妈妈帮您推荐一个。

### 何时开始上分娩课

一般怀孕一两个月就可以上了，也有的是准备怀孕就开始上了，但大部分准妈妈都是在怀孕六七个月时才开始上，可能认为这样记得牢，怕用时就忘记了。正规的分娩课都有固定的课程安排，一般会上6~12周，每周上1~2节课，正好可以在准妈妈分娩前一周左右上完。准妈妈可以根据自己的时间选择是上平时班还是周末班，是上午班还是下午班。还有更随机的，准妈妈可以自己看课表随时来上课，很多课程是在不同的时间重复安排，如果错过了还可以补回来。

### 分娩课会教您什么

一般比较完整的课程包括孕产课和育儿课。

孕产课包括的内容：

1. 怀孕期间准妈妈的身体变化、胎宝宝的变化。
2. 怀孕期间的营养。
3. 怀孕期间的锻炼，孕妇体操。
4. 孕期的安全问题。
5. 孕期的不适及对策。
6. 产前检查项目和内容，如何根据自己的情况合理消费。
7. 做胎教的各种方法。
8. 微量元素测查。
9. 分娩的过程，应付阵痛的方法。
10. 产后注意事项，包括坐月子和锻炼。

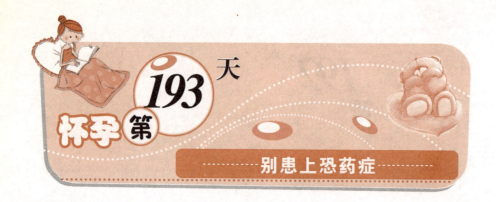

## 怀孕第193天 别患上恐药症

不能片面地认为,凡是药物都会伤害胎儿,生病后拒绝用药,而是靠自身的免疫力、抵抗力硬撑着。事实上,准妈妈患病就意味着她的抵抗力已经降低,免疫功能不足以抵御对抗疾病因子的作用,如不及时治疗,反会加速疾病本身对准妈妈身体的危害,并继而影响胎儿。因此,准妈妈用药应既慎重,又不能因担心而回避用药。

### 孕期用药原则

1. 任何药物(包括中草药、中成药)的使用必须得到医生的同意并在医生指导下应用。
2. 能少用的药物则少用,可用可不用的,则不用。
3. 必须用药时,应尽可能选择对胎儿无损害或不良反应最小的药物,如因病情和治疗需要而必须长期应用某种药物而该药又会导致胎儿畸形时,则应果断终止妊娠。
4. 切忌自己滥用药物或听信所谓"秘方"、"偏方",以防止发生意外。
5. 避免使用不了解的新药。
6. 根据治疗效果,注意随时减药和停药。
7. 在遵循上述各用药原则的基础上,应把药物应用剂量、种类、时间等减到最少。

### 孕期用药和多种因素有关

药物对胎儿的有害作用,与胎儿的月龄、药物剂量、疗程长短、胎儿遗传素质等有关,其中最重要的是药物性质及用药时的胎龄。因此,在孕早期尽量避免用药,孕中期用药相对安全一些;如需用药,尽量用对胎儿不良反应小的药物。

第7个月 不要忽视了胎教

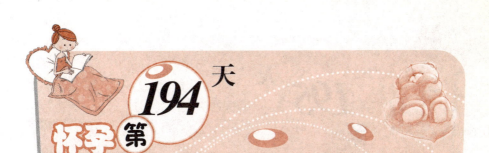

怀孕第 194 天

多看漂亮宝宝照片舒缓心情

### 没有科学依据

很多准妈妈为了生一个漂亮的宝宝,怀孕时满屋子贴的都是各式各样可爱宝宝的照片,每天一睁眼,就能看到这些可爱的宝宝。因为听人说,想生一个怎么样的宝宝,最好天天看着这个宝宝的照片,如果你眼睛小,就找一张大眼睛宝宝的照片天天看,生出来的宝宝就会漂亮。但看照片只是一种心理作用,其实在怀孕期间看可爱宝宝的照片便能生出一个漂亮宝宝,也只是一种心理作用,没有科学依据。

### 可以放松心情

在房间里挂漂亮宝宝的照片,是舒缓准妈妈心情的一种方式,准妈妈天天看着这些可爱的宝宝,心情会变好。

在孕育漂亮宝宝这个问题上,往往不能遂人心愿。因为客观上说,在一定程度上胎儿的长相会遗传父母的某些遗传因子,人们的长相也会受到营养状况、成长环境等后天因素的影响。

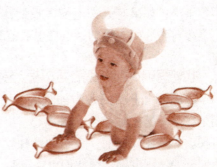

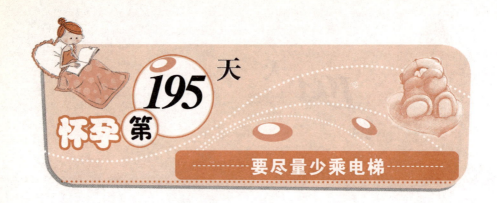

## 怀孕第195天 要尽量少乘电梯

###  坐电梯会有失重感

虽然坐电梯时会有失重的感觉,但是一般电梯的行驶速度是有限的,给人造成的失重感也是常人可以承受的,因此准妈妈乘坐电梯基本上不会对腹中胎儿造成伤害。但是,准妈妈在孕期都会比较敏感,如果乘坐电梯时出现如头晕、心慌、出汗等现象,还是应该尽量避免乘坐。

###  爬楼梯也是一种运动

如果居住在四层以下,最好不要坐电梯,但是到孕晚期,如果准妈妈身体不适可适当坐电梯。

### 电梯空间密闭

电梯里的空间比较密闭,所以敏感的准妈妈会感到憋气,这种情况下最好不要乘坐;如果有人在电梯里吸烟,会影响到准妈妈和胎儿的健康,即便是不直接对着准妈妈吸烟,电梯里残留的烟味和烟渍也对人体健康不利。

###  如果有电梯,孕晚期可以适当乘坐

孕晚期,由于准妈妈腹部比较突出,会重心不稳,眼睛无法看到脚部,特别是在上下楼梯时必须十分小心,上下楼梯的次数要尽量减少,尽可能利用电梯。尤其在分娩前,应该和电梯管理员打好招呼,告诉他们最近有可能在夜间需要使用电梯,请他们予以帮助。

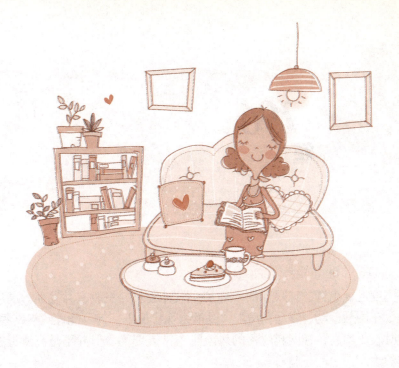

# 第8个月
# 孕妈妈的孕晚期

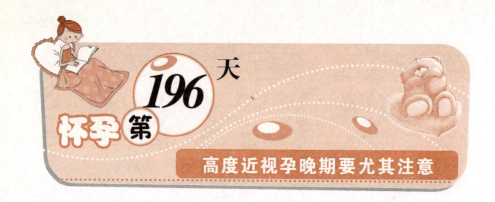

## 怀孕第196天 高度近视孕晚期要尤其注意

### 高度近视的准妈妈危险比较多

高度近视患者，其眼球曲率增加，眼轴较长，一般有并发症。高度近视的人，在剧烈运动、震动和撞击、提重物等状况下，都可能导致视网膜脱落。分娩时腹压增高，视网膜脱落的风险比正常人要高。但并不是高度近视就不能自然生产。

高度近视的准妈妈，要请眼科医生来把关，如果经眼科医生眼底检查显示可以进行顺产，而且胎儿体重不大、胎位正常、骨盆大小合适，可以考虑自然分娩，即使在分娩过程中发生网脱，经过手术也可以恢复。

近视眼不是绝对的剖宫产指征，患有高度近视的准妈妈能否顺产，需要看情况而定对，在妊娠晚期可以做眼底检查来协助分娩方式的选择。做过近视眼手术的准妈妈在分娩时应避免过度用力。

### 吃什么有利于胎儿的眼睛

如果准妈妈或准爸爸视力不佳或患有近视，准妈妈可以适当多吃些富含维生素A的食物来改善自身和胎儿的视力。维生素A又称抗干眼病维生素，对人眼视力有着非常重要的作用。当维生素A缺乏时，人眼对弱光敏感性就会降低，使暗适应时间延长，甚至造成夜盲症及眼干燥症。

富含维生素A的食物有：动物肝脏、蛋黄、牛奶、鱼肝油、胡萝卜、苹果等等。其中尤以鸡肝含维生素A最多，胡萝卜还可以促进血色素的增加，从而提高血液的浓度。

# 第8个月 孕妈妈的孕晚期

## 怀孕第 197 天 上火该怎么办

### ♥ 多吃苦味食品

上火的准妈妈可以多吃一些苦味食物，因苦味食物中含有生物碱、尿素类等苦味物质，具有解热去暑、消除疲劳的作用。

最佳的苦味食物首推苦瓜，不管是凉拌、炒食还是煲汤，都能达到去火的目的。除了苦瓜，准妈妈还可以吃一些杏仁、苦菜、芥蓝等。

### ♥ 多吃新鲜蔬菜和水果

甘蓝菜、花椰菜、芹菜、西红柿和西瓜、草莓、火龙果、梨、苹果、葡萄等富含矿物质，特别是钙、镁、硅的含量高，有宁神、降火的神奇功效，因此准妈妈应多吃和常吃这些食品。

### ♥ 不要吃凉性过大的食品

准妈妈由于血旺，一般上火都是实热，切记不能用凉性大的食物食疗，多喝凉性蔬菜汤，绿豆汤也可以。

### ♥ 放松心情，不要进补过量

心情不要紧张，越紧张越容易上火。进补要适度，热燥的补品要少吃，如人参、桂圆等。平时多喝水。

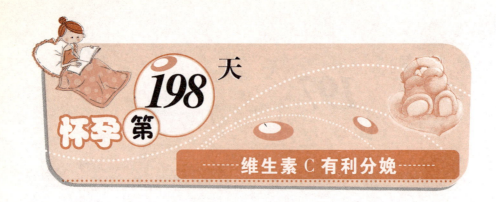

## 怀孕第 198 天 —— 维生素 C 有利分娩

### 维生素 C 有利分娩和健康

准妈妈服用维生素 C 有利于防止发生胎膜早破。

维生素 C 对促进创口愈合，无论是正常产或做会阴切开或剖宫产，胎儿娩出后子宫内的创面，都需要有足够的维生素 C 促进愈合。

维生素 C 还有增强机体免疫力、抗感染的功能。如果在准妈妈的饮食中加强维生素的补给能够防止白细胞中的维生素 C 含量下降。所以，准妈妈补充维生素 C 对分娩也有利。

### 注意补充维生素 C

在怀孕期间，由于胎儿发育占用了不少营养，所以准妈妈体内的维生素 C 及血浆中的很多营养物质都会下降；并且水溶性维生素 C 在人体内存留的时间不长，未被吸收的维生素 C 很快会被排出体外。所以准妈妈要注意补充维生素 C。

### 富含维生素 C 的食物

准妈妈不仅要在医生指导下服用维生素 C 药丸，同时还应当多吃一些含丰富维生素 C 的水果和蔬菜。

含维生素 C 丰富的食物有油菜、白菜、菠菜、茄子、青蒜、雪里蕻、辣椒、花菜等，水果中的鲜枣、橘子、橙子、柠檬、猕猴桃等。

维生素 C 在高温下易被破坏，所以一般瓶装橘子汁中维生素含量并不高；生吃西红柿、小红萝卜、水萝卜等比西瓜、苹果、梨的维生素 C 含量还高；柿子椒、小白菜等含维生素 C 较高，烹调中如果用热油急火快炒可以减少损失，这也是保存维生素 C 的好方法。

第8个月　孕妈妈的孕晚期

怀孕第 199 天 —— 胎宝宝开始有感情了

### 还像个皱皱的"小老头"

胎宝宝眉毛长出来了，眼睑的轮廓越发清晰；鼻子也开始变得好看；耳朵像个小元宝；头发也长长了。胎宝宝在子宫内睡觉的姿势和在摇篮中差不多。从外观上，一眼可看出胎宝宝的性别。尽管这时的胎宝宝像个婴儿了，但由于皮下脂肪还不丰满，面貌就像"小老头"一样。

### 对光的感知越来越灵敏

胎宝宝的眼睛时开时闭，他大概已经能看到子宫里面的景象，也能辨别明暗，甚至能跟踪光源。如果你用一个小手电照射腹部，胎宝宝不但会转过头来追随这个光亮，甚至还会伸出小手来触摸。但这并不意味着胎宝宝一生下来眼睛就可以看东西，新生儿最远只能看清距离20~30厘米处的人和物。

### 大脑在迅速地成熟

现在胎宝宝的大脑中正在生成着数十亿神经元细胞。他的大脑长得非常快以至于向外挤压着柔软的颅骨。由于脑的沟回越来越多，脑神经周围的髓鞘还在继续形成，所以现在胎宝宝的大脑反应变快，作用也在增强。他的大脑现在已经能控制呼吸和体温了，同时大脑对光线、声音、味道和气味更加敏感。

### 有感情的胎宝宝

在做B超检查时可以看到，胎宝宝的情感会受母亲情绪变化的影响。准妈妈具有不安的情绪时，胎宝宝会出现手足不规则的运动；准妈妈由不安转为喜悦时，则胎宝宝会转变为缓慢的大的动作。妊娠后期的胎宝宝，不仅能表示愉快与不愉快，而且能充分体会母亲的喜怒哀乐。因此，准妈妈要经常保持好心情，准爸爸要十分关注对准妈妈的爱，只有这样，胎宝宝的大脑才能快速成长，胎宝宝的身心才能健康成长。

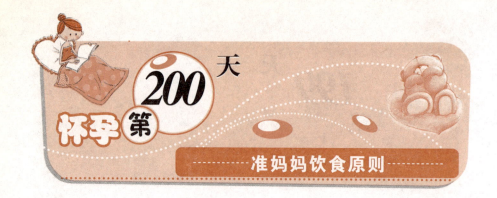

## 怀孕第200天 准妈妈饮食原则

### 补充碳水化合物

孕8月，胎宝宝开始在肝脏和皮下储存糖原及脂肪。此时如碳水化合物摄入不足，将影响胎宝宝的生长发育，所以孕8月应保证热量的供给，增加主粮的摄入，如大米、面粉等。一般来说，准妈妈每天平均需要进食约400克左右的谷类食品，这对保证热量供给、节省蛋白质有着重要意义。另外在米、面主食之外，要增加一些粗粮，比如小米、玉米、燕麦片等。同时，饮食不可毫无节制，应该把体重的增加限制在每周350克以下。

这个月是胎宝宝大脑增殖高峰。除需要大量葡萄糖供胎宝宝迅速生长和体内糖原、脂肪储存外，还需要有一定量的脂肪酸，尤其是丰富的亚油酸可满足大脑发育所需。

### 胎宝宝大脑发育必需的营养素

1. 脂肪。脂肪来源主要是日常生活中食用的豆油、菜油、花生油、芝麻油等植物油和猪油、牛油、羊油等动物油，还有核桃仁、鱼、虾、动物内脏等。

2. 蛋白质。蛋白质分动物蛋白如肉、鱼、蛋等，植物蛋白主要是豆制品。另外还有维生素C、钙、糖、维生素B、维生素A、维生素E、碘。孕晚期应适当补充铁元素。

### 食谱推荐：糖醋排骨

**营养分析**：排骨酥烂，糖醋口味酸甜可口。

**制作方法**：1. 将排骨斩块，酒、盐、湿淀粉、面粉等拌匀待用，余作料倒在碗中，加水50克调成汁待用。

2. 油锅烧至六成热，将排骨一块块放下炸2分钟，捞出，等油锅热至九成再炸1分钟，捞出，油倒出。

3. 锅内留少量油，将糖醋汁倒下，汁浓倒入排骨翻炒几下即成。

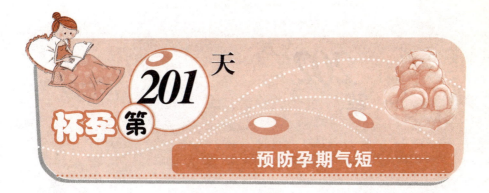

## 怀孕第201天 预防孕期气短

随着孕期的进展，许多准妈妈都会有气短的经历。甚至可能在孕早期就已经感到气短了，不过，也可能还不会觉得这是气短，而是更加意识到自己需要呼吸氧气。

怀孕期间，你的身体会进行相应的调节，以满足对氧气的需求。孕期激素的增加，尤其是孕酮的增加，可以直接影响您的肺，并刺激您脑部的呼吸中枢。在怀孕期间，您每分钟呼吸的次数并没有改变，但是您每次吸入的空气量会明显增加很多，继而出现气短。

在孕晚期，由于增大的子宫对膈膜产生压力，您会感到呼吸更加费力，气短现象更加明显，尤其是胎宝宝胎位比较高，或者是多胞胎的较为常见。

在临产前的几个星期，您可能会感到气短的症状有所减缓。这时候，有些准妈妈会有一种胎宝宝下降的感觉，这多半是因为胎宝宝进入了骨盆的缘故。

### 孕期气短怎么办

孕期气短通常没有什么大碍，也很正常。但在日常生活中，活动或运动的时候可以把节奏放慢一些，不要太勉强自己。

保持上身挺直，肩向后展开，让肺部尽量扩展开，尤其是在您坐着的时候。晚上睡觉的时候多用几个枕头垫高一点，可能会让您感觉好一些。

宝宝出生后，准妈妈的呼吸很快就会恢复到怀孕以前的状态，气短现象随之也会消失。

### 孕期气短可能预示有严重的疾病

孕期气短可能预示有严重的疾病，比如呼吸道疾病、哮喘或肺炎等。

另外，由于孕期凝血状况发生改变，使您出现肺栓塞的风险会更高。这种情况非常少见，但相当严重。

如果您在孕期忽然觉得气短或气短变得更严重，需要及时去医院治疗。

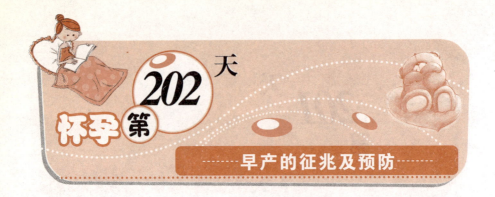

## 早产的征兆及预防

### 认识早产的征兆

怀孕7个月起,准妈妈就要小心早产的信号。最常见的症状就是痛经状绞痛、阴道分泌物异常、后腰隐痛、子宫收缩、骨盆压力(好像宝宝在推它似的),或是有液体从阴道泄露或涌出。当然,有些准妈妈出现的腰痛或是轻微的宫缩,也可能只是常见的孕期不适。这个阶段准妈妈应多留意自己的身体,如果腰痛或宫缩发作频繁,应及时与医生取得联系,尽早去医院接受检查。如果发现阴道分泌物像黏液一样,呈粉红色或有血迹,且每小时多于2次的宫缩,应听医生安排进行医药治疗。

### 早产出现的原因

**绒毛膜羊膜感染**

绒毛膜羊膜感染,是早产的重要原因。感染的来源是宫颈、阴道的微生物,以及来自宫内的感染。感染是导致胎膜早破的重要因素,早产常与胎膜早破合并存在。

**子宫过度膨胀**

双胞胎或多胎妊娠的情况下,由于羊水过多可使宫腔内压力增高,提早临产而发生早产。

**子宫颈口关闭不全**

孕中期时,宫颈口被动扩张,羊膜囊向颈管膨出,因张力改变以致胎膜破裂,发生胎膜早破而致早产。

**子宫发育不全**

子宫畸形均因子宫发育不良而导致晚期流产或早产。

另外,早产还与妊娠并发症、妊娠合并症、孕期劳累颠簸、内分泌紊乱、吸烟、饮酒、吸毒等密切相关。

### 早产的预防

预防早产,准妈妈应在孕前就与医生密切配合,找出导致早产的危险因素。在怀孕期间,还要定期进行产前检查,评估是否有早产倾向,以便尽早发现问题,采取应对措施。日常生活中要注意改善生活环境,减轻劳动强度,多注意休息,同时调节心理压力,保持心境平和。

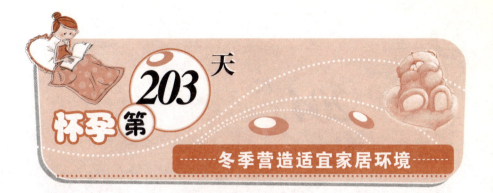

## 怀孕第203天 冬季营造适宜家居环境

孕育一个健康的宝宝是所有即将为人父母者的共同心愿，这就要求准妈妈身心健康、情绪稳定。冬季，准妈妈的大部分时间都在室内，这种情况下，居家环境和睡眠起居对于准妈妈显然很重要。

那么，在冬季该怎样营造良好的居家生活呢？

### 控制室内温度

不管是使用空调、暖气或其他取暖设备，准妈妈所在的居室及工作环境，室内的温度都应控制在22℃～28℃之间，并保持良好的湿度。

### 合理使用取暖设备

1. 在我国南方地区冬天室内取暖一般使用空调，需要注意以下几个方面：

（1）不能24小时待在空调环境中，每隔几个小时，要将空调换到通风状态，大概1小时左右再调换到取暖状态；隔几个小时到室外呼吸新鲜空气。

（2）空调温度不宜过高。

2. 在我国北方地区大多是用暖气取暖，需要注意以下几个方面：

（1）使用煤、煤气、液化气取暖时，燃料燃烧时散发的气味等对胎儿发育都有一定影响，最好安装换气装置，或使用空气净化器。

（2）使用可以控制取暖时间和温度的暖气时，要注意室内温度不宜过高。

（3）北方干燥，应同时使用加湿器保证室内湿度。

### 定时开窗通风

1. 在早上9～11点时、下午2～3点时空气质量比较好的时候开窗换气15～30分钟，不可为了节电而不开窗换气；

2. 长时间使用空调的时候，还要注意防止空调病的发生；

3. 对于生活在北方的准妈妈来说，大多通过暖气取暖，室内温度比较恒定，应该尽量在上述时间段开窗换气，室内温度不低于22℃～28℃的话，开窗的时间可以适当延长，要记住，室外的新鲜空气很重要！

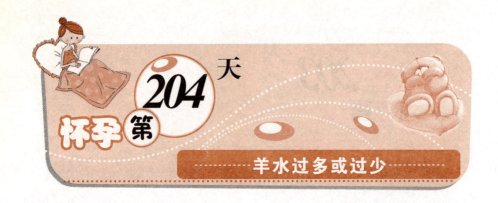

## 怀孕第 204 天 —— 羊水过多或过少

### 羊水过多

如果体内的羊水超过了 2000 毫升，就是羊水过多，可能会引发妊娠高血压综合征和胎位异常。如：

**胎宝宝畸形**

这在羊水过多的病例中占 25% 的比重，尤其以中枢神经系统和消化道畸形最多，像无脑儿、脑膨出、脊柱裂、脑积水、食道或小肠闭锁以及肺发育不全等。

**多胎妊娠**

如果是多胎妊娠，则羊水过多的概率是单胎的 10 倍，有时还要怀疑多胎中有畸胎的可能。

**妊娠期糖尿病**

这种状况会使准妈妈因血糖升高引起多尿，也会导致羊水过多。另外，羊水过多也有急性和慢性之分。急性羊水过多的表现是，子宫极度增大，准妈妈不能平卧，呼吸困难，下肢浮肿。慢性羊水过多，顾名思义，就是羊水增多速度慢，相对来说症状缓和得多，这多见于孕晚期。

### 羊水过少

羊水过少是说羊水量少于 300 毫升，但这种状况要少得多，发生率只有分娩数的 0.1%，这时羊水会呈现出黏稠、混浊的现象。一旦有羊水过少的情况出现，则可能是以下因素：

**胎宝宝畸形**

胎宝宝发育不良，泌尿系统畸形，如肾脏发育不全、泌尿道闭锁等，都会使胎宝宝尿量减少甚至无尿，从而导致羊水过少。

**过期妊娠**

胎盘功能减退，尤其是并发妊娠高血压综合征、心血管疾病、慢性肾炎等疾病时，也会影响胎宝宝发育，使羊水过少。

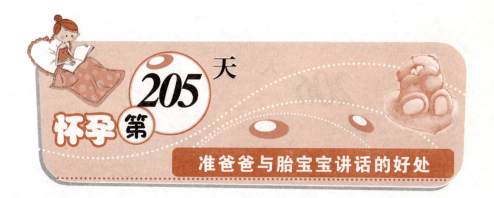

## 怀孕第205天 准爸爸与胎宝宝讲话的好处

研究证明：胎宝宝在子宫内最适宜听中、低频调的声音，而准爸爸的说话声音正是以中低频调为主。因此，准爸爸坚持每天对子宫内的胎宝宝讲话，最能够唤起胎宝宝积极的反应，有益于胎宝宝出生后的智力发育及情绪稳定。

### 让胎宝宝熟悉准爸爸的声音

没有经过胎教的新生儿常常会有这种情况，即使不熟悉的女性也会因其与他逗乐而微笑，而准爸爸与他逗乐则反而会哭。这正是孩子从胎儿期到出生后的一段时间里，对准爸爸的声音不熟悉所造成的。为了消除孩子对男性特别是对准爸爸的不信任感，怀孕5个月后准爸爸应对胎宝宝讲话。

### 准爸爸和胎宝宝对话的方法

让准妈妈坐在宽大舒适的椅子上，然后由准妈妈对胎宝宝说："乖孩子，下面我们开始与爸爸进行十分愉快的对话！"这时，丈夫应该坐在距离准妈妈约50厘米的位置上，用平静的语调开始讲话，随着讲话内容的展开再逐渐提高声音，不能一下子发出高音而惊吓胎宝宝。

### 准爸爸和胎宝宝讲话的益处

准爸爸与胎宝宝讲话，不但对胎宝宝有益，也有利于稳定准妈妈的情绪。当准妈妈看到丈夫如此关注自己腹中的胎宝宝时，就不会再为孕期的很多不可预测的事情而担心害怕，因为准妈妈知道她身边还有一个更加强大的支柱，因此而得到更多慰藉。

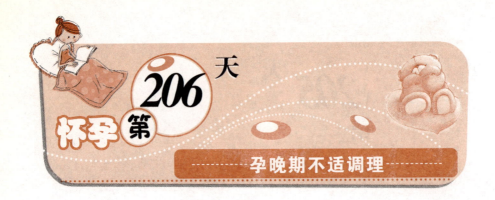

## 怀孕第206天 — 孕晚期不适调理

到了怀孕最后那几个月,准妈妈的身体变化越来越大,而很多变化都是正常的,准妈妈不必过于担忧,采取科学可行的一些方法还是可以缓解这些不适感。

### 胃部烧灼

胎宝宝个头越来越大,胃部受到挤压,再加上孕酮的影响使肠胃蠕动减缓,食物在胃中时间变长,而且准妈妈的括约肌会比较松弛,导致胃液逆流到食道,因而引起灼热的不适感。

应对:准妈妈要少吃多餐。每餐喝一点牛奶,吃完饭不要马上躺下。

### 水肿

到了孕晚期,很多准妈妈的脚比平时足足大了1码,鞋子都穿不下了。水肿现象从孕中期就开始出现,到了孕晚期,胎宝宝对下静脉的压迫更大,症状也就更明显了。

应对:控盐运动。千万别吃得太咸。适度运动,散步、游泳、瑜伽都是准妈妈不错的选择。如果出现全身快速又明显的水肿,可能是先兆子痫的前兆,准妈妈要特别小心。

### 耻骨疼痛

孕晚期尤其是临近分娩的时候,很多准妈妈会抱怨耻骨附近疼得厉害。那是因为弛缓素和黄体素这两种激素使得耻骨联合区域变得非常松弛,而骨盆承受了很大的压力,导致了耻骨联合分离。

应对:准妈妈要注意多休息。

### 外阴部疼痛

有些准妈妈在孕中晚期会感觉外阴部肿胀,同时局部皮肤发红,在行走时外阴出现剧烈疼痛。这种现象是外阴部静脉曲张的缘故。

应对:不要久站,不要穿过紧的裤子和鞋袜,洗澡的时候注意水温不要太热。

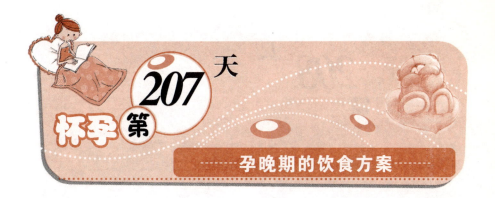

## 孕晚期的饮食方案

在孕晚期，胎宝宝的生长迅速，需要的营养素较多，同时准妈妈的食量增加，体重增长加快。那么，在孕晚期，准妈妈的饮食如何安排更科学呢？

### 注意铁元素的摄入

准妈妈在孕晚期应注重铁元素的摄入，铁主要存在动物的肝脏、瘦肉和海鲜类。同时，准妈妈可多吃含维生素C的水果蔬菜，可促进铁的吸收。

### 增加蛋白质和热能

胎儿的身体增大，大脑发育加快，同时准妈妈代谢增加，胎盘、子宫和乳房等组织的增大需要大量蛋白质的储存以及热量的供应。因此需要增加蛋白质，每日摄入量不少于80克（在未孕基础上每日增加25克）。

### 脂肪和碳水化合物不宜摄入过多

孕晚期绝大多数准妈妈由于各器官负荷加大，血容量增大，血脂水平增高，活动量减少，总热能的供应不宜过高。尤其是最后一个月，要适当控制脂肪和碳水化合物的摄入量，以免胎儿过大，造成分娩困难。

### 继续保证足量的钙和维生素D的摄入

孕期全过程都需要补钙，但孕晚期的需要量更要明显增加，因为胎儿的牙齿和骨骼的钙化加速，体内钙的一半以上是在孕晚期最后两个月储存的。同时应多摄入维生素D以促进钙的吸收。准妈妈每日膳食中应供给维生素D 10微克（相当于400国际单位），海鱼、肝、蛋黄、奶油中含量较高。准妈妈还可以在户外散步，让阳光照射皮肤也可增加维生素D。

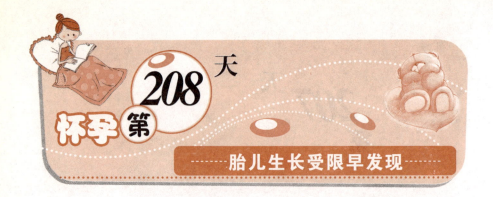

## 怀孕第208天 —— 胎儿生长受限早发现

胎儿宫内生长受限都是由一定的原因引起的,如慢性疾病、重要脏器受损、偏食、营养不良、宫内感染等。围产儿死亡率高,不可不重视,准妈妈一定要随时关注胎宝宝的健康状况,发现问题及早就医。

### 什么是胎儿宫内生长受限

由于某些原因影响胎宝宝在子宫内的生长、发育,致使其小于同等孕龄的胎儿,医学上称此种现象为胎儿生长受限,并常以其英文名称的首位字母FCR来表示。

### 胎儿生长受限的原因

多胎妊娠时,由于母体营养供应不足,或营养不能充分分配到各个胎宝宝,使多胎胎儿或其中某个胎儿发生宫内生长受限。也有可能是先天遗传因素,即胎儿宫内的发育受父母身高、体重的影响。另外,少数是因为胎儿先天畸形。常见的原因为孕妇患有严重的疾病,如妊娠期高血压疾病、慢性高血压、慢性肾炎、心脏病、贫血等,导致胎盘功能障碍或母体缺氧,从而影响了母体对胎儿的供血、供氧,造成胎儿的营养障碍。

### 如何防治胎儿生长受限

准妈妈要定期进行产前检查。医生可以综合准妈妈腹围的大小、子宫底高度及B超各项参数的监测做出早期诊断,一旦确诊应积极治疗。一方面要针对所发现的并发症,如妊娠期高血压综合征等进行治疗;另一方面准妈妈应加强营养,保证热能的摄入。必要时准妈妈应入院进行高营养治疗,即静脉滴注右旋糖酐、葡萄糖液、能量合剂及维生素等,以改善自身及胎儿的营养状况,纠正胎儿的营养障碍。在监测中,除需观察胎儿的生长、发育状况外,还应注意胎儿有无缺氧的情况,必要时应进行胎心监护。

宫内生长受限的胎儿,出生后其体力、智力均不及正常的同龄儿,但若经过积极治疗及后天足够的营养补充,多数能够赶上正常的同龄儿童的发育。

第8个月　孕妈妈的孕晚期

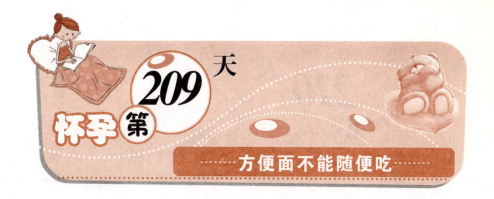

怀孕第209天 —— 方便面不能随便吃

## 方便面不宜做主食

即使是新鲜的方便面，如果长期用来替代主食，就很容易导致人体营养缺乏，对健康极为不利。人体的正常生命活动需要六大营养素：即蛋白质、脂肪、碳水化合物、矿物质、维生素和水，如果营养失调，时间长了就会导致患病。方便面的主要成分是碳水化合物，汤料含有少量味精、盐分等调味品，远远满足不了孕妈妈每天所需要的营养量。

## 准妈妈不宜吃方便面原因

我们说准妈妈吃方便面不利于健康，主要有以下几个原因：

1. 油脂含量高，因为大部分方便面都采用油炸的方法对面块进行干燥。

2. 含有一定的添加剂。

3. 方便面所附之碗的成分是聚苯乙烯，然而聚苯乙烯本身不耐热，遇上热水后常与汤汁混在一起下肚而凝结在胃壁上影响胃正常消化食物。

4. 调味料包有可能为了长久保存也添加大量防腐剂。

## 食用方便面注意事项

如果准妈妈非常想吃方便面，要注意以下几点：

1. 方便面只适于救急，如临时就餐不便或受到条件限制吃不到东西的时候食用。一天最多吃一次，不能天天吃。

2. 喜欢方便面或确实由于条件限制、需要较长时间吃方便面时，应该酌情增加一些副食，以补充营养，如食用些香肠、牛肉干、肉脯、肉松、熟鸡蛋（约100克左右）、卤肉等。或者配餐用一些生吃的瓜果、蔬菜，如黄瓜、西红柿、萝卜、地瓜、荸荠、藕、香蕉、梨、橘子等，数量应该保持在250～300克。

3. 患有肠胃疾病和胃口不佳、吸收不良的人，最好不要吃方便面。

总之，方便面作为一种方便食品，偶尔吃一些对身体没有害处，但经常吃就会损健康。即使正常状态的人都不宜吃过多的方便面，所以准妈妈尽可能少吃或不吃。

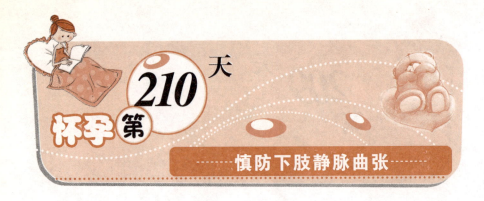

## 怀孕第 210 天

### 慎防下肢静脉曲张

夏季，在准妈妈的小腿部常可见蚯蚓般的条状物，呈现出青色，形状突出，在腿上蜿蜒而行，这便是静脉曲张。准妈妈本身作为静脉曲张的高发人群，在夏季更应该注意下肢血管健康，避免怀孕期间患上静脉曲张疾病给自己健康带来威胁。准妈妈之所以会很容易患上此病，与此时期身体处于特殊生理期有关。

### 孕期体内激素改变

准妈妈体内增加的黄体素造成血管壁扩张，再加上怀孕时全身血流量增加，使得原本闭合的静脉瓣膜分开，造成静脉血液的逆流。

### 子宫压迫血管

胎宝宝和子宫随孕期的增加而变大，逐渐压迫骨盆腔静脉和下腔静脉，使得下肢血液回流受阻，造成静脉压升高，曲张的静脉也会越来越明显。

除此之外，夏季闷热，很多准妈妈不爱运动，久在空调屋、下肢保暖不够、血液循环不畅等，都成为准妈妈夏季静脉曲张高发的诱因。

### 准妈妈夏季预防静脉曲张

夏季穿着要轻便，这也利于准妈妈及时的发现自己下肢血管的健康问题。很多准妈妈认为下肢血管青筋突出是自然的怀孕期反应，这样的认识是错误，千万不要给静脉曲张疾病留下任何发展的机会。

准妈妈夏季注意每天适度温和的运动，在离家不远的公园散散步可以帮助血液循环；要保持适当的体重，不要提过重的物品，在可休息的时候将双腿抬高，帮助血液回流至心脏；尽量避免长期采取坐姿、站姿或双腿交叉姿势，以防止压迫血管。长期站立或压迫双腿易造成腿部静脉充血，使血液回流困难；建议睡觉时脚部垫高。

最后，如果准妈妈发现自己有下肢青筋突出、压痛、发热、红肿等情况，一定要及时到医院进行检查诊断，及时做好防治措施，以免病情加重。

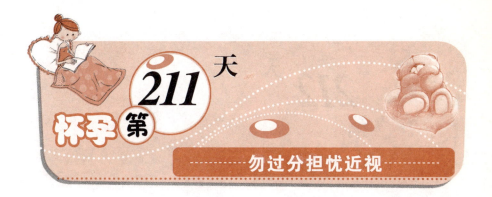

## 怀孕第211天 勿过分担忧近视

很多眼睛近视的准妈妈都会有很多困惑：担忧自己的近视会不会遗传给将要出生的宝宝；担忧分娩时用力过度会伤害眼睛……那么近视的准妈妈该如何度过孕期呢？

### 近视眼会不会遗传

胎宝宝是否会近视与遗传有一定的关系，尤其是当父母均为高度近视时，宝宝近视的概率就会更大，即使不是一出生就成为近视，也会成为近视基因的携带者，一旦受到环境的影响，就可能发展为近视。不过，根据相关的资料显示：因为遗传因素而成为近视的人数仅占近视总人数的5%，可见后天环境和习惯的影响更加不容忽视。

### 高度近视能否自然分娩

高度近视的人应该避免剧烈的运动、震动和撞击。因为这些都容易导致视网膜脱落（以下简称网脱）。当高度近视的准妈妈在分娩过程中竭尽全力时，由于腹压升高，确实存在着网脱的危险，但并不意味着高度近视就不能自然分娩，最好的办法是请医生来把关，根据眼底的具体情况决定是否能够自然分娩。

### 孕期是否能戴隐形眼镜

准妈妈在孕期体质发生改变，抵抗力比较弱，最好还是不要戴隐形眼镜，以免使用不当，造成角膜发炎、水肿甚至溃疡。

对于妊娠合并糖尿病和患有妊娠高血压综合征的准妈妈，因为很容易出现眼底病变，一定不要佩戴隐形眼镜，以免影响角膜和眼底的供氧，导致或加重眼底病变。

### 妊娠期慎行眼部化妆

孕期准妈妈容易发生麦粒肿，也就是我们俗称的针眼，其是由葡萄球菌所引起的眼睑急性化脓性炎症。另外，经常化妆的准妈妈，睫毛根部容易长一些白色的小点点，这是因为睫毛腺被阻塞了的原因。因此，准妈妈还是尽量少画眼线、涂眼影，平时多注意饮食清淡，不要过于油腻。

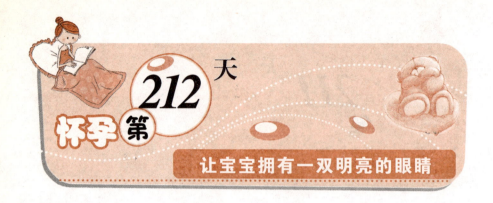

## 怀孕第212天

### 让宝宝拥有一双明亮的眼睛

如何让宝宝一出生就有一双明亮的眼睛呢？相信很多准妈妈都有这样的困惑？那么，究竟该如何才能让宝宝的眼睛健康、明亮呢？

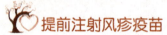

### 提前注射风疹疫苗

准妈妈妊娠早期感染风疹病毒，虽然对自身没有多大的危害，但很可能会直接影响眼睛的发育，导致先天性白内障的发生。因此，孕前注射风疹疫苗是预防宝宝发生先天性白内障的一种很有效的方法。

### 晒太阳很重要

适当到户外运动，晒太阳，有利于钙的吸收，对视细胞和角膜的发育也很有好处。

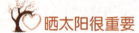

### 注意摄取充足的维生素

**维生素 A**：对于人体细胞的生长、眼睛的发育起着重要的作用。当人体内缺乏维生素 A 时，眼睛在夜间视物的能力会下降。继续发展还可能患干眼症，感觉眼内干燥、角膜增厚。富含维生素 A 的食物有各种动物的肝脏、胡萝卜、韭菜、菠菜、蛋黄等。建议准妈妈每天的摄取量为 5000 国际单位左右。

**维生素 $B_1$**：对于大脑发育有着举足轻重的作用，而且有助于完善眼神经系统的功能。维生素 $B_1$ 含量比较丰富的食物有小麦、鱼、肉等，建议准妈妈每天对维生素 $B_1$ 的摄取量在 1.5 毫克左右。

**维生素 $B_2$**：包括核黄素和烟酸两种，盐酸缺乏可引起视神经炎和视网膜炎，核黄素有保证视网膜和角膜正常代谢的功用。很多食物中维生素 $B_2$ 含量都很丰富，如牛奶、瘦肉、扁豆、绿色蔬菜等。准妈妈每天需要 1.5 毫克左右。

**维生素 C**：可以增强抵抗力，有助于黏膜组织的修复和角膜上皮的生长，预防白内障的发生。新鲜的水果和蔬菜是维生素 C 最好的食物来源。准妈妈每天的需求量为 100 毫克左右。

第8个月　孕妈妈的孕晚期

怀孕第213天

阅读胎教法

### 最适宜实施阅读胎教法

医学研究发现，胎宝宝的意识萌芽大约发生在怀孕第7～8个月的时候，此时胎宝宝的脑神经已经发育到几乎与新生儿相当的水平，一旦捕捉到外界的讯息，就会通过神经管将它传达到胎宝宝身体的各个部位。此时，胎宝宝脑外层的脑皮质也很发达，因此可以确定胎宝宝具有思考、感受、记忆事物的可能性。定时念故事给腹中的宝宝听，可以让胎宝宝有一种安全与温暖的感觉，准妈妈若一直反复念同一则故事给胎宝宝听，会令其神经系统变得对语言更加敏锐。

### 阅读胎教法的练习方式

选一则您认为非常有意思、能够感到身心愉悦的儿童故事、童谣、童诗，将作品中的人、事、物详细清楚地描述出来，如太阳的颜色、家的形状、主人公穿的衣服等，让胎宝宝融入到故事的世界中。故事要避免过于暴力的主题和太过激情、悲伤的内容，最好是准爸妈每天各念一次给胎宝宝听，借说故事的机会与胎宝宝沟通、互动。

在练习了"说故事"一个月后，不妨试试看胎宝宝的特定反应，胎宝宝听到某一特定的字或句子时是否会踢脚？故事某一段是否特别容易让胎宝宝感到平静？

### 阅读胎教注意事项

1. 为了让母亲的感觉与思考和胎宝宝达到最充分的交流，最好是保持平静的心境。

2. 念故事前，最好先将故事内容在脑海中形成影像，以便生动地传达给胎宝宝。

3. 如果没有太多时间，只能匆匆地念故事给胎宝宝听，至少也要选择一页图画仔细地告诉胎宝宝，尽量将书画上的内容"视觉化"地传达给胎宝宝。"视觉化"就是指将鲜明的图画、单字、影像印在脑海中的行为。

4. 在选择胎教书籍时，不要有先入为主的观念，自以为宝宝会喜欢哪些书籍，尽量广泛阅读各类书籍。

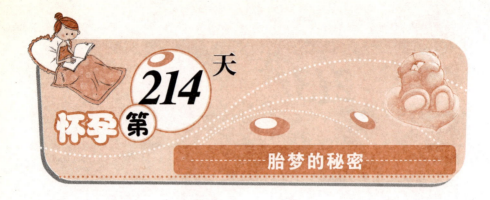

## 怀孕第214天 胎梦的秘密

做梦，是每个人都有过的经验。平常又神秘，既虚无又牵扯现实，对未知的东西都有一种好奇和畏惧。您知道吗？准妈妈做梦，有一个很好听的名字，叫做"胎梦"。

### 梦是愿望的表达

心理专家分析，梦是人某一阶段的意识状态下所产生的一种自发性的心理活动，是协调人体心理平衡的一种方式，特别是对人的活动、情绪和认识活动有较明显的作用。其实，保证肌体正常活力的重要因素之一便是梦境活动。

日有所思，夜有所梦，怀有美好憧憬的准妈妈梦到未来宝宝是很正常的事。孕期的心理压力或思想负担是正常的。准妈妈会好奇怀的是男孩还是女孩？也会顾虑胎宝宝是否健康？发育异常或畸形？在怀孕过程中，因得过感冒等疾病或服用过药物以后，更是疑虑药物对胎宝宝是否有影响？分娩时能否顺利？会不会发生难产或意外？

### 胎梦是心理活动的延续

胎梦可看作是睡眠状态下某种心理活动的延续。它不神秘，它表示准妈妈想达成某种愿望，希望宝宝健康等等。而迷信胎梦反而会出现假孕现象，对准妈妈的心理产生不好的影响。做梦过多，影响睡眠，白天精神不佳，或因各种各样的精神压抑或心理障碍做惊恐、吓人的噩梦，对自己和胎宝宝都不利。

### 睡眠可使准妈妈缓解疲劳

休息和睡眠可以使容易疲劳的准妈妈细胞能量得以补充，恢复体力。好的睡眠，有助于准妈妈缓解精神压力，增强神经系统和免疫系统的功能，也可降低准妈妈产后患抑郁症的概率。

准妈妈在保障每晚有8小时睡眠外，白天至少有1个小时的休息时间。但睡眠时间过长也会增加孕期疾病的发生。准妈妈如因梦多、做噩梦，白天精神不佳而产生心理负担造成不好的影响，放松身心，正确对待那些不必要的顾虑，消除那些不必要的精神负担，则是唯一有效的办法。

## 怀孕第215天 前置胎盘怎么办

胎盘的正常附着处在子宫体部的后壁、前壁或侧壁。如果胎盘附着于子宫下段，位置低于胎宝宝的先露部，称为前置胎盘。前置胎盘是孕晚期出血的主要原因之一，为妊娠期的严重并发症，多见于经产妇，尤其是多产妇。

### 前置胎盘的症状

前置胎盘的症状是无痛性阴道流血，常常反复发作。出血前没有预兆，常可以发生于半夜睡梦中，病人因阴道流血多而醒来发觉。一般第一次出血发生的时间越早，则反复出血次数越频繁，出血量也较大，有时一次大出血即可使病人陷入休克状态。

### 前置胎盘准妈妈易早产

胎盘前置出血大多发生于孕晚期，对胎宝宝也会有影响，容易引起早产，也可能因产妇休克发生胎宝宝窘迫，胎宝宝严重缺氧以致胎死宫内，也可因早产儿生活力差而死亡，因此前置胎盘的围产儿死亡率较高。

### 前置胎盘的应对方案

准妈妈应减少活动，卧床休息以左侧卧位为宜，如有腹痛、出血等不适症状，应立即就医。避免进行增加腹压的活动，如用力排便、频繁咳嗽、下蹲等，避免用手刺激腹部，变换体位时动作要轻缓。保持外阴清洁，会阴部垫卫生清洁垫，勤换内裤，预防感染。饮食应营养丰富、全面，多食含铁较高食物，如枣、瘦肉、动物肝脏等预防贫血。

长期卧床者，为避免便秘，应增加蔬菜水果的摄入，养成定时排便的习惯，并进行适当的肢体活动，家属可协助给予下肢按摩，以预防肌肉萎缩，防止血栓形成。同时，每日应进行深呼吸练习，锻炼肺部功能，以预防肺炎的发生。进行胎宝宝自我监护，也就是自数胎动。

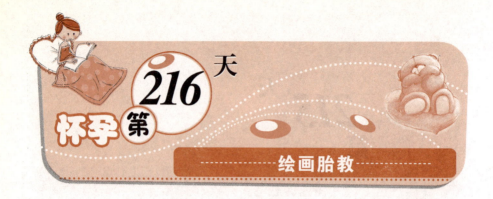

## 怀孕第216天 — 绘画胎教

到了孕晚期,准妈妈可以运用视觉胎教法中的绘画胎教,自己动手作画。在雪白的画纸上将自己的感情表达出来并不是一件容易的事情,对于认为自己完全没有美术细胞的人来说,更是如此。请准妈妈带着愉快的心情来做这项活动吧!

### ♥ 准妈妈要从绘画中感受美

准妈妈所画的并不是要拿给别人欣赏的作品,所以不一定要把它画得非常完美。比起作品完成的好与坏,准妈妈更应该关心的是,在作画的时候自己是否做到了情绪一直保持稳定,以及是否有与胎宝宝共同参与的感觉。

如果准妈妈平时就经常进行艺术鉴赏,这种习惯在进行胎教时就可以提供很大的帮助。准妈妈在生活中不仅要学会从普通的事务中发现美,还要想象如何用图画将这种美表现出来。

### ♥ 不同的色彩和素材进行绘画

准妈妈进行视觉胎教时要尽可能多的接触不同的色彩和素材。准妈妈可以尝试着用蜡笔颜料和彩色铅笔绘画。蓝天、白云或是孩子漂亮的面庞等都可作为素材。甚至可以对着从医院带出来的B超图片画一画胎宝宝现在的模样。除了绘画之外,捏泥人和剪纸也同样是极具趣味的美术活动。

在平日生活中,准妈妈都可以运用绘画、涂鸦的方式,把自己在其中获得的美感和快乐讲述并传递给宝宝,既振奋自己的心情,也更好的感染肚子里的宝宝。准妈妈也可以通过"教宝宝涂鸦作画"的方式,步入儿童世界,向宝宝传递深深的爱,传递美的信息,培养未来宝宝的艺术气质。

进行绘画胎教,将人间真、善、美的情感传递给宝宝,为宝宝营造一个良好的成长环境和教育氛围,从母体到现实,让爱永远在宝宝身边围绕。

第8个月　孕妈妈的孕晚期

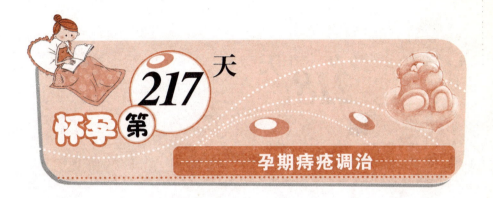

怀孕第 217 天

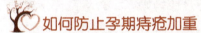

孕期痔疮调治

孕妇是痔疮的高发人群。准妈妈患痔疮会影响正常生活和行动，情况严重的甚至引起流产、早产或其他并发症。那么，孕期痔疮该如何预防和治疗呢？

### 什么是痔疮

痔疮是最常见的影响人体健康的疾病之一，痔疮易于发病有其解剖和生理方面的基础。由于直肠的静脉无防止血液回流的瓣膜——静脉瓣，血液易于淤积而使静脉扩张，并且直肠静脉的壁薄、位浅、末端的直肠黏膜下组织又松弛，均易导致静脉扩张。此外由于习惯性便秘、妊娠、前列腺肥大及盆腔内有巨大肿瘤等，都使直肠静脉血液回流发生障碍，从而形成痔疮。

### 孕前有痔疮需要治疗吗

女性由于妊娠，机体分泌的激素易使血管壁的平滑肌松弛，增大的子宫压迫腹腔的血管，这样会使怀孕的妇女原有的痔疮严重或出现新的痔疮。因此如果原来有痔疮的女性，在怀孕前应积极治疗。

### 如何防止孕期痔疮加重

如果准妈妈在孕前已经出现了痔疮，一定不要让症状再进一步扩大。

1. 合理饮食，不要暴饮暴食，造成直肠的压力过重。可以少食多餐，避免吃辛辣及酸性等刺激性食物，不要吃过精过细的食物，粗细要合理搭配。

2. 注意局部清洁，坚持进行温水坐浴，并按摩肛周组织3～4分钟，以加快血液循环。

3. 不要坐沙发，并避免在电脑前久坐不起。

4. 练习肛门收缩，每天有意识地进行3～5次提肛。

5. 不要自行滥用刺激性的药物，如麝香、冰片、益母贴、止血剂进行治疗，如果症状加重，一定要及时到正规医院的肛肠门诊咨询治疗。

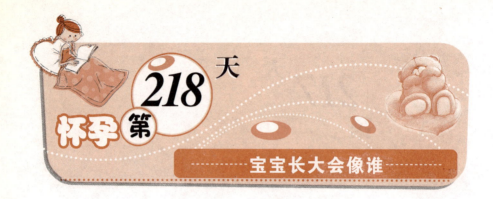

## 怀孕第218天

### 宝宝长大会像谁

每一位小宝宝来到这个缤纷世界时,亲朋好友都会送上祝福的话语,并兴致勃勃地评判宝宝是像爸爸还是像妈妈。那么从遗传学的角度来讲,父母外貌的哪些"精华"将留给孩子?

### 肤色

肤色遗传是不偏不倚,让人别无选择。它总是遵循父母"中和"色的自然法则。比如,父母皮肤较黑,绝不会有白嫩肌肤的子女;若一方白、一方黑,那么,在胚胎时"平均"后大部分会给子女一个不白不黑的"中性"肤色,也有像一方的。

### 下颚

下颚是不容"商量"的显性遗传,"像"得让您无可奈何。比如父母任何一方有突出的大下巴,子女们常毫无例外地长着酷似的下巴,"像"得有些离奇。

### 双眼皮

双眼皮也属"绝对"显性遗传。有趣的是,父亲的双眼皮,大多数会留给子女们,有些儿童出生时是单眼皮,成人后又"补"上像他父亲那样的双眼皮。

### 身高

身高只有30%的主动权握在孩子的手里,因为决定身高的因素约35%来自父亲,35%左右来自母亲。假若父母双方个头不高,那只剩30%的后天身高因素,也决定了孩子力求长个的尝试不会有明显效果。

### 肥胖

父母肥胖,使子女们有53%的机会成为大胖子;若一方肥胖,概率便下降到约40%。这说明,胖与不胖,大约有一半可以由人为因素决定。

## 怀孕第 219 天 粗粮的重要性

准妈妈的日常饮食，对于宝宝发育十分重要，那么这是不是意味着准妈妈只能吃精制的细粮，而对于粗粮置之不理呢？这种观点是错误的。最好是有粗有细、荤素俱食，尤其不要因为刻意追求精致而使得某些营养元素吸收不够，因为有些营养素更多是包含在粗粮里，此外粗粮还有意想不到的食疗作用，比如玉米、红薯、糙米，就是粗粮中的上等佳品。

### 玉米

粗粮中的黄金——玉米含有丰富的不饱和脂肪酸、淀粉、粗蛋白、胡萝卜素、矿物质、镁等多种营养成分，它的每个部位都富含人体所需的营养成分，比如黄玉米籽富含镁，能够舒张血管，加强肠壁蠕动，促进身体新陈代谢，加速体内废物排泄，它还富含谷氨酸，能促进脑细胞的新陈代谢，排除脑组织中的氨。而红玉米子则富含维生素 $B_2$，如果经常食用，可以预防并且治疗舌炎、口腔溃疡等因缺乏核黄素而引发的病症。

### 红薯

红薯富含淀粉、钙、铁等矿物质，而且其所含的氨基酸、维生素 A、维生素 B、维生素 C 都要远远高于那些精制细粮。红薯还含有一种类似于雌性激素的物质。准妈妈经常食用，能令皮肤白皙、娇嫩。

### 糙米

每 100 克糙米胚芽就含有约 3 克蛋白质、1.2 克脂肪、50 毫克维生素 A、1.8 克维生素 E 以及含锌铁各 20 毫克，镁、磷各 15 毫克，烟碱酸、叶酸各 250 毫克，这些营养素都是准妈妈每天需要摄取的。准妈妈一定要注意饮食的合理搭配，全面摄取营养，这样，你的宝宝才会长得更漂亮、可爱、聪明。

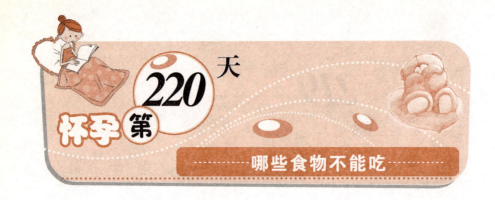

## 怀孕第 220 天

### 哪些食物不能吃

进入孕8月,由于身体越来越沉重,准妈妈此时会感觉更加吃力。子宫、乳房逐渐增大,血容量逐渐增加,内分泌系统以及新陈代谢旺盛,使胃酸分泌减少,胃蠕动增加,很多准妈妈出现腹胀和便秘等现象。在此时如果准妈妈饮食不注意,就会使症状更加严重。那么,在孕晚期,哪些食物不能吃呢?

### 热性调味料

八角茴香、小茴香、花椒、胡椒、桂皮、五香粉、辣椒等热性香料,孕妈妈不适宜食用。热性香料具有刺激性,会致使胃肠腺体分泌减少,造成肠道干燥、便秘等。准妈妈用力解便,会引起腹压增大,压迫子宫内的胎宝宝,易造成胎动不安,长期如此,有可能影响胎宝宝的健康。

### 冷饮

准妈妈多吃冷饮能使胃肠血管突然收缩,胃液分泌减少,消化功能降低,从而引起食欲不振、消化不良、腹泻,甚至引起胃部痉挛,出现剧烈腹痛等现象。准妈妈的鼻、咽、气管等呼吸道黏膜往往充血并伴有水肿,如果大量贪食冷饮,可致局部抵抗力降低,使细菌与病毒乘机而入,引起嗓子痛哑、咳嗽、头痛等。严重时能引起上呼吸道感染或诱发扁桃体炎。此外,胎宝宝不喜欢冷的刺激,胎宝宝受冷饮影响,会在子宫内躁动不安,胎动变频繁。

### 鹿茸

鹿茸是名贵药材,含有磷脂、糖脂、胶脂、激素、脂肪酸、氨基酸、蛋白质及钙、磷、镁、钠等多种微量成分,其中氨基酸成分占总成分的一半以上。鹿茸具有振奋和提高机体功能,对全身虚弱、久病之后患者,有较好的强身作用。准妈妈最好不要滥用。因为经常服用鹿茸,会加剧孕吐、水肿、高血压、便秘等症状,甚至引发流产或死胎等。

第8个月　孕妈妈的孕晚期

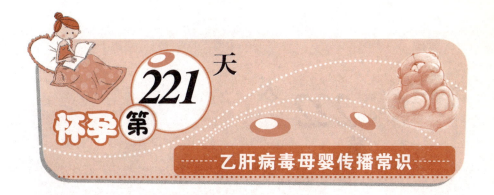

怀孕第 221 天

乙肝病毒母婴传播常识

### 有乙肝的准妈妈要注意

怀孕期间要定期到指定医院进行孕期检查，包括肝功能系列指标、血常规、B超等，了解肝脏变化情况；孕期用药要特别注意，可以在医生指导下，使用一些安全的保肝药物，尽量避免使用对肝脏有毒性作用的药物；妊娠36周后，应绝对禁止性生活，防止流产、胎膜早破及宫内感染；怀孕后，要在医生指导下及时进行联合免疫阻断，阻断母婴传播。

### 联合免疫阻断

在产前、产时对准妈妈进行适当干预，进行积极治疗和注射乙肝免疫球蛋白。

产后新生儿应立即注射乙肝免疫球蛋白和乙肝疫苗，随后在宝宝1个月和6个月时再分别注射乙肝疫苗。

采用上述联合免疫的方法，阻断母婴传播的成功率可高达90%~95%。

### 乙肝免疫阻断并不绝对安全

乙肝病毒母婴之间的传播途径有3种，分别为宫内感染、产程感染和产后感染。接种疫苗可以很好地做到预防产后感染，但是并不能阻断宫内感染的可能性。母体内HBV-DNA的浓度高到一定程度时，将大大削减药物的免疫作用，乙肝病毒仍会通过胎盘感染胎儿。

大三阳的准妈妈，最好在孕期进行乙肝病毒DNA水平监测。如母体内有高浓度HBV-DNA，在孕晚期注射免疫球蛋白的同时，还要采用一些高效、安全的抗乙肝病毒的药物，以大大抑制病毒的复制。

### 如何检验阻断效果

一般情况下，进行母婴阻断后1年左右就应查乙肝两对半，检查表面抗原是不是阴性，特别要看产不产生表面抗体而且表面抗体是不是在10%以上，如果是就可以，不是则需要加强。1~3岁之间还是要进行动态监测，到了3岁以后，一般就没有太大问题了。

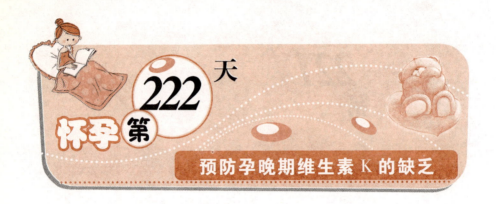

## 怀孕第222天

### 预防孕晚期维生素K的缺乏

#### 维生素K是凝血素

维生素K是正常凝血过程所必需的，维生素K缺乏与机体出血或出血不止有关。因此，维生素K有"止血功臣"的美称。它是经肠道吸收，生产出凝血酶原及一些凝血因子，从而起到凝血作用的。若维生素K吸收不足，血液中凝血酶原减少，易引起凝血障碍，发生出血，例如子宫出血、胃肠道出血，甚至颅内出血。

妊娠期如果缺乏维生素K，其流产率增加，即使存活，由于其体内凝血酶低下，易出血，或者引起胎儿先天性失明和智力发育迟缓甚至死胎。

准妈妈应注意摄食富含维生素K的食物，以预防产后新生儿因维生素K缺乏引起颅内、消化道出血等。

#### 补充维生素K

人体自身不能制造维生素K，只有靠食补或肠道菌群合成。它储量不多，短期内就能消耗完。

准妈妈从32~36周起，尤其要注意每天多摄取富含维生素K的食物，如菜花、白菜、菠菜、莴苣、西红柿及鱼类等，必要时可每天口服适量的维生素K，直至分娩，临产的准妈妈分娩前1~4小时肌注或静滴维生素K，同时，新生儿也要补充维生素K。

## 怀孕第 223 天 —— 孕晚期要补充充足的钙

### 孕晚期要加大补钙力度

胎儿20颗乳牙和第一颗恒牙均在孕8个月时钙化，并且胎儿体内的钙一半以上是在怀孕的最后两个月储存的，因此钙的摄入对胎儿骨骼和牙齿的发育十分重要。我国营养学会建议孕晚期每日钙摄入量为1200毫克。

但是补钙也要适量，摄入过量的钙可能产生不良反应，有增加肾结石的危险性，还会造成胎儿娩出困难。

### 怎么补钙

主要采用食补，食物中钙的最丰富来源是奶和奶制品，不仅含量丰富，而且吸收率高，发酵的酸奶更有利于钙的吸收，是准妈妈最理想的钙源；虾皮、鱼类含钙丰富，在烹调鱼时应加些醋，使鱼骨变酥，可连骨一起食用，虾皮也是含钙很高的，经常食用有利健康；豆制品和芝麻酱也是必不可少的补钙食品；蔬菜含钙量虽多，但吸收较差。

补钙的同时要有适宜量的维生素D，以利钙的吸收利用。

### 钙片如何选择

符合膳食营养素参考摄取量最好，钙片中钙的含量，是依与钙结合化合物的重量而定，如碳酸钙约含40%的钙、葡萄糖酸钙约含9%的钙；市售钙片大约分为天然钙片与合成钙片，根据需要综合选择；一些由骨粉、牡蛎壳等所构成的天然钙片补充剂，如果来源不良，有重金属污染的可能，要避免服用。

怀孕40周时，胎儿体内的钙已增至30克左右，大约只有母体所需量的2.5%，只要准妈妈多注意一下饮食，就可以满足胎儿和自身的双重需求。

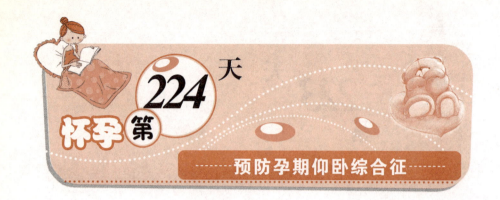

## 怀孕第224天：预防孕期仰卧综合征

妊娠晚期，准妈妈如果仰卧时间长久，就会出现突然性地出汗和发冷，引起心跳加剧，气喘厉害，甚至呼吸困难，造成神志不清，这就是仰卧位低血压综合征。

### 预防孕期仰卧综合征

1. 对已发生过仰卧位低血压或有低血压病史的准妈妈，要重点保护。
2. 必须坚持在睡觉时取左侧卧位或偶尔取右侧卧位，使腰椎前弯度减小。
3. 临睡前适当饮用些流质食物，如蛋汤、菜汤之类，可有效地减少疾病发作。
4. 睡觉前应避免过多出汗、过食甜食、过于劳累，活动后不宜立即卧床，更不宜仰卧。

### 出现孕期仰卧综合征的处理

一旦仰卧综合征发生，应立即侧卧，或侧卧后缓缓平坐，以减轻子宫压迫心脏和下腔静脉，恢复大脑血液供应。如果发病严重而且频繁发病，可以服用阿托品预防。使用剂量应根据血压降低的程度决定，遵照医师的意见。

如果在产前确诊为本病，一定要到医院分娩，以免发生危险，即使症状减轻，也不可麻痹大意。

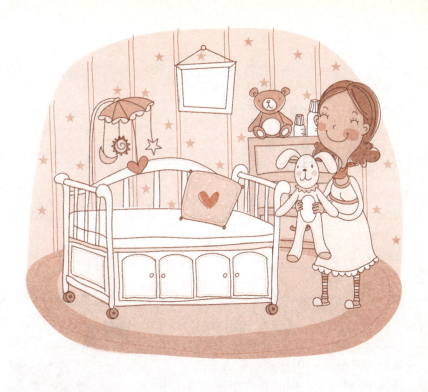

# 第9个月
## 胎宝宝终于成熟了

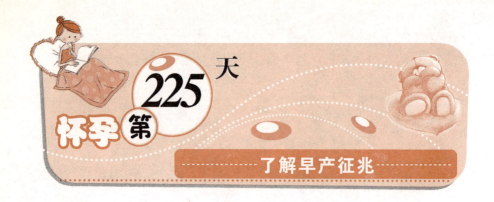

## 怀孕第 225 天

### 了解早产征兆

### ❤ 早产的征兆

早产常有胎膜早破、羊水外流、阵阵腹痛、阴道少量流血等主要征象。

### ❤ 分清宫缩

如果宫缩每 5~10 分钟内就有一次，每次持续 30 秒以上，同时伴有阴道血性分泌物排出，并在观察过程中子宫颈口有进行性的扩张，并且宫口已开至 2 厘米以上者，应属于临产；如果子宫有规律性收缩，子宫颈口扩张至 4 厘米以上，或胎膜已破裂，则是早产。

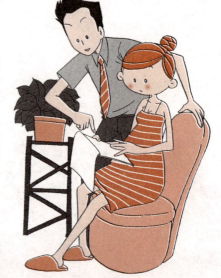

### ❤ 早产怎么办

容易发生早产的准妈妈应该尝试学习以手去感觉下腹部子宫的收缩，如果每小时子宫收缩超过 4~5 次，表示子宫收缩的次数增加，子宫变得不稳定，有发生早产的可能性，需要卧床休息或进一步处理。若卧床休息无法改善，应尽快与医护人员联络或到医院就诊。

除了子宫收缩频率增加之外，如果准妈妈感觉下腹胀痛，有下坠感，出现胀痛或痉挛腰酸，或者阴道分泌物增加甚至出血的症状出现时，也要注意早产的可能性，应立即就医。

第9个月　胎宝宝终于成熟了

## 怀孕第 226 天

### 身体沉重的准妈妈

进入孕9月，对于即将到来的分娩，很多准妈妈都会感到忐忑不安，甚至忧虑、害怕。其实，分娩是一个果熟蒂落的过程，准妈妈不必害怕。现在就放松心情，安心等待宝宝的到来吧！

#### 和胎宝宝隔肚相望

离预产期还有一个多月的时间，本周准妈妈的子宫底位于肚脐上约14厘米的位置，宫高35厘米，体重比妊娠前增加11～13千克。子宫已经顶到了肋骨下面，里面的羊水比以前少了很多，胎宝宝的个头长了不少，体积增大了将近15倍。现在，子宫壁和腹壁已经变得很薄，当胎宝宝在腹中活动的时候，甚至可以看到他的手脚和肘部。

#### 身体沉重的准妈妈

从这时开始，准妈妈到了怀孕过程中最为难熬的时候。现在子宫底已经升到心口窝。因此，心脏被挤得不能像以往那样自由自在地活动，胃被挤得消化液分泌减少，而且，越来越沉重的子宫压在膀胱上。这一切，使得准妈妈常常感到喘不过气来，并且心跳加快，食欲开始减退，尿频更加明显了，甚至好多地方还长出静脉瘤。由于胎宝宝增大，并且逐渐下降，很多准妈妈此时会觉得腹坠腰酸，骨盆后部附近的肌肉和韧带变得麻木，甚至有一种牵拉式的疼痛，行动变得更为艰难。

#### 安心等待分娩时刻

临近分娩时，准妈妈会出现明显的情绪波动，自控能力差，易怒、易失眠的现象。准妈妈应学会自我调节，不要让自己沉溺在坏情绪中。可以和准爸爸聊聊天，讨论一下即将面临的育儿的重任，分析和安排可能遇到的问题。而控制临产前的紧张和恐惧的最好方式，便是了解分娩的过程，学习恰当的呼吸、用力方式，如此才会坚定信心，安然地面对分娩。

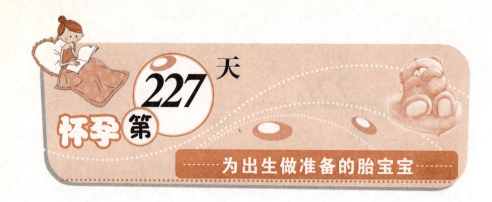

## 怀孕第227天

### 为出生做准备的胎宝宝

到了孕9月,胎宝宝的身体已经趋向成熟。准妈妈不用再为胎宝宝早产而担心了。即便真的出现早产,在这个阶段出生的胎宝宝大都能够在子宫外成活,而且大多数不会出现与早产相关的严重问题。

### 胎宝宝变成小人了

现在,胎宝宝已发育成一个体重可达约2500克、身长可达约48厘米的小人了。全身开始长皮下脂肪,身体变得圆润,皱纹也少了,细毛开始逐渐消退,使全身呈现有光泽的肤色。他的脸部轮廓清楚,会笑、会哭。

### 大脑在飞速地发育

胎宝宝在本阶段会经常睡觉,这是因为脑部正在飞速地发育。胎宝宝大脑发育的关键时刻就是怀孕的最后这几个月。现在胎宝宝的脑部已经包含了上亿的神经细胞,完成了将神经细胞和神经细胞的突触连在一起的复杂任务。现在,胎宝宝的大脑神经已经具备了吸奶、排泄、调节体温的能力。视觉、听觉、味觉、触觉和痛觉等感觉与脑干紧紧相连,与大脑皮质之间的关系也已经建立,胎宝宝已经具备离开母体自行生活的基本能力。

### 胎动变小、胎心变弱

这个月胎宝宝活动频率和强度都有所减少,这是因为胎宝宝正在为出生做准备——调整胎位和入盆。下个月就要从妈妈的子宫出来了,这段旅程虽然不长,却至关重要,如果不做好充分准备,就有难产的可能。随着胎宝宝不断向骨盆方向移动,胎心最清晰的位置也逐渐靠下了。胎心率还是140～160次/分钟。如果小于120次/分钟,或大于180次/分钟,要注意观察。

# 第9个月 胎宝宝终于成熟了

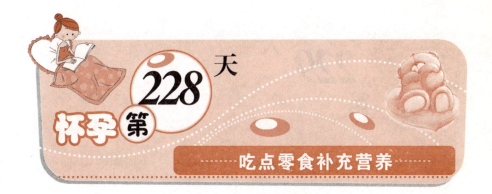

## 怀孕第228天 —— 吃点零食补充营养

准妈妈由于特殊情况，营养需要量高于一般人，但是由于怀孕后期胎宝宝压迫消化系统，食后饱胀感重，以致影响食入量。而这时期的营养需要量又相当大，营养不足会直接危害胎宝宝和准妈妈。此时可以采用吃零食的办法，即常说的采用"少量多餐"的办法来解决。吃零食能起到临时充饥的作用。

 ### 吃零食能调节情绪

零食可以使人的精神进入最佳状态。美国耶鲁大学的心理学家发现，吃零食能够缓解紧张情绪，消减内心冲突。在用手拿零食时，零食会通过手的接触和视觉，将一种美好松弛的感受传递到大脑中枢，产生一种难以替代的慰藉感，有利于减轻内心的焦虑和紧张。神经科医生常常向人们提出建议：在紧张工作或学习的间隙，吃点零食，可以转移人的思维，使人的精神得到更充分地放松。

 ### 选购零食先看成分表

零食包装袋反面是购买前首先应该阅读的。对健康的零食而言，低糖、低脂肪、低热量、低胆固醇、不含化学添加剂（如人工色素、防腐剂、味精等）是其必备的条件。

### 有些零食不宜吃

油炸食品含热量高，不易消化，如炸鸡腿、炸糕等。膨化食品如饼、虾条等，主要是淀粉、糖类和膨化剂制成，蛋白质含量很少，多吃可致肥胖。果冻主要是增稠剂、甜味剂、人工合成香料等制成，营养成分很少。街头烧烤如烤羊肉串等，不卫生，质量不可靠，应尽量少吃。含咖啡因的饮料和食品，多吃会导致恶心、呕吐、头痛、心跳加快等症状，同时咖啡因还会通过胎盘进入胎宝宝体内，影响胎宝宝发育。

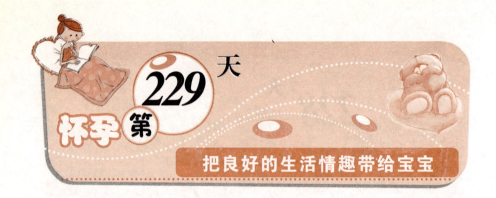

## 怀孕第229天 把良好的生活情趣带给宝宝

良好的生活情趣有助于准妈妈陶冶情操，会对胎宝宝产生影响，促进胎宝宝的发育。准妈妈可以学一点小手艺，如插花、十字绣、手工制作、绘画、摄影等，这样既丰富了自己的生活，也给胎宝宝创造了一个良好的生长环境。

### 通过胎教把自己的爱好传给宝宝

研究发现，母亲的个人爱好和才能可以通过胎教传给宝宝。准妈妈在孕期要坚持自己积极向上的爱好，但是危险的运动项目除外。

### 准妈妈多和胎宝宝进行情感交流

怀孕期间，胎宝宝不仅从母体获取营养物质，也要和母亲进行心理沟通。母子间通过心理上的相互作用，建立起默契的信息沟通。

虽然准妈妈与胎宝宝之间没有直接的神经联系，但是准妈妈的情绪变动会通过神经系统的调节而影响内分泌系统，产生相关的激素，改变准妈妈的生理机制，这些变化通过胎盘的血液循环影响到胎宝宝的发育。例如在怀孕早期，准妈妈的极端情绪变化有可能造成胚胎分化异常。

怀孕之初，母子信息的沟通就已经建立。准妈妈在妊娠期要特别注意自己的情绪与心理变化，以平和稳定的情绪面对发生的一切，多和胎宝宝进行感情的交流和信息的沟通。

### 妈妈多动脑，胎宝宝更聪明

如果准妈妈在妊娠期，变得懒惰、不爱思考，这些消极的行为会影响到胎宝宝，不利于胎宝宝的大脑发育。

准妈妈在孕期要勤于思考，工作中积极进取，生活中注意观察分析，将这些有利的信息传递给胎宝宝，让胎宝宝不断接受积极的刺激，这样能促进胎宝宝大脑神经和细胞的发育，让胎宝宝变得更加聪明。

第9个月　胎宝宝终于成熟了

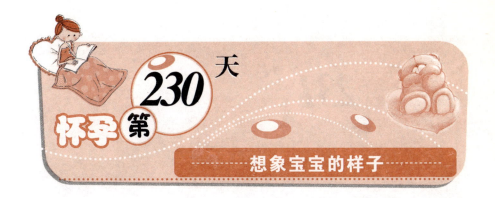

怀孕第230天　想象宝宝的样子

在孕晚期，准妈妈心理上产生了一些变化，有多数准妈妈会产生一种兴奋与紧张的矛盾心理，既盼着宝宝早点出来和自己见面，又非常怕分娩的痛苦。

 **意念胎教可激发胎宝宝潜能**

日渐临近的分娩使准妈妈感到忐忑不安甚至有些紧张，这时准妈妈可以进行意念胎教。冥想能够提高自己的自信心，并能最大限度地激发宝宝的潜能，对克服怀孕抑郁症也很有效果。摆出舒服的姿势让身体放松，然后想象最令人愉悦和安定的场景。准妈妈沉浸在美好的想象之中，格外珍惜腹中的宝宝，以其博大的母爱关注着宝宝的变化。胎宝宝通过感官得到这些健康的、积极的、乐观的信息，这就是意念胎教最好的过程。

 **意念胎教如何进行**

从受孕开始准妈妈就可以积极设想自己宝宝的形象了，把美好的愿望具体化、形象化。仔细观察自己和准爸爸的相貌特点，进行综合，想象宝宝会有什么样的相貌，什么样的性格，什么样的气质等等，在头脑中形成一个具体的美好形象，以"我的宝宝就是这样子"的坚定信念传递给宝宝，还可以把自己的想象通过语言、动作等方式传递给腹中的宝宝，保持愉悦的心情，潜移默化地影响着他。

通过实施意念胎教，准妈妈可以获得自在的智慧和宁静，使胎宝宝在心灵和身体上都更加平和舒适，并且能最大限度地激发宝宝的潜能。

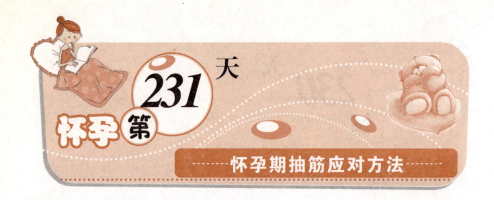

## 怀孕第231天 怀孕期抽筋应对方法

在孕期，有些准妈妈睡觉时，腿和脚经常会发生抽筋现象，由于大肚子碍事，自己又一时够不到小腿或脚部，真是痛苦，下面我们就说一下腿抽筋的原因和对策。

### 多是缺钙所致

孕期全程都需要更多的钙。尤其是在孕中晚期，一方面母体的钙储备需求增加；另一方面胎宝宝的牙齿、骨骼钙化加速等都需要大量的钙。当准妈妈的钙摄入量不足时，胎宝宝就会吸取母体骨骼中的钙，致使准妈妈发生抽筋、腰酸背痛等症状，甚至会导致软骨病。另外，妊娠期腹内压力的增加，会使血液循环不畅，也是造成腿易抽筋的原因。

### 孕期抽筋巧应对

1. 适当进行户外活动，多进行日光浴。

2. 饮食要多样化，多吃海带、芝麻、豆类等含钙丰富的食物，如海带炖豆腐、黑木耳炒圆白菜、鱼头炖豆腐等，另外，每天一杯奶也是不可少的。

3. 睡觉时调整好睡姿，采用最舒服的侧卧位。伸懒腰时注意两脚不要伸得过直，并且注意下肢的保暖。

4. 注意不要让腿部肌肉过度劳累，不要穿高跟鞋。睡前对腿和脚部进行按摩。

5. 从怀孕第 5 个月起就要增加对钙质的摄入量，每天 1500 毫克左右。

6. 睡前把生姜切片加水煮开，待温度降到脚可以承受时用来泡脚。生姜水泡脚不但能缓解疲劳，还能促进血液循环、安神、助睡眠。用湿热的毛巾热敷一下小腿，也可以使血管扩张，减少抽筋，还有助于睡眠呢。

第9个月　　胎宝宝终于成熟了

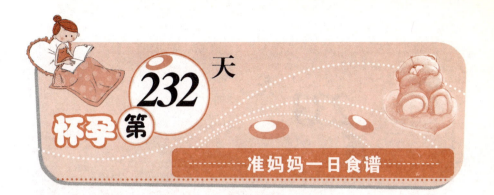

怀孕第232天

**准妈妈一日食谱**

到了孕9月，由于胎宝宝在腹内的占位，准妈妈胃部的压迫感更加强烈，再加上胎宝宝的重量，准妈妈会倍感疲惫，胃口大减。因此在饮食上应以少食多餐、清淡营养为原则。

 **多补充微量元素**

由于胎宝宝最后发育的需要，在这一时期内，准妈妈的营养应以丰富的钙、磷、铁、碘、蛋白质、多种维生素（如维生素E、维生素B类）为主，同时应进食含植物纤维素较多的蔬菜和水果，以缓解便秘和痔疮。

 **每日膳食结构表**

孕9月每日膳食构成及每日摄入食物量推荐如下：

米、面主食：400～500克。
蛋类：50～120克。
猪、牛、羊肉：200克。
动物肝脏（每周）：60克。
豆制品：250克。
新鲜蔬菜：500～750克。
时令水果：500克。
植物油：30～50克。

**孕9月准妈妈一日食谱推荐**

准妈妈可遵循以下食谱来安排一天的饮食。

| | |
|---|---|
| 早餐 | 主食：各种米粥两小碗，豆沙包1～2个（量约100克）。<br>副食：各种清淡拌菜1盘，鸡蛋1个，酱牛肉100克。餐后水果以开胃为首选，如桃、梨子等。 |
| 午餐 | 主食：米饭1小碗，或馒头两个（量均约150克）。<br>副食：粉丝煨牛肉丝（牛肉150克、粉丝250克），蒜薹烧肉（瘦肉50克、蒜薹150克），骨汤类的汤羹两小碗。餐后香蕉两个。 |
| 晚餐 | 主食：白米饭1小碗或挂面1碗（量约150克）。<br>副食：虾仁豆腐（豆腐100克、瘦肉50克、虾仁20克、青蒜50克），豌豆苗炒肉（瘦肉50克、虾仁25克、豌豆苗150克），豆腐草鱼汤两小碗。餐后水果可根据自己的口味选择。 |

（注：在此基础上，中间可适当加餐）

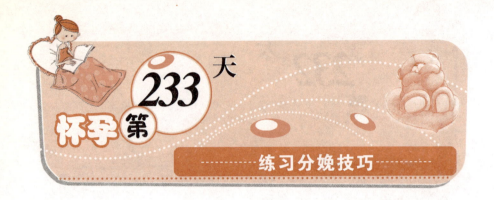

## 怀孕第233天 练习分娩技巧

为了减轻分娩时的紧张情绪,准妈妈现在可以开始学习一些分娩技巧,了解一些相关知识,这对顺利分娩很有帮助,不至于到分娩时乱了阵脚。

### 呼吸技巧练习

分娩第一阶段的呼吸——腹式呼吸。

腹式呼吸可以增强腹部肌肉,用于分娩第一期的阵痛发作,具有缓和痛苦的作用。

**具体方法：**仰卧,两腿轻松分开,膝盖稍弯曲。双手拇指张开,其余四指并拢,放在下腹部,两手拇指约位于肚脐的正下方。深深吸气,使下腹部膨胀般鼓起。当腹部膨胀到最大限度时,再慢慢吐气,使下腹部恢复原状。如此反复"膨胀"、"吐气"。

分娩第二阶段的呼吸——胸式呼吸。

宫缩接近时,用胸式呼吸法往胸里吸满八成的气,当宫缩最剧烈时,屏气3~4秒钟,向肛门方向用劲,边用劲边将吸入的气呼出。注意：练习时不要真的用力。

### 出力的练习

第一阶段——均匀呼吸,不用力。在此阶段应注意有意识地锻炼腹式深呼吸。宫缩时,深吸气,吸气要深而慢,呼气时也要慢慢吐出；宫缩间歇期,最好闭眼休息,以养精蓄锐。

第二阶段——用尽全力,屏气使劲。

宫口开全后,当宫缩开始时,临产准妈妈应双腿屈曲分开,两手抓住手柄,像解大便一样用力向下,时间越长越好,以增加腹压,促进胎宝宝娩出。宫缩间歇时,充分放松休息,以待下次宫缩时再用力。

第三阶段——再次用尽全力。此时,准妈妈还可按照第二阶段的屏气法用力,用尽全力,以加快胎盘的娩出,减少出血。注意：掌握方法即可,不要现在就用力。

第9个月　胎宝宝终于成熟了

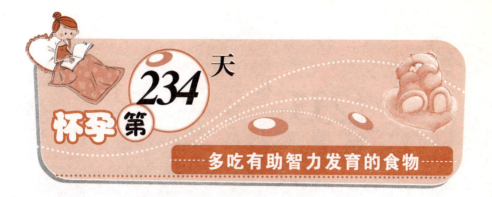

## 怀孕第234天　多吃有助智力发育的食物

胎宝宝大脑发达必须具备三个条件：大脑细胞数目要多；大脑细胞体积要大；大脑细胞间相互连通要多，这三点缺一不可。根据人类大脑发育的特点，脑细胞分裂活跃又分为三个时限阶段：孕早期、孕中晚期的衔接时期及出生后的3个月内。

### 大脑发育最需要的营养成分

人的大脑主要由脂肪、蛋白类、糖类、B族维生素、维生素C、维生素E和钙等营养成分构成。

**脂肪**：脂肪是胎宝宝大脑构成中非常重要的成分。胎宝宝大脑的发育需要60%的脂质，脂质包括脂肪酸和类脂质，而类脂质主要是卵磷脂，充足的卵磷脂供应是宝宝大脑发育的关键。

**蛋白质**：胎宝宝大脑的发育需要35%的蛋白质，能维持和发展大脑功能，增强大脑的分析理解及思维能力。

**糖类**：糖是大脑唯一可以利用的能源。

**维生素与矿物质**：维生素与矿物质能增强脑细胞的功能。

### 准妈妈的营养影响胎宝宝智力

准妈妈的饮食营养对胎宝宝的智力有明显的影响。准妈妈在孕期如果保证脂肪、蛋白类、糖类、B族维生素、维生素C、维生素E和钙等营养成分的摄取量，就能促进胎宝宝大脑细胞的发育。富含这几类营养素的食品被称为益智食品。

### 益智食品有哪些

益智食品主要包括大米、小米、玉米、红小豆、黑豆、核桃、芝麻、红枣、黑木耳、金针菇、海带、紫菜、花生、鹌鹑蛋、牛肉、羊肉、鸡肉、草莓、金橘、苹果、香蕉、猕猴桃、柠檬、芹菜、柿子椒、莲藕、西红柿、萝卜叶、胡萝卜等。

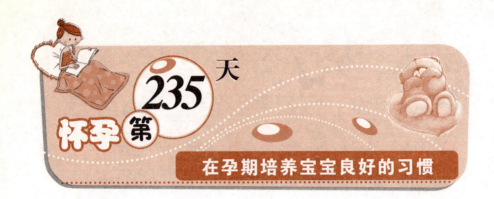

## 怀孕第235天 在孕期培养宝宝良好的习惯

每一个人都有着各自的生活习惯，有的人习惯于早睡早起，而有的人喜欢晚睡晚起。一个人的习惯是什么时候养成的呢？有人说是儿童时期养成的，也有的人说是出生后开始逐渐养成的，其实孩子的生活习惯在母亲腹中就受到母亲本身习惯的影响。

###  宝宝的睡眠类型由准妈妈决定

实验结果证明，新生儿的睡眠类型是由母亲怀孕后几个月内的睡眠类型所决定的。一般将准妈妈的睡眠类型分为早起型和晚睡型两种，通过对准妈妈进行追踪调查，结果发现，早起型的妈妈所生的孩子天生就有同妈妈一样的早起习惯，而晚睡型妈妈所生的孩子也同妈妈一样喜欢晚睡。

###  准妈妈的生活习惯影响胎宝宝

宝宝在出生前的几个月内，就可能和准妈妈在某些方面就有着共同的节律了。如果有些准妈妈本身生活无规律、习惯不良，那么从你怀孕起，就要养成一个良好的习惯，这样才能培养出具有良好习惯的孩子。

第9个月　胎宝宝终于成熟了

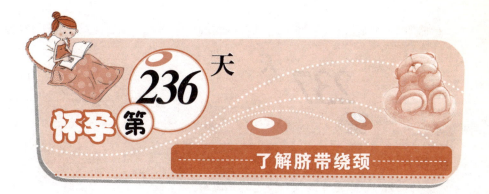

怀孕第 236 天　了解脐带绕颈

进入孕晚期，有些准妈妈到医院例行检查时可能会查出胎宝宝脐带绕颈。B超检查单上往往写着：胎宝宝头部见"V"压迹，说明有脐带绕颈可能。有些准妈妈可能看到"脐带绕颈"就非常担心，其实"脐带绕颈"没那么可怕。

### 脐带绕颈的原因

脐带绕颈与脐带长度及胎动有关，如胎宝宝较多地自动回转或医生对准妈妈实施了外倒转术，都可能导致脐带绕颈。脐带绕颈一般没什么危险，不必过于担心。

### 脐带绕了胎宝宝的脖颈会不会勒坏孩子

脐带绕颈1周的情况很常见。脐带绕颈松弛，不影响脐带血循环，不会危及胎宝宝健康。脐带绕颈的发生率为20%～25%，也就是说，每4～5个胎宝宝中就有一个生下来发现是脐带绕颈的。有很多绕了3圈甚至还有7圈的，孩子也都很好。当然，任何事情都有意外。如果脐带绕颈过紧，可使脐血管受压，致血循环受阻或胎宝宝颈静脉受压，使胎宝宝脑组织缺血、缺氧，造成宫内窘迫甚至死胎、死产或新生儿窒息。这种现象多发生于分娩期，如同时伴有脐带过短或相对过短，往往在产程中影响先露下降，导致产程延长，加重胎宝宝缺氧，危及胎宝宝。

### 脐带绕颈了准妈妈该怎么办

回家要经常数一下胎动，如果突然发生激烈的大量胎动，赶紧来医院检查。学会数胎动，胎动过多或过少时，应及时去医院检查；羊水过多或过少、胎位不正的要做好产前检查；通过胎心监测和超声检查等间接方法，判断脐带的情况。胎宝宝脐带绕颈，准妈妈要注意的就是减少震动，保持睡眠左侧位。不要因惧怕脐带意外而要求剖宫产。

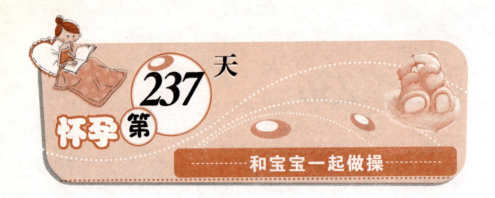

## 怀孕第237天 和宝宝一起做操

到孕晚期，胎宝宝已经会了很多动作，小至吞咽、眯眼、咂拇指、握拳头，大至伸展四肢、转身、翻跟头等。

### 体操锻炼可增强胎宝宝活力

准妈妈和准爸爸可以通过动作和声音，与准宝宝沟通信息，这样做，他会有一种安全感，感到舒服和愉快。出生后也愿意同周围的人交流。在母腹中进行体操锻炼，胎宝宝的肌肉活动力增强，出生后翻身、抓、握、爬、坐等各种动作的发展，都比没有进行过体操锻炼的要早一些。

### 体操锻炼如何做

准妈妈可以每天在固定的时间给胎宝宝一个信号：孩子，快来和妈妈做操。

躺在床上，全身尽量放松。在腹部松弛的情况下用双手捧住胎宝宝，轻轻抚摩，然后用一个手指轻轻一压再放松。这时胎宝宝便会做出一些反应。如果此时胎宝宝不高兴，就会用力挣脱，或者蹬腿反对，您就要停止。在刚开始的时候，胎宝宝只做出响应，过几个星期后，胎宝宝对母亲的手法熟悉了，一接触妈妈的手就会主动要求"玩耍"。

### 体操锻炼开始的时间

胎宝宝六七个月时，准妈妈可以感觉出他的形体，这时就可以轻轻地推着胎宝宝在腹中"散步"了。胎宝宝如果"发脾气"用力顿足，或者"撒娇"身体来回扭动时，母亲可以用爱抚的动作来安慰胎宝宝，而胎宝宝过一会儿也会以轻轻地蠕动来感谢母亲的关心。

如果能够和着轻快的乐曲同胎宝宝交谈，与胎宝宝"玩耍"，效果会更好。

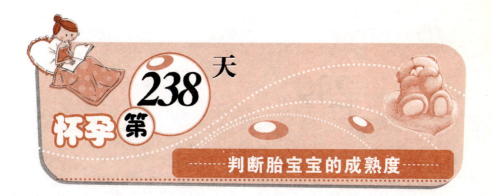

## 怀孕第238天 —— 判断胎宝宝的成熟度

到了怀孕晚期，许多准妈妈就开始关注胎盘成熟度了，因为胎盘成熟度与否是与能成功分娩有着密不可分的关系，那么怎么知道胎宝宝的成熟度呢？针对这个问题，下面几个方法可供参考。

### 临床判断

根据末次月经，正确计算孕周，并注意早孕反应、胎动出现的时间，根据这些来核实胎龄。如一般早孕反应出现在6孕周左右。随着孕月的增加，胎动逐渐增强、增多，怀孕28~32周达到高峰，至怀孕38周后又逐渐减少。通过胎动的变化可以判断胎宝宝的成熟与否及健康情况。

另外，体检时注意测定宫底高度、腹围等以此来估计胎宝宝的成熟程度。

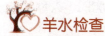

### 羊水检查

羊膜腔穿刺抽取羊水进行成熟度分析是较为可靠的方法。

脂肪细胞计数大于10%~20%，提示胎宝宝皮肤成熟，临床符合率达到82%。

测定淀粉酶（碘显色法）大于450国际单位/升，提示胎宝宝胰腺和唾液腺成熟，临床符合率为94%。

测定肌酐大于176.8微摩尔/升，提示胎宝宝肾脏和肌肉系统成熟，临床符合率为86%。

测定胆红素近于0，提示胎宝宝肝脏成熟。

测定羊水渗透压小于250毫摩尔/升，提示胎宝宝成熟，但因临床符合率较低，现在已经很少使用。

羊水促凝时间与血浆凝血酶原时间的比值小于4.85，提示胎宝宝肺成熟，临床符合率可达95.6%。

卵磷脂与鞘磷脂比值大于2，提示胎宝宝的肺成熟，临床符合率为97%。

## 怀孕每日一页

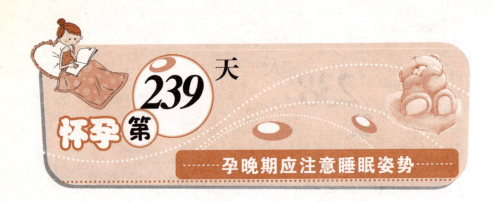

### 怀孕第 239 天

#### 孕晚期应注意睡眠姿势

到了孕晚期,准妈妈的身体越来越笨重,在睡眠的时候如果不注意姿势,常常会感觉压抑,甚至会产生危险。那么,该如何选择正确的睡眠姿势呢?

#### 孕晚期应选择合适的睡眠姿势

孕晚期的准妈妈在仰卧睡眠时,会突然感到胸闷,喘不过气来,并且伴有头晕、恶心、呕吐等症状,而当体位改为侧卧时,这些症状就会很快消失。这是因为怀孕后,由于胎宝宝在母体内不断生长发育,为了满足和适应胎宝宝生长发育的需要,准妈妈全身生理功能和解剖结构都会发生一些变化,尤以生殖系统中子宫的改变较为明显:子宫逐渐长大,子宫体由扁平梨状变为圆柱状。在孕晚期准妈妈的子宫体积可达到 32 厘米×24 厘米×22 厘米大小,其容量可增大至 3000~4000 毫升,子宫本身重量也可增加到 1 千克左右。经子宫的血流量,在足月的时候,每分钟可达 500~700 毫升。偌大一个子宫,必然对周围脏器,包括心脏、肺脏、泌尿器官等都有所推移或者压迫。

#### 仰卧可影响胎宝宝发育

准妈妈仰卧时,增大的子宫会压迫其后面的腹主动脉,影响子宫动脉的血量,造成胎盘供血不足,直接影响胎宝宝的生长发育。若准妈妈已患妊娠高血压综合征,本身已有胎盘血管痉挛,供血不足,对胎宝宝的生长发育已经有明显影响,准妈妈还仰卧,就会进一步加重对胎宝宝的影响,甚至造成死胎。准妈妈仰卧时会压迫下腔静脉,使回流到心脏的血液量急剧减少,造成心搏出量减少,对全身各器官的供血量也明显减少,产生胸闷、头晕、恶心呕吐、血压下降等症状。

# 第9个月　胎宝宝终于成熟了

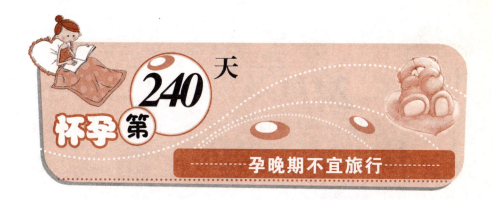

## 怀孕第240天　孕晚期不宜旅行

人们可以在广播或是报刊上听到或看到这样的消息：孕妇在列车上分娩，车上所有的人员都惊慌失措，列车上如没有医护人员，那么孕妇及胎儿的安危会受到严重影响。为此，准妈妈在即将分娩时，要避免长途旅行。

### 长途旅行影响准妈妈健康

长途的旅行，长时间的车船颠簸，使孕妇难以入睡，影响正常的休息，而且精神烦躁不安。再就是旅途条件有限，孕妇在路途中难免久站或久坐，这势必在一定程度上影响孕妇静脉血回流而造成下肢浮肿。

### 旅途中分娩对母子均有害

车船中由于人员过度集中，孕妇所处环境中的空气也不洁净，各种致病菌也较其他环境中含量多，而孕妇又不可能像家中那样随意清洗和讲究卫生，这不但直接对孕妇的身体造成危害，而且使孕妇精神不快。而精神和环境的变化又往往对孕妇和胎儿产生不利的刺激，造成车上分娩的紧急情况。据统计，在车船上分娩者，母子的健康都受到影响，产后母子的患病率明显高于正常分娩的产妇及婴儿。

### 准妈妈长途旅行预备事项

假如孕妇考虑到医疗条件、接生条件等因素时，不得不出远门，应从以下几方面做好长途旅行的预备。

1. 不要临近预产期才开始动身，最好提前两个月以上动身，以防路途不测造成早产。动身时，应随身带好临产前的物品，以防万一，例如剪刀、纱布、酒精、止血药品等。假如有懂接生的医务人员护送将更为理想。

2. 乘火车时，应购买卧铺，以利途中的休息，使孕妇不致过分疲惫。

3. 由于各地气温存在较大差异，要多穿戴一些衣物，严防着凉、受寒，防止感冒。

4 在旅途中还要注重饮食卫生和规律性饮食，不要饥一顿，饱一顿。

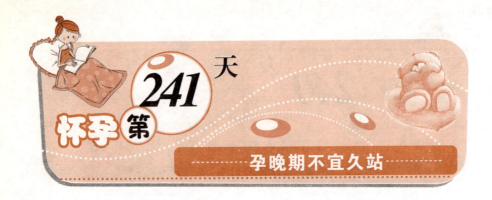

## 怀孕第241天

### 孕晚期不宜久站

进入孕晚期后,由于胎宝宝越来越大,准妈妈的身体会变得越来越沉重,这时候准妈妈要注意休息,不要长时间站立或负重,以免对自己和胎宝宝造成不利影响。

#### 孕晚期准妈妈不可久站

孕晚期由于胎宝宝已逐渐发育成熟,子宫逐渐膨大。站立时,腹部向前突出,身体的重心随之前移,为保持身体平衡,准妈妈上身后仰,使背部肌肉紧张,长时间站立可使背部肌肉负担过重,造成腰肌疲劳而发生腰背痛,故应避免久站。在站立时应尽量纠正过度代偿姿势,可适当活动腰背部,增加脊柱的柔韧性。

孕晚期由于增大的子宫压迫腔内静脉,阻碍下肢静脉的血液回流,常易发生下肢静脉曲张或会阴静脉曲张,若久站,因重力的影响,可使身体低垂部位的静脉扩张、血容量增加、血液回流缓慢,造成较多的静脉血潴留于下肢内,致下肢静脉曲张。常表现为下肢酸痛,小腿隐痛,踝及足背部水肿,行动不便。

#### 孕晚期准妈妈要避免负重

妊娠期间除应避免久站、久坐外,还应避免负重或举重。据临床观察,准妈妈因搭晒被褥、挑担、提水、攀高、举重、搬运重物或推车而加重或引起下肢静脉曲张以外,引起流产、胎膜早破或早产者不胜枚举。这是因为负重或举重时,一方面可使腹压增高,另一方面可加重子宫前倾下垂的程度,从而刺激诱发子宫收缩所致。据研究发现,在妊娠期尤其是孕中晚期孕妇提拿25千克物体时,子宫无变化或仅有轻微受压,提拿30千克物体时,子宫倾斜度则发生明显变化,而受压情况也较为显著。因此,准妈妈为防止上述并发症应避免久站、久坐、负重或举重。

第9个月　胎宝宝终于成熟了

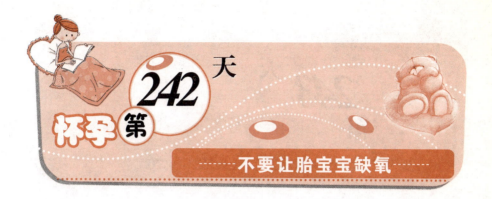

怀孕第 242 天

不要让胎宝宝缺氧

缺氧是导致胎宝宝发育迟缓、新生儿染疾或夭折及儿童智力低下的主要原因。尽管现代有许多仪器设备能监测出胎宝宝的缺氧情况，但由于条件限制，许多准妈妈无法时时刻刻受到医疗监护，因而导致少数胎宝宝缺氧不能被及时发现并得到纠正。

不过，缺氧的胎宝宝也会发出"发脾气"的信号，所以准妈妈一定不要放过自身所感受到的任何蛛丝马迹。

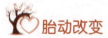 胎动改变

胎动改变是胎宝宝正常的生理活动。胎动情况也因人而异，一般安静型胎宝宝比较柔和，胎动次数较少；兴奋型胎宝宝胎动动作大，次数多。如果一个原本活泼的胎宝宝突然安静，或一个原本安静的胎宝宝突然躁动不安，胎动低于 10 次/12 小时或超过 40 次/12 小时，则有可能胎宝宝宫内缺氧。此乃胎宝宝为了降低氧的消耗或缺氧影响中枢神经所致。准妈妈计算胎动，可采取坐位或卧位，每日早、中、晚在固定的时间内各数 1 小时，3 次相加的数值乘以 4，即为 12 小时的胎动数。

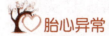 胎心异常

正常的胎心较规律有力，为 120～160 次/分钟，如胎位正常，在准妈妈下腹的左侧或右侧即胎背所在的一侧，准爸爸可借助简单的器械听取。胎动减少前，出现胎心过频，若超过 160 次/分，为胎宝宝早期缺氧的信号；胎动减少或停止，胎心少于 120 次/分，则为胎宝宝缺氧晚期。听取胎心的位置应在医生指定处，但需注意，若胎心异常，则应间隔 20 分钟再听；如胎心快，还应在没有胎动时复听。

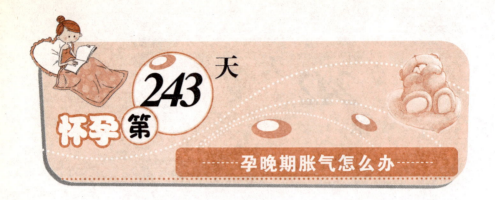

## 怀孕第 243 天 — 孕晚期胀气怎么办

怀孕期间，体内激素改变，黄体素分泌明显活跃，这种激素虽可抑制子宫肌肉收缩以防止流产，但会使肠道蠕动减慢，产生胀气。孕期大量进补、消化不良，或摄取较多产气食物等，均可导致胀气。

### 少量多餐

准妈妈要想缓解胀气，先从饮食入手。当胃部胀气时还进食大量食物，就会增加肠胃的负担，使胀气更加严重。准妈妈不妨少量多餐，每餐分量减少，不要进食太多种食物，也不宜只吃流质食物，因为流质食物并不一定会好消化，可以选择半流质饮食。

### 多吃富含纤维素的食物

准妈妈可多吃富含纤维素的食物，如蔬菜、水果等，因为纤维素能促进肠道蠕动。

### 少吃易产气的食物

易产气食物包括豆类、油炸食物、马铃薯等。避免饮用苏打类饮料，因为苏打能在胃里产生气泡，会加重胀气的感觉，加上其中含钠较多，不适合准妈妈饮用。

### 多喝温水

如果大便积存在大肠内，不及时排出，胀气就会更加严重，所以准妈妈要多喝温水，每天至少喝1.5升水，充足的水分能促进排便。喝冷水易造成肠绞痛，汽水、咖啡、茶等饮料少喝为宜。

第9个月　胎宝宝终于成熟了

怀孕第 244 天　孕晚期准妈妈装扮常识

### 化妆与美容

怀孕后期，皮肤很容易过敏，所以，不要随意改用化妆品，可以用自己习惯了的品牌，否则，可能会使皮肤粗糙或留下斑点。

### 保持清洁

孕晚期，阴道分泌物增多，外阴部容易污染，所以，要每天清洗以保持清洁。由于局部充血，皮肤黏膜特别容易受伤，所以，洗澡时动作千万要轻缓，浴毕可使用爽身粉，保持身体舒适与清爽。在住院待产前，就要事先洗好头，保持全身的清洁。

### 头发的梳理

为了弥补体形上的不足，您应该更加注意头发的梳理。头发要梳理得整齐美观，再配上自然的面容，看上去就会好很多。您可以把头发梳成一种使脑袋显得小巧玲珑、完全露出脖子的发型。怀孕后期，最好不要烫发。

### 穿衣打扮

要想美丽，还得在着装、姿势方面下点工夫。到了怀孕中期，准妈妈的身体日渐粗大，质地太软、颜色灰暗、皱褶明显的衣料，都不应该选择。紧身的衣裙、粗毛绒衫等服装都不适。这些样式，准妈妈穿了不仅很别扭，而且很不雅观，愈加显得笨重了。

应该选择一些让脖子都露出来的服装，到了夏天可以穿短袖或完全无袖的衣裙。头及胳膊的效果会使人产生错觉，您便变得轻盈，且惹人喜爱了。

### 对鞋和袜子的要求

为了保持良好的姿势，准妈妈还得选一双合适的鞋子。到了怀孕后期，鞋子应宽大一些。因为在这期间，双脚会有轻微肿胀的趋势。

穿袜子时，要穿与裙子的颜色协调一致的，这样会显得身材修长。裙子的长短可以通过照镜子，看看怎样的长度最合适。

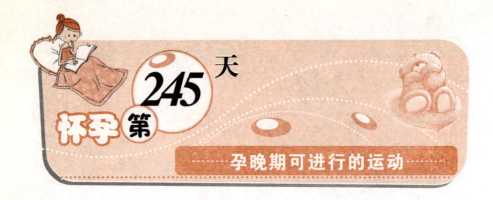

## 怀孕第245天

### 孕晚期可进行的运动

### ❤ 脚部运动

通过脚尖和踝关节的柔软活动，增强血液循环的畅通，而且对强健脚部肌肉也是行之有效的。

坐在椅子上，腿和地面呈垂直状态，两脚并拢，脚掌平放在地面上，脚尖使劲向上翘，待呼吸1次后，再恢复原状；把一条腿放在另一条腿上，上侧脚尖慢慢地上下活动，约2分钟后两腿位置互换，以同样的要领练习两分钟。每日数次，每次4分钟左右。

### ❤ 盘腿坐运动

这项运动可以松弛腰关节，伸展骨盆的肌肉。可使胎宝宝在分娩时容易通过产道，顺利生产。盘腿坐好，精神集中，把背部挺直，收下颌，两手轻轻放在膝盖上（双手交叉按膝盖也可以），每呼吸1次，手就按压1次，反复进行。按压时要用手腕按膝盖，一点儿一点儿用力，尽量让膝盖一点点接近床面。运动时间可选在早晨起床前、白天休息时或晚上睡觉前，每次各做5分钟左右扭转骨盆运动。这项运动能够加强骨盆关节和腰部肌肉的柔软性。

仰卧，双肩要紧靠在床上。屈膝，双膝并拢，带动大小腿向左右摆动，要慢慢有节奏地运动。接着，左脚伸直，右膝屈起，右脚平放在床上。右腿的膝盖慢慢地向左侧倾倒。待膝盖从左侧恢复原位后，再向右侧倾倒，之后左右腿交替进行。

最好在早晨、中午、晚上各做5~10次。

### ❤ 骨盆运动

该项运动除了能松弛骨盆和腰部关节外，还可使产道出口肌肉柔软，并强健下腹部肌肉。

先仰卧床上，后背紧靠床面上，屈双膝，脚掌和手掌平放在床上。腹部呈弓形向上凸起，默数10下，再恢复原来体位。然后四肢着地，低头弓背，使背部呈圆形。抬头挺腰，背部后仰。上半身缓慢向前方移动，重心前后维持不变，一呼一吸后复原。早晚各做5~10次。

## 第9个月　胎宝宝终于成熟了

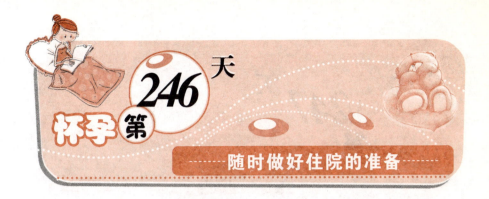

怀孕第 246 天

随时做好住院的准备

怀孕对一个女人来说是一生中的大事，期待着小宝宝的到来是一段激动人心的时光，如果准妈妈在宝宝出生之前没有做好生理、心理和物质上的准备，这或许是一段既紧张又担心的日子。

### 为分娩做好心理准备

"怀胎十月，一朝分娩"，进入孕9月以后，准妈妈要随时做好分娩的准备，因为在预产期之前的2~3周内，随时可能生产。所以，孕晚期心理上的准备也是非常重要的，此时准爸妈应该为分娩做准备了，以免到时手忙脚乱。首先列一张清单，把你住院可能需要的东西写下来，必须带的先随时放在包里或触手可及的地方。如果你无法确定需要带什么，可以咨询你所选择的医院或刚生过孩子的年轻父母。

### 每天洗澡

尽可能每天洗澡，清洁身体。淋浴或只擦擦身体也可以。特别要注意保持外阴部的清洁，头发也要整理好，绝对不要做对母体不利的动作，避免向高处伸手或压迫腹部的姿势。

### 加强营养、合理膳食

在孕中期饮食的基础上，增加蛋白质及钙的摄入量，如豆腐和豆浆；多食用海产品，如海带、紫菜；坚果类食品也可适量增加；注意控制盐分和水分的摄入量，以免发生浮肿。

### 按时体检

孕36周后每周查体一次，观察血压及体重的变化，检查有无蛋白尿及头晕等症状，预防妊娠期糖尿病、妊娠高血压等并发症。

### 生活起居

孕晚期准妈妈易疲劳，一定要做到睡眠充足，中午可小睡一会；孕晚期睡眠易采取左侧卧位，可增加子宫和胎盘的血流量；晚间休息时可自然盘腿坐，以减轻下肢疲劳，增加下肢血液循环。

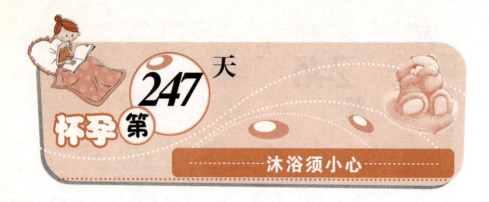

## 怀孕第247天 沐浴须小心

怀孕以后，由于准妈妈身体内分泌的改变，新陈代谢逐渐增强，汗腺及皮脂腺分泌也会随之旺盛。因此，准妈妈比常人更需要沐浴，以保持皮肤清洁，预防皮肤、尿路感染。可是，如果在沐浴时不注意方法，有可能对母体和胎宝宝的健康造成影响，对胎儿来说，有些甚至是永久性的损害。那么，准妈妈沐浴需要注意哪些问题呢？

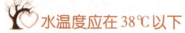

### 水温度应在38℃以下

过高的温度可能会损害胎宝宝的中枢神经系统。一般来讲，水的温度越高，持续时间越长，损害越重。所以，准妈妈沐浴时水的温度应掌握在38℃以下。

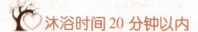

### 沐浴时间20分钟以内

在浴室或浴罩内沐浴，准妈妈很快会出现头昏、眼花、乏力、胸闷等症状。这是由于浴室或浴罩内的空气逐渐减少，温度又较高，氧气供应相对不足所致，加之热水浴的刺激，会引起全身体表的毛细血管扩张，使准妈妈脑部的供血不足。同时胎儿也会出现缺氧、胎心率加快，严重者还可使胎宝宝神经系统的发育受到不良影响。因此，准妈妈在进行热水浴时，每次的时间应控制在20分钟以内为佳。

### 不要坐浴以免早产

准妈妈沐浴时应该采取立位，不要坐在浴盆里洗澡，避免热水浸没腹部。因为，女性怀孕后机体的内分泌功能发生了多方面的改变，阴道内具有灭菌作用的酸性分泌物减少，体内的自然防御机能降低，此时如果坐浴，水中的细菌、病毒易进入阴道、子宫，导致阴道炎、输卵管炎等，或引起尿路感染，使准妈妈出现胃寒、高热、腹痛等症状，这样势必增加孕期用药的机会，也给畸胎、早产创造了条件。

## 第9个月 胎宝宝终于成熟了

## 怀孕第 248 天

### 孕晚期准爸爸要体贴

#### 合理安排准妈妈饮食

孕37周，准爸爸还要注意调整准妈妈的饮食，应增加蛋白质、钙、铁等营养素的供给，同时适当限制脂肪和碳水化合物等热能的摄入，以免胎宝宝长得过大，给分娩造成困难，可以让准妈妈吃一些营养丰富、容易消化的食物，像牛奶、面条、鸡蛋等，会为即将到来的分娩积攒体力和能量。

#### 为准妈妈翻身

到了孕晚期，随着体重的激增，准妈妈的负担日益沉重，时常感觉疲惫不堪，大多数准妈妈还会出现浮肿等情况，笨重的身体让准妈妈的翻身变得十分困难。这时，准爸爸决不能袖手旁观，为准妈妈翻一下身吧，只要举手之劳，就可以体现一下自己对妻子的关心。

#### 学习缓解产痛的按摩手法

很多妈妈都说产痛是她们经历的最强的疼痛，在医学上，产痛的强度仅排在烧伤痛之后，可见产痛对绝大多数人来说都是一场痛苦的经历。对于准爸爸来说，此时学习一些可以缓解产痛的按摩手法十分必要，可以用自己的力量为妻子减轻一下疼痛。

#### 陪准妈妈散步

到了孕晚期，虽然准妈妈不必过于劳累，但是也不能一点都不动，准爸爸陪准妈妈散步一方面可以缓解准妈妈临产前心理的不适，另一方面适度的运动也有利于分娩。

#### 给准妈妈穿鞋

孕晚期，胎宝宝发育成熟，准妈妈大腹便便，硕大的肚子不仅遮住了准妈妈脚下的视线，而且对于准妈妈来说，就连弯腰穿鞋、捡东西这样简单的事情都变得十分困难。准爸爸如果在准妈妈身边时，看着准妈妈费力地弯腰穿鞋系鞋带一定十分不忍心，那就为准妈妈代劳吧。

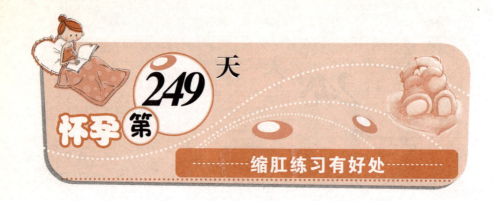

## 怀孕第249天 缩肛练习有好处

1. 孕前：缩肛练习让女性更"性福"。

收缩肛门可以锻炼耻骨尾骨肌，这是参与性生活的主要肌肉。通过这种运动，可以增强女性对性生活的感受，使其更容易获得性高潮。

2. 孕期：缩肛练习有助分娩。

医学实践表明，女性在怀孕期间如果保持适度运动，可以使她们的分娩时间缩短3小时左右。缩肛运动可以促进阴道的收缩，提高阴道的伸张力，帮助准妈妈更顺利地产出胎儿。

3. 孕后：缩肛练习治便秘。

缩肛治疗便秘，主要是通过肛门的节律性收缩运动，刺激肠壁感觉神经末梢，使直肠运动加强。长期坚持缩肛运动，能调节不正常的排便习惯，使之有意识地刺激直肠运动，产生便意，达到有效的治疗目的。

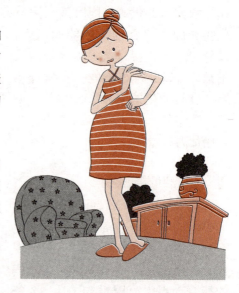

### 怎么做缩肛练习

取任何体位均可，先吸气，同时收缩肛门肌肉，然后屏气数秒钟，直至不能忍受，然后呼气，同时放松肛门肌肉。每日早晚各做20~30次。而且还可以通过做缩肛运动，锻炼骨盆底肌肉的张力来缓解尿频、尿急的症状。

第9个月 胎宝宝终于成熟了

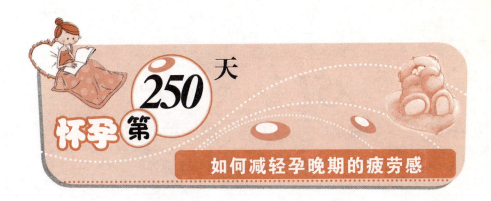

## 怀孕第250天 如何减轻孕晚期的疲劳感

由于身体的负担日渐沉重，准妈妈经常会感到疲倦，甚至一整天都不想做事。但是，准妈妈绝对不能够放任自流，一定要想办法消除疲劳感。

### 顺应身体的自然需要

比如说提早上床睡觉，并养成每天午睡的习惯，哪怕只有短短的15分钟。睡眠能让人精力充沛，对准妈妈来说更是如此。如果你还在上班，那么不妨趴在桌子上睡一会儿，记得关掉电脑显示屏。

### 尽量调整时间安排

缩短每天的工作时间，或者看看能不能把一部分工作带回家去做。取消不必要的社交活动，减少外出时间，家务活也可以交给家人去做。

### 有助减轻疲劳感的健康零食

全麦饼干：其主要成分是小麦，能够提供糖分，保证热量供应。

干果：富含蛋白质、维生素、钙、铁等营养物质，不含胆固醇，对恢复体能有神奇效果。

奶制品：牛奶、酸奶等奶制品能够为人体提供蛋白质、维生素和钙质。

水果、蔬菜：引起疲劳的生理原因是乳酸和其代谢物在体内的堆积，使身体处于弱酸性环境，而水果、蔬菜多属于碱性食物，能够有效降低肌肉和血液的酸度，消除疲劳。

### 适度运动

尽管此时你身体非常不便，但在尽可能的情况下做适度运动，例如近距离散步等，还是可以有效缓解疲劳感，舒缓心情的。

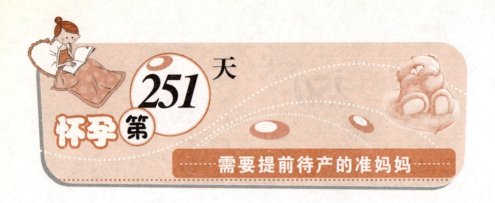

## 怀孕第 251 天

### 需要提前待产的准妈妈

无并发症的准妈妈，尚未临产不需提前入院待产。如有胎膜早破或阴道流血，不管是否临产应随时入院；如有胎儿生长迟缓、妊高征、胎位不正、妊娠合并肝炎、心脏病、肾炎、糖尿病等并发症的准妈妈应根据医生意见决定入院时间；有剖宫产史的准妈妈须于预产期前 2 周左右入院待产；如有胎动消失、胎心异常应及时住院做进一步监护。

在妊娠 38 周以前，阴道有流水现象、哪怕是一点点的水也不正常，这说明羊膜破裂羊水流出，就是俗称的"早破水"。通常，"早破水"后，胎儿在 12～24 小时之内就会出生，要注意提前到医院待产。

如果阴道断断续续地有少量的水流出，持续几天或更长时间，胎儿在失去了完整的羊膜保护的状态下，受感染机会较多，脐带也容易脱垂，死亡率较高。所以，一旦出现这种情况，要平躺并立即在家人陪护下去医院就诊。

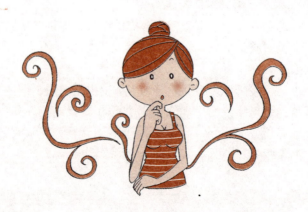

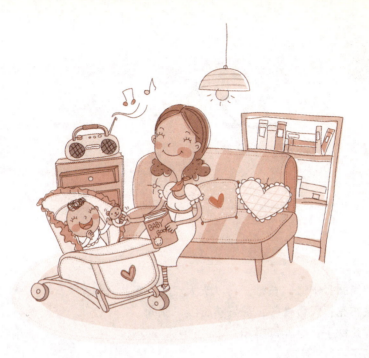

# 第10个月
## 迎接新生命的到来

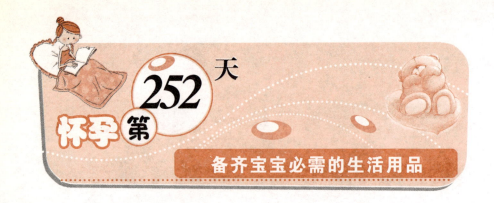

## 怀孕第252天

### 备齐宝宝必需的生活用品

衣：

和尚服：中号、长袖，可以买大点的。多买几套。

尿布兜：代替裤子，最好买腰围可调的。

婴儿袜子：夏天都得用。

帽子：1个就够。

口水肩：2个，轮换用。

布尿片：20~40条。

食：

奶瓶：对于新生儿，容量115克的奶瓶足够大了，但再买一个大号的更实用。

吸奶器：可以将奶吸出并储存起来，无论是上班型的母亲，或是想让丈夫喂养的母亲，吸奶器是不可缺少的帮手。

奶嘴：小号、十字开口。多备。

奶瓶刷子：1个。

消毒锅：1个，大号。

婴儿碗、勺：大一点的时候才经常用。婴儿用的勺不容易洒水，宝宝吃药、喝水都用得着。

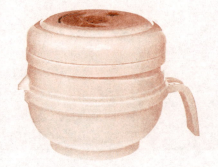

住：

小被子：2条。

小毛巾：多条。

## 第10个月 迎接新生命的到来

**垫被**：2张。或是婴儿毛毯。夏天垫被上面铺凉席，再铺隔尿垫子，最上面是床单。
**爽身粉、洗发水、沐浴露、润肤露**：各1瓶。
**睡袋**：1套，冬天可以预防宝宝踢开被子。
**小蚊帐**：绝对有用处。
**婴儿浴盆**：可以使宝宝洗澡更方便。
**洗脸盆**：2个，主要还是洗衣服，宝宝专用。
**浴巾**：擦身用，夏天还可以当被子盖。
**湿纸巾**：多买。
**纸尿裤**：头2个月用小号的。
**小玩具**：鲜艳、会发声、可悬挂。
**指甲钳**：1个，挑小号的。
**体温计**：必备。
**婴儿洗衣液**：初生宝宝皮肤幼嫩，最好用专业的。
**棉签、脱脂棉**：各1包。
**75%的消毒酒精**：1瓶。

### 行：

**婴儿车**：不可缺少的一样东西。
**婴儿背带**：可将宝宝固定在妈妈的胸前。
**婴儿座椅**：开车出行的妈妈带宝宝出行需要。

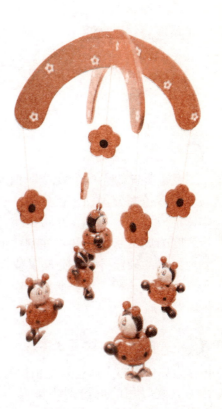

## 怀孕第253天 —— 了解无痛分娩

### 无痛分娩

通常所说的无痛分娩法即指硬膜外阻滞镇痛分娩法，该分娩法在临床上应用最为普遍。此法是将适量浓度的局部麻醉药及止痛剂注射到准妈妈的硬膜外腔，阻断其支配子宫的感觉神经，减少准妈妈在分娩时的疼痛。

### 无痛分娩不是真的无痛

无痛分娩的无痛也只是相对的，因为分娩时用的麻醉剂用量很小，所以准妈妈仍然能感觉到宫缩的存在。无痛分娩只是设法让疼痛变得可以忍受一些而已。其实，准妈妈的精神状态若处于紧张、恐惧、焦虑、信心不足之中，也会增加对疼痛的敏感度，因此，准妈妈做好精神上的准备，也是减轻疼痛感的一个好方法。

### 无痛分娩的好处

1. 减低产痛，不影响运动神经的功能。麻醉可以阻断痛觉的传导，减低产妇在生产时的疼痛感，但却不影响运动神经的功能，所以产妇的四肢还是可以自由移动的，只是因子宫收缩而造成肚子疼痛的感觉不再明显。

2. 安全性高，但背部入针部位若有感染、凝血机能异常、血压过低、低容积性休克等状况，就不适合做无痛分娩。

3. 无痛分娩不会造成腰酸背痛等后遗症。

### 无痛分娩也有危险

无痛分娩是一种麻醉技术的应用，准妈妈要承担一定的麻醉风险。如果准妈妈的血压特别高、宫腔内有感染或存在胎儿缺氧等情况则不适合进行无痛分娩。若准妈妈患有心脏病、药物过敏史、腰部外伤史，应先咨询医生。

第10个月　迎接新生命的到来

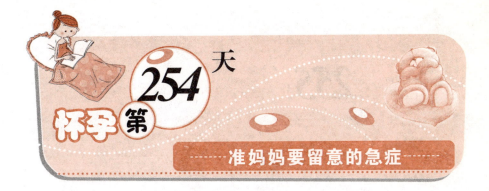

## 准妈妈要留意的急症

### 胎盘早剥

胎盘早剥是妊娠晚期的严重合并症，起病急，进展快，如果不及时治疗可危及母子生命。准妈妈要加强产前检查，注意孕期保健，积极治疗高血压、慢性肾炎。

### 脐带脱垂

脐带脱垂容易造成胎儿死亡，因此一旦出现此情况，应及时娩出胎儿。孕晚期，准妈妈要了解骨盆大小、胎儿发育情况、胎位、先露入盆情况等；避免可能导致胎膜早破的因素，如性生活、体力劳动；保持个人卫生，预防阴道炎。

### 胎儿窘迫

胎儿在宫内有缺氧征象危及胎儿健康和生命者，称胎儿窘迫，常表现为胎心音变慢、下降。应尽快行剖宫产术，术前做好新生儿窒息的抢救准备。

### 难产

常见的是肩难产，头位难产较少见。由于难产发生时，已无法进行剖宫术，因此，医生会使用各种助产方法帮助胎儿娩出。

### 羊水栓塞

是严重而危险的产科并发症，也是产妇死亡的主要原因之一。

### 产中及产后出血

在整个生产过程中，出血量若超过500毫升，就可认为是产中及产后大出血。

### 子宫破裂

子宫破裂为产科最严重的并发症之一，常引起母儿死亡。

准妈妈要加强产前检查；随时注意自身的体重、血压变化；有剖宫产史或子宫切开手术史者，应提前住院待产；避免滥用催产素、前列腺素等子宫收缩剂。

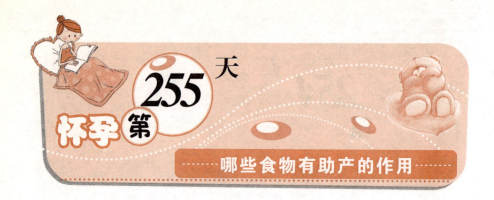

## 怀孕第255天：哪些食物有助产的作用

准妈妈多吃些助产食物，也会对分娩有辅助作用。

**海带**：对放射性物质有特别的亲和力，其胶质能促使体内的放射性物质随大便排出，从而减少积累和诱发人体机能异常的物质。

**畜禽血**：如猪、鸭、鸡、鹅等动物血液中的蛋白质被胃液和消化酶分解后，会产生一种具有解毒和滑肠作用的物质，可与侵入人体的粉尘、有害金属元素发生化学反应，变为不易被人体吸收的废物而排出体外。

**海鱼**：含多种不饱和酸，能阻断人体对香烟的反应，并能增强身体的免疫力。海鱼更是补脑佳品。

**豆芽**：贵在"发芽"，无论黄豆、绿豆，豆芽中所含多种维生素能够消除身体内的致畸物质，并且能促进性激素的生成。

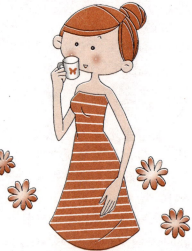

**鲜果、鲜菜汁**：能解除体内堆积的毒素和废物，把积累在细胞中的毒素溶解并由排泄系统排出体外。

准妈妈在临产前要多补充些热量，以保证有足够的力量促使子宫口尽快开大，顺利分娩，巧克力就是最好的辅助食品。巧克力营养丰富，含有大量的优质碳水化合物，而且能在很短时间内被人体消化吸收和利用，并产生出大量的热能，供人体消耗，而且巧克力体积小、发热多，吃起来也很方便。

第10个月　迎接新生命的到来

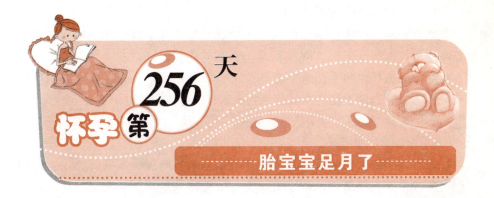

怀孕第 256 天　　胎宝宝足月了

本月，胎宝宝已是体重 300 克、身长达 50 厘米左右胖乎乎的"小儿"了。胎宝宝在妈妈肚子里，身体向前弓着，头部慢慢顶入胎盘，逐渐固定。这是胎宝宝为了钻出产道所做的准备。

### 已经是完整的胎宝宝

进入第 10 个月，胎宝宝体重增加非常迅速，每天大约长 30 克，心脏、肝脏、肺、胃、肾等器官已经发育成熟；皮下脂肪发育良好，已无皱褶，呈现淡红色，体形圆圆胖胖的，头发浓密，有 3~4 厘米，手和脚的肌肉也很发达。胎宝宝的头部进入到妈妈的骨盆中，身体的位置稍稍下移，如果此时分娩，他已经具备在体外独立生存的能力，而且哭声响亮，四肢活动有力，但吸吮力弱，有尿和胎便排泄出。

### 少动是为了积蓄力量

此时，由于胎宝宝的头部已在骨盆上口或已进入骨盆中，所以剧烈运动的情况已经较少了，但是有些胎宝宝在分娩之前还是动得厉害，所以也不能一概而论。总之，可以说跟 9 个月时相比较，动的次数已减少很多，感觉上似乎稳重多了。各种成熟的动作是胎宝宝本身自主性的发挥，并且已表现出随时准备好要面对外面世界的姿态。只要不是过期妊娠，胎宝宝在子宫的时间越长，就有越多的时间安静地在子宫里发育他的脑部。

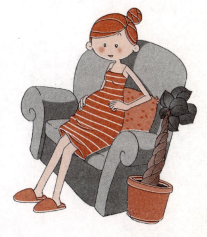

### 具备多种多样的原始反射

新生儿并不是一张白纸,他从一出生就具备了几十种原始反射。诸如巴宾斯基反射、抓握反射等。现在胎宝宝双手的抓握已经很有力了,很快你就会在他用小手抓住你的手指时注意到这一点!原始反射一般在胎宝宝出生后几个月消失,它有助于提高个体存活的概率,具有重要的进化意义。

### 免疫系统已初步发育

尽管在怀孕的大部分时间里,胎宝宝依靠母亲的保护来抵御感染,但他自己的免疫系统也渐渐地开始发育。出生后免疫系统将继续发育,而且母乳喂养还会增强胎宝宝的免疫力。

第10个月　迎接新生命的到来

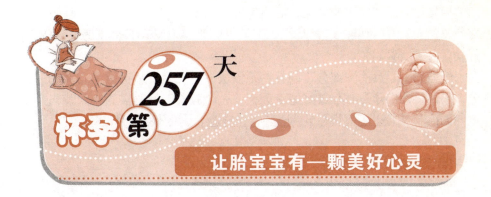

## 怀孕第257天：让胎宝宝有一颗美好心灵

胎宝宝的思想和大人的思想是完全不同的。胎宝宝虽然具有"心灵"感应，却因为母亲平常的生活方式，而区分为"好的"心灵感应或"坏的"心灵感应。准妈妈如果能以平静的心情过日子，就有助于培养胎宝宝的好心灵感应。

### 胎宝宝心灵的关键是准妈妈的情绪

准妈妈的情绪，是培育胎宝宝心灵的关键。母亲心情最稳定的情况是食欲获得满足，爱情、亲情获得满足，有着强烈的幸福感的时候。所有这些心情舒适的状态，腹中的胎儿也一样能感受得到，当他能感到舒适、愉悦的时候，心灵便获得发展。

准妈妈的情绪如何，既关系到自身的健康，也关系到下一代的生长发育，的确是一件应该认真对待的大事。至于在怀孕期间如何保持健康、良好的情绪，需要注意的方面很多。

### 培养胎宝宝美好的心灵

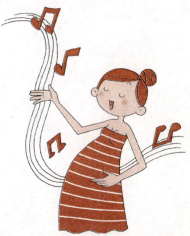

家庭要尽可能创造和谐、欢乐的生活气氛，夫妻之间要多交流、多理解，尤其是发生不愉快事情的时候，要多从积极的方面开导准妈妈，避免准妈妈受到不良刺激。

准妈妈自己同样要正确对待生活中发生的大大小小的矛盾，对一些无足轻重的事情，不要过分认真和计较，尤其不应该多疑，尽量减少对家里其他人的误解。即使遇到什么不快乐的事情，也要大度一些，应该学会自我安慰，这样，情绪就不容易受到影响而波动了。

要知道，保持健康的情绪，心胸宽阔，心平气和，心态平稳，让自己始终有一种良好的心境，这对自己、对胎儿，都有好处，自然对家庭也就有好处。

舒适属于心灵的一部分，同样，不愉快、不安、愤怒也属于心灵的一部分。请准妈妈们开开心心过好每一天，让一个有着美好心灵的小天使来到我们的面前。母亲塑造胎儿心灵的时候，也塑造了子女出生之后的心灵。

# 第10个月 迎接新生命的到来

## 怀孕第258天 —— 难产常识

难产是指由于分娩的宫口扩张期（第一阶段）尤其是胎宝宝娩出期（第二阶段）时间明显延长，如不进行人工助产则母体难于或者不能排出胎宝宝的产科疾病。难产如果处理不当，不仅能引起母体生殖道疾病，影响以后的生育能力，甚至会危及母体及胎宝宝的生命。分娩的顺利与否，与分娩过程中的产力、产道、胎宝宝情况以及准妈妈的心理状况有着直接的关系，任何一个因素出现问题，都有可能造成难产。因此，在临近分娩时，准妈妈了解一下难产的相关知识，还是很有必要的。

###  产力

产力就是指将胎宝宝和胎盘等自子宫内逼出的力量，其中最主要的是肌肉的收缩力量。正常的宫缩有一定的节律性，并且临近分娩时逐渐增强。宫缩不管是过弱还是过强，都有可能造成难产。

###  产道

产道是指胎宝宝分娩时的通道，它主要是由准妈妈的骨盆大小以及形状所决定的，产力和产道，两者中任何一种有异常，都会造成难产。

### 胎宝宝情况

胎宝宝在分娩中的自身情况也很重要。如果胎宝宝在子宫中的位置不正常，如臀位、横位等，或是在宫内生长发育得过大，以及有连体胎宝宝等畸形儿的情况，都会影响正常的分娩过程，造成难产的发生。所以必须及早发现并进行处理。

### 准妈妈的心理

如果准妈妈对分娩中所要面临的挑战没有心理准备，或是对分娩过程过度恐惧，不能很好地配合医生，也会造成难产。

## 怀孕 每日一页

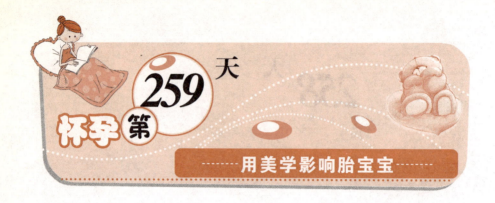

怀孕第 259 天 —— 用美学影响胎宝宝

美育是准妈妈与胎宝宝交流的重要内容之一，也是净化胎教氛围的必要手段。胎教中的美育是通过母亲对美的感受来实现的。具体地说，对胎宝宝的美育就是关于音乐美、大自然美和形体美的教育。

### 音乐给人愉悦感受

音乐能使准妈妈心旷神怡，浮想联翩，从而使其情绪达到最佳状态，并通过神经系统将这一信息传递给腹中的胎宝宝，使其深受感染。同时安静、悠闲的音乐节奏可以给胎宝宝创造一个平静的环境。使躁动不安的胎宝宝安静下来，使他朦胧地意识到世界是多么的和谐，多么的美好。

悦耳怡人的音响效果能激起准妈妈的自主神经系统的活动，由于自主神经系统控制着内分泌腺使其分泌出许多激素，这些激素经过血液循环进入胎盘，使胎盘的血液成分发生变化，有利于胎宝宝健康的化学递质增多，从而激发胎宝宝大脑及各系统的功能活动，来感受准妈妈对他美好意境的传递。

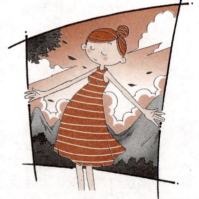

### 领略大自然的美

大自然的色彩和风貌对促进胎宝宝大脑细胞和神经的发育也是十分重要的。准妈妈可于工作之余，欣赏一些具有美的感召力的绘画、书法、雕塑以及戏剧、舞蹈、影视文艺等作品，接受美的艺术熏陶，并尽可能地多到风景优美的公园及郊外领略大自然的美，把内心

第10个月 迎接新生命的到来

的感受描述给腹内的胎宝宝听。如深蓝色的大海、红彤彤的晚霞、五颜六色的花朵、悠悠飘浮的白云、翩翩起舞的蝴蝶、歌声悦耳的小鸟以及沁人心脾的花香等，与胎宝宝共同感受着伟大的自然美。

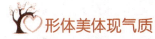
### 形体美体现气质

　　形体美主要是指准妈妈本人的气质。首先，准妈妈要有良好的道德修养和高雅的情趣，知识广博，举止文雅，具有内在的美。其次，要有外在的美，准妈妈穿着颜色明快、合适得体的孕妇装，一头干净、利索的短发，再加上面部恰到好处的淡妆，会显得精神焕发，这样会使胎宝宝在母体内受到美的感染而获得初步的审美观。

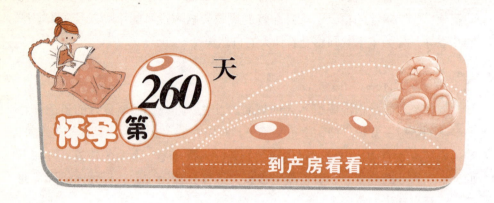

## 怀孕第260天：到产房看看

很多准妈妈不了解医院内的情况，产前如果对产房的环境有所了解，有助于缓解您紧张的情绪。有的医院在产前会请准妈妈到产科参观，但很多准妈妈没有这个机会，以下让我们了解下产房的结构。

###  产床

大多数产床是固定在产房内的，有专门使产妇有利于分娩的支架，有些部位可以抬高和降低，床尾可去掉，以方便分娩和缝合伤口。

有的产床表面上看和一般的病床没有什么区别，可移动，床尾可以去掉，这种床一般放在单独的房间内，产妇待产和分娩都在一个房间内，不必走到产房去，就可以在自己的房间内分娩，这在少数条件较好的医院有。

### 胎宝宝监测仪

可以时刻记录下孕妇的宫缩和胎儿心跳，可不断输出结果，有的机器有智能程序，根据监测结果向医生提供诊断依据所需的资料，是很好的评价胎儿健康情况的方法。

###  保温箱

新生儿的热量易于丧失，为防止体温降低的情况发生，有时将其放入保温箱内，以避免这种情况的发生。

### 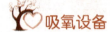 吸氧设备

在待产室和产房都有吸氧的设备，宫缩时胎儿的血液和氧气供应都受到一定程度的影响，吸氧会使胎儿体内的氧气储备增加，增加对宫缩的耐受能力，对产妇和胎儿有好处。

###  吸引器

胎儿在母体内处于羊水包围的环境之中，口腔和肺内有一定量的羊水存在，新生儿受到产道的挤压，羊水被挤压出去，减少肺部疾患的发生。少数新生儿口腔仍有羊水甚至胎粪，就需要用吸引导管吸出口腔内的杂物。

第10个月 迎接新生命的到来

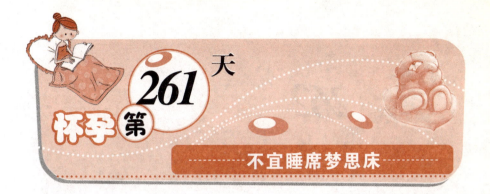

## 怀孕第261天 不宜睡席梦思床

席梦思床是一种高级弹簧床，目前已成为许多年轻人新婚必备之物。一般人睡席梦思床有柔软、舒适之感，但准妈妈则不宜睡席梦思床。原因有以下两点。

### 易致脊柱的位置失常

准妈妈的脊柱较平常人的前曲更大，睡席梦思床及其他高级沙发床后，会对其腰椎产生严重影响。仰卧时，其脊柱呈弧形，使已经前曲的腰椎小关节的摩擦力增加；侧卧时，脊柱也会向侧面弯曲。长此下去，会使脊柱的位置失常，压迫神经，增加腰肌的负担，既不能消除疲劳，又不利于生理功能的发挥，并可引起腰痛，不利于翻身。正常人在入睡后睡姿是经常变动的，一夜辗转反侧可达20～26次。有学者认为，翻身有助于大脑皮质的扩散，提高睡眠效果。然而，席梦思床太软，准妈妈深陷其中，不容易翻身。

### 不利翻身

正常人的睡姿在入睡后是经常变动的，一夜辗转反侧可达20～26次。辗转翻身有助于大脑皮质抑制性的扩散，提高睡眠效果。然而，席梦思床太软，准妈妈深陷其中，不容易翻身。同时，准妈妈仰卧时，增大的子宫压迫着腹主动脉及下腔静脉，导致子宫供血减少，对胎宝宝不利，甚至出现下肢、外阴及直肠静脉曲张，有些人因此而患痔疮。右侧卧位时，上述压迫症状消失，但胎宝宝可压迫孕妇的右输尿管，易患肾盂肾炎。左侧卧位时上述弊处虽可避免，但可造成心脏受压，胃内容物排入肠道受阻，同样不利于准妈妈健康。

### 选择什么床好

准妈妈的床最好是棕绷床或硬板床，上铺约9厘米厚的棉垫或褥子为宜，既能保证一定的柔软性，又不会太软而不利于翻身和活动，方便准妈妈不断变换睡姿。

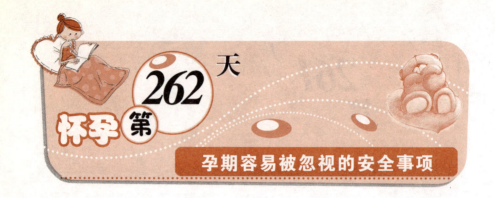

## 怀孕第262天

### 孕期容易被忽视的安全事项

对平常人来说无关紧要的一些事情，对孕育着小宝宝的准妈妈而言，却潜伏着看不见的危险，应引起注意。

### 厨房安全隐患多

很多人说厨房是家庭当中安全隐患最多的地方，的确，厨房当中除了有煤气、刀具等危险物品，还有各种厨房电器，使用不当非常容易发生危险。总结如下：

隐患一：抽油烟机碰头，吊柜有尖角。像抽油烟机、吊柜、厨具柜等，其突起的边角都是伤人的"利器"。尤其是高处的尖锐凸起，如果高度不合适，很容易碰头。

隐患二：多个电器一个插排。微波炉、烤箱、抽油烟机、榨汁机……厨房里的电器越来越多，为了方便，家里一般会用一个大插排来解决插座不足的问题，如果几种电器同时共用一个插排，功率太大，很可能导致着火。

隐患三：灶台前面贴纸膜。很多家庭担心的煤气灶台前的墙壁粘上油烟，变色变脏，于是将墙上贴上保鲜膜、塑料纸。这些塑料纸没有防火功能，再粘上油，火大了很容易燃烧引起火灾。

### 忽视嘴唇卫生

空气中不仅有大量的尘埃，而且其中还混杂不少的有毒物质，如铅、氮、硫等元素。它们落在准妈妈身上、脸上的同时，也会落在嘴唇上，然而，很多准妈妈在外面的时候，通常都很注意不随便用手拿东西吃，或从外面一回到家，就马上去洗手。

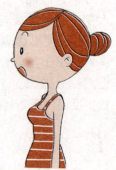

### 第10个月 迎接新生命的到来

可是,很少想到嘴唇也同样应该做卫生防护,经常在没有清洁嘴唇的情况下喝水、吃东西,或时不时地总去舔嘴唇,殊不知这样做很有害处的。因为,空气飘尘中的很多化学有害物质以及病原微生物,会落在准妈妈的嘴唇上,它们一旦进入准妈妈的体内,要比其他人更为有害,因为身体里还有个对有害物质十分敏感的胎宝宝,会使胎宝宝因此而无辜受害,引起一些不应该发生的事情,影响胎宝宝组织器官的健康。

避绕法:外出时,最后在嘴唇上涂上能阻挡有害物的护唇膏。如果要喝水或吃东西,一定要先用清洁湿巾擦拭干净嘴唇。回到家后,洗手的同时别忘了给嘴唇做卫生。

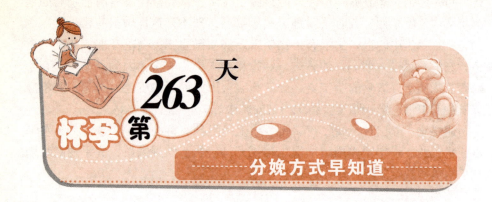

## 怀孕第263天

### 分娩方式早知道

进入孕10月,准妈妈随时都有可能面临分娩,那么您知道分娩方式有几种吗?分娩方式有两种,阴道分娩和剖宫产分娩。阴道分娩中又包括自然分娩和人工辅助分娩。

### 自然分娩

健康的准妈妈,如果骨盆大小正常、胎位正常、胎宝宝大小适中,如无各种不适宜分娩的合并症和并发症,及无医疗上剖宫产的手术指征,医生会鼓励准妈妈自然分娩。

### 剖宫产分娩

剖宫产作为一种手术,尽管现在已是一种非常成熟的技术,但仍然像其他外科手术一样,会有一定的风险和并发症。所以,除非有医疗上的手术指征,医生不会建议准妈妈去做剖宫产术。与阴道分娩相比,剖宫产具有以下一些不利因素:出血多、卧床治疗时间长、住院时间长、增加住院费用、产妇恢复慢以及伴有剖宫产手术并发症。

### 无痛分娩

通常说的"无痛分娩",在医学上其实叫做"分娩镇痛",是用各种方法使分娩时的疼痛减轻甚至使之消失。常用的分娩镇痛方法有:药物镇痛,它是应用麻醉药或镇痛药来达到镇痛效果;非药物镇痛,它主要是通过产前训练、指导子宫收缩时的呼吸等方法来减轻产痛,另外在分娩时按摩疼痛部位或利用中医针灸等方法,也能在不同程度上缓解分娩时的疼痛。

### 人工辅助阴道分娩

在自然分娩过程中出现子宫收缩无力或待产时间拖得过长时,适当加一些加速分娩的药物来增加子宫收缩力,缩短产程。如遇到胎宝宝太大或宫缩无力、产妇体力不够时,就要用会阴侧切、胎头吸引器帮助分娩。这种分娩方式比自然分娩稍微困难些。

第10个月　迎接新生命的到来

怀孕第 264 天　做做分娩热身操

准妈妈不要想着到分娩前夕只能卧床休息了，此时的锻炼更有必要，不仅可以增加体内含氧量，还能缓解孕后期的不适症状，更锻炼了分娩时相关部位的关节和肌肉。当然，您是否能锻炼，还需要咨询医生，以免发生意外。

### ❤ 盘腿坐

**作用**：伸展肌肉，放松腰关节。

**方法**：

1. 盘腿而坐，背部挺直，双手置膝盖上，两眼紧闭，全身放松。

2. 呼吸，双手向下按压；再呼吸，再向下按压；慢慢加大力度，使膝盖向地面靠近。

### ❤ 骨盆运动

**作用**：缓解骨盆关节和腰部肌肉的压力，强健下腹部肌肉。

**方法**：

1. 双手双膝着地。低头，后背上拱呈圆形。

2. 仰头，将面部朝上，重心前移，每呼吸一次做一次重心前移运动。

### ❤ 脚部运动

**作用**：增强血液循环，缓解腿、脚肿胀，强健脚部肌肉。

**方法**：

1. 直身坐椅子上，双脚并拢，平放在地上，保持小腿与地呈垂直状态。

2. 脚尖向上翘起，呼吸1次，脚尖平放；然后再重复做。

3. 左脚置右腿上，左脚脚尖慢慢自上而下活动；然后换右脚，动作同上。

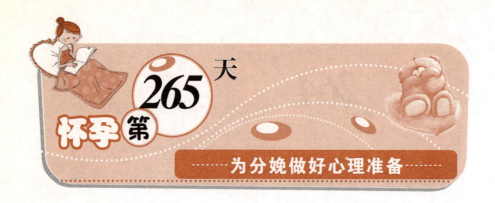

## 怀孕第 265 天 —— 为分娩做好心理准备

进入孕晚期以后，准妈妈子宫已经极度胀大，各器官、系统的负担也接近高峰，因而，准妈妈心理上的压力也越来越大。由于体形变化和运动不便，准妈妈心理上产生了一些变化，有许多准妈妈会产生一种兴奋与紧张的矛盾心理，从而导致情绪不稳定、精神压抑等心理问题，甚至会因心理作用而自感全身无力，即使一切情况正常，也不愿活动。由于临近预产期，有些准妈妈对分娩的恐惧、焦虑或不安会加重，对分娩"谈虎色变"。为此，孕晚期需要做好以下心理准备。

### 了解分娩原理及有关科学知识

克服分娩恐惧，最好的办法是让准妈妈自己了解分娩的全过程以及可能出现的情况，对准妈妈进行分娩前的有关训练，许多地方的医院或有关机构均举办了"孕妇学校"，在怀孕的早、中、晚期对准妈妈及准爸爸进行教育，专门讲解有关的医学知识，以及准妈妈在分娩时的配合。这对有效地减轻心理压力，解除思想负担以及做好孕期保健，及时发现并诊治各类异常情况等均大有帮助。

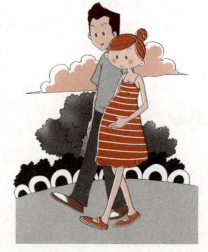

### 做好分娩准备

分娩的准备包括孕晚期的健康检查、心理上的准备和物质上的准备。一切准备的目的都是希望母婴平安，所以，准备的过程也是对准妈妈的安慰。如果准妈妈了解到家人

## 第10个月 迎接新生命的到来

及医生为自己做了大量的工作，并且对意外情况也有所考虑，那么，她的心中就应该有底了。孕晚期以后，特别是临近预产期时，准爸爸应留在家中，使妻子心中有所依托。

### 身体没有意外情况时，不宜提早入院

毫无疑问，临产时身在医院，是最保险的办法。可是，提早入院等待时间太长也不一定就好。首先，医疗设置的配备是有限的，如果每个准妈妈都提前入院，医院不可能像家中那样舒适、安静和方便；其次，准妈妈入院后较长时间不临产，会有一种紧迫感，尤其看到后入院者已经分娩，对自己也是一种刺激。另外，产科病房内的每一件事都可能影响住院者的情绪，这种影响有时候并不十分有利。

## 怀孕每日一页

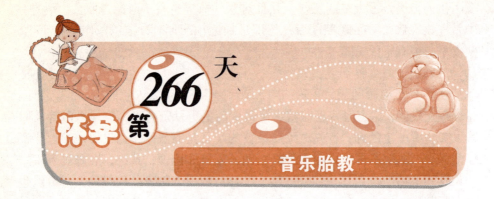

怀孕第 266 天

### 音乐胎教

随着预产期的临近，多数准妈妈的情绪开始焦虑，这时，准妈妈可以多听一些舒缓的音乐来放松情绪。今天准妈妈就来听听这首肖邦的《雨滴》吧！这是一首充满了浪漫色彩和幻想风格的前奏曲，风格纯净明朗，如赞美诗般清新与宁静。准妈妈在欣赏这首作品时，可随着音乐的起伏展开联想，让自己融入优雅的音乐意境中。多听几次，可以放松自己紧张的心情，也能给胎宝宝进行音乐熏陶。

### 赏析

《雨滴》（降D大调前奏曲）是浪漫主义钢琴前奏曲的创始人肖邦所创作的二十四首前奏曲之一。这首前奏曲的音乐形象虽然比较单一，但它仍然有许多细腻的变化。乐曲的开始部分十分抒情，而优美的旋律和歌唱性的低音线条综合在中声部，在隐约可见的"雨滴"声中，显得十分静谧。前奏曲的再现部分比较简练，它只再现了一个乐句。但它的尾声比较完整，并且意味深长，音乐渐渐远去，"雨滴"声慢慢消失，留给人们的是无比丰富的想象。

### 肖邦和乔治·桑

《雨滴》创作于1838年。当时肖邦正在地中海马尔岛疗养。关于这首前奏曲的创作，有这样一段传闻：1838年，活跃在巴黎乐坛上的肖邦，由于肺病的恶化，经女友乔治·桑的安排，千里迢迢地来到四季如春的地中海马尔岛。由于肖邦的病情和乔治·桑的衣着打扮花费，使他们在租房问题上发生了困难。后来经乔治·桑四处奔走，勉强借到一座山殿之中的古老寺院。寺院中不但毫无设备，而且漏雨，简直不能住人。因为寺院十分寒冷，买东西也很不方便，所以，肖邦的养病得到了相反的效果。有一天，乔治·桑上街买东西，恰巧下了大雨，迟迟不能回来。肖邦独自躺在家中，既想念又担心自己的爱人，正在这时候，房间又漏雨，听着滴滴答答的雨声，肖邦索性起身创作，于是就有了这首闻名世界的《雨滴》。

# 第10个月 迎接新生命的到来

## 怀孕第 267 天 — 分娩前吃什么

准妈妈在分娩前一般心情会比较紧张，食不下咽、寝睡不安，而且准妈妈分娩时需要一定的体力，所以准妈妈在分娩前的营养也不容忽视。那么准妈妈在分娩前吃什么好呢？

### 产前营养的重要性

临产前，若准妈妈进食不佳，不能及时获得足够的营养，后果极为严重。可导致母子极其衰弱，由于缺乏分娩的能源，子宫收缩无力，可导致滞产，产程延长，胎儿宫内窘迫，新生儿窒息，甚至分娩过程中死亡。因此，临产时准妈妈要吃饱喝足。

### 柔软易消化的食物

产程持续的时间较长，宫缩引起的阵痛影响了准妈妈的正常进食。接下来的分娩中要消耗大量体能，所以准妈妈必须补充能量。这个时期应选择包子、稀饭、面汤、蛋糕这种柔软、易消化的食物。

### 补充高能量食物

产程中子宫收缩频繁，强烈的子宫收缩会压迫胃部，引起呕吐。加上疼痛加剧、消耗增加，更需要补充一些能迅速被消化吸收的高能量食物，如果汁、藕粉、红糖水等。巧克力这种高能量的食物也能快速补充体力，帮助胎宝宝的娩出。

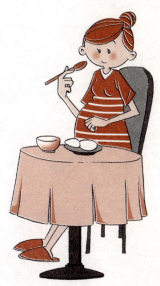

### 注重补水

对于产程时间较短，一般不勉强准妈妈进食。如果产程延期，可以补充糖水、苹果、西瓜、橘子、香蕉、果汁等以免脱水或体力不支。

### 不吃油腻食物

临产期间，由于宫缩的干扰及睡眠的不足，准妈妈的胃肠道分泌消化液的能力降低，蠕动功能也减弱，消化能力也降低，极易存食。因此，最好准妈妈不吃不容易消化的油炸或肥肉类油性大的食物。

### 鸡蛋不宜吃过多

有些人认为"生孩子时应多吃鸡蛋长劲"，于是便一顿猛吃十个八个的，但人体吸收营养并非是无限制的，当过多摄入时，则"超额"部分经肠道及泌尿道排出。因此便加重了胃肠道的负担，还可以引起"停食"、消化不良、腹胀、呕吐及胆固醇增高等。产妇每顿吃1~2个鸡蛋足够，可再配些其他营养品。

# 第10个月 迎接新生命的到来

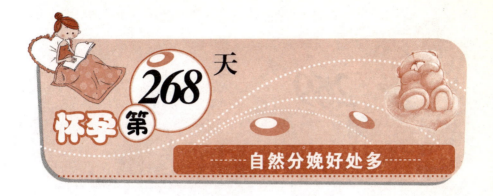

## 怀孕第268天 自然分娩好处多

自然分娩是一种自然的生理现象，相对剖宫产来说，自然分娩的好处是显而易见的。因此，无论准妈妈的年龄大小，只要身体健康、骨盆正常、胎儿正常、胎位正常，最好不要放弃自然分娩。

### 自然分娩对宝宝有益

自然分娩的宝宝是通过自己的努力来到这个世界的，这就为他赢得了一次重要的锻炼机会。在分娩过程中随着子宫节律性收缩，胎宝宝的胸廓也受到有节律的压缩，这样，胎宝宝的肺部会迅速产生一种肺泡表面活性物质，使肺部容易扩张；同时，胎宝宝受到产道的挤压，呼吸道里面的黏液会被挤压出来，以建立正常的自主呼吸，因此自然分娩的新生儿吸入性肺炎患病率低。

自然分娩的宝宝还因为主动参与了一系列适应性转动，其皮肤及末梢神经的敏感性较强，为以后身心协调发展打下了良好的基础。医学研究表明，自然分娩的孩子的语言和社交能力都要优于剖宫产的孩子。

### 自然分娩有助于妈妈恢复

采用了剖宫产的妈妈，产后恢复一般要比自然分娩的慢。自然分娩之后2个小时就能下床走路了，而剖宫产的妈妈则至少要卧床一整天才能动，还要忍受伤口的剧痛。同自然分娩相比，剖宫产至少要多出300毫升的血，引起产后感染、大出血等并发症的概率也要高许多。

从心理上来说，新妈妈经历了分娩的阵痛之后，更能体会到做母亲的伟大与崇高，从而更拉近了母亲与孩子的距离，同时也给了孩子人生中第一次锻炼的机会。

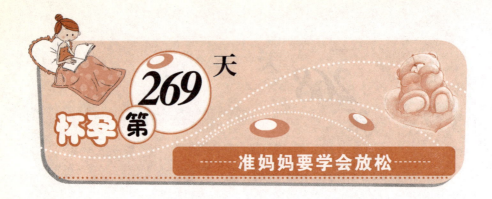

## 怀孕第269天：准妈妈要学会放松

随着分娩日子的临近，很多准妈妈可能都在惴惴不安地等待着那一时刻的到来。其实，现在准妈妈需要做的就是轻松些，再轻松些，尽可能多休息，再尽情地享受最后几天甜蜜的二人世界。如果到了预产期，宝宝还没有要出生的迹象，也不必担心，因为宝宝比预产期提前或推迟两周出生都是正常的。

如果准妈妈对分娩的那一刻总是心存恐惧，不妨提前看书，了解足够多的有关生育方面的知识，解除自己的担忧，使自己放松下来。

### 简便易行的自我放松法

1. 听一些轻松的音乐小睡一会儿，或者在音乐中做一些调整呼吸的动作。

放些轻柔舒缓的音乐，然后拿两把椅子，铺上软垫，脚放在垫子上，背后再放一个又厚又软的靠垫，保持一个舒服和放松的坐姿。闭上嘴，用鼻子缓缓地深吸气，再用嘴将肺里的空气慢慢地完全吐出来。闭上眼睛，让身体在呼气与吐气之中彻底放松。

2. 给最好的朋友打个电话，向他诉说一下您的压力与紧张情绪。

3. 读一本好玩的小说或漫画书，或者看一些能够放松心情的旅行照片。

4. 和准爸爸一起做一顿大餐，或者和准爸爸一起整理一下买来的宝宝服，以及其他一些可爱的宝宝用品。

5. 和准爸爸讨论一下宝宝出生以后的事情，比如宝宝的长相、脾气像谁，宝宝出生后的家务分工，宝宝的教育问题，等等。

6. 让家人给您做个按摩，帮助您放松下来，缓解您的焦虑和紧张情绪。

## 怀孕第270天 了解分娩前征兆

分娩是每一位准妈妈最期待也最担心的时候，为了迎接随时可能到来的分娩，准妈妈需要掌握一些临产征兆。那么，分娩前的征兆有哪些呢？

### 子宫底下降

初产妇到了临产前两周左右，子宫底会下降，这时会觉得上腹部轻松起来，呼吸会变得比前一阵子舒畅，胃部受压的不适感觉减轻了许多，饭量也会随之增加一些。

### 下腹部有受压迫的感觉

由于下降，分娩时即将先露出的部分，已经降到骨盆入口处，因此出现下腹部坠胀，并且出现压迫膀胱的现象。这时您会感到腰酸腿痛，走路不方便，出现尿频。

### 见红

妊娠最后几周，子宫颈分泌物增加，自觉白带增多。正常子宫颈的分泌物为黏稠的液体，平时在宫颈形成黏液栓，能防止细菌侵入子宫腔内，妊娠期这种分泌物更多，而且更黏稠。随着子宫规律地收缩，这种黏液栓随着分娩开始的宫缩而排出；又由于子宫内口胎膜与宫壁的分离，有少量出血。这种出血与子宫黏液栓混合，自阴道排出，称为见红。见红是分娩即将开始比较可靠的征兆。如果出血量大于平时的量，就应当考虑是否有异常情况，可能是胎盘早剥，需要立即到医院检查。

### 腹部有规律的阵痛

一般疼痛持续30秒，间隔10分钟。以后疼痛时间逐渐延长，间隔时间缩短，称为规律阵痛。

### 破水

阴道流出羊水，俗称破水。因为子宫强而有力的收缩，子宫腔内的压力逐渐增加，子宫口开大，头部下降，引起胎膜破裂，从阴道流出羊水，这时离降生已经不远了。

怀孕每日一页

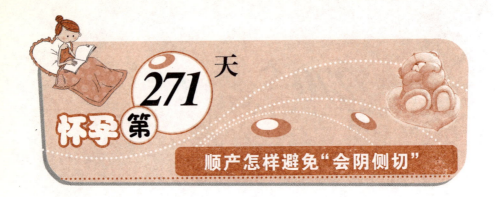

## 怀孕第271天

### 顺产怎样避免"会阴侧切"

会阴侧切是为了宝宝尽快降生，以免胎宝宝心跳减弱、回旋不能顺利进行等可能出现的情况，是便于胎宝宝尽快娩出的手段。可防止准妈妈会阴撕裂、保护盆底肌肉，且外科切开术容易修补和使伤口愈合得更好。

#### 以下症状要做会阴侧切

1. 初产头位分娩时会阴较紧、会阴体长、组织硬韧或发育不良、炎症、水肿或遇急产时会阴未能充分扩张，估计胎头娩出时将发生Ⅱ度以上裂伤者。

2. 各科原因所致头盆不称。

3. 经产妇会阴曾切开缝合，或修补后瘢痕大，影响会阴扩展者。

4. 产钳助产，胎头吸引器助产或初产臀位经阴道分娩者。

5. 早产、胎儿宫内发育迟缓或胎儿宫内窘迫需减轻胎头受压并尽早娩出者。

6. 准妈妈患心脏病或高血压等疾病需缩短第二产程者。

#### 避免会阴切开的小妙方

怀孕期间只要稍加控制饮食、避免胎宝宝过大，并养成运动的好习惯，不但可以使产程较为顺利，也可以减少会阴切开的概率。

1. 准妈妈在孕5~6月要少吃淀粉类食物，并增加蛋白质的摄取，可以减少体重增加的速度、避免宝宝过大。

2. 多散步、爬楼梯和练习拉梅兹呼吸法等，都可以加强肌力，帮助生产。

3. 锻炼括约肌，绷紧阴道和肛门的肌肉，每天差不多做200次，每次8~10秒。也可以试着在小便的时候收缩肌肉，停一下。经常锻炼括约肌可使会阴部的肌肉韧性良好，使分娩更轻松，而且会阴还会保持完好无缺（更少的撕裂和采用会因切开术更小的概率）。对产后二人世界享受性事的甜蜜也有所帮助。因为它会阻止盆腔内器官的脱垂和老化。

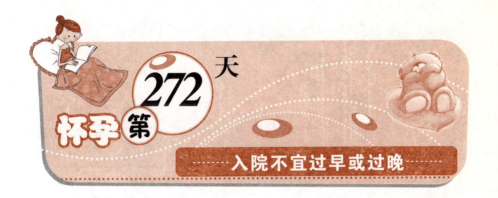

## 怀孕第272天 入院不宜过早或过晚

正常的准妈妈在出现临产先兆时应及时入院，但如果入院太早，容易引起准妈妈精神紧张，往往引起滞产；如果入院太晚，又容易产生意外，危及大人和小孩生命。那么，什么时候入院比较合适呢？

### 出现以下征兆后入院比较合适

**临近预产期：**如果平时月经正常的话，基本上是预产期前后分娩。所以，临近预产期时就要准备入院。

**子宫收缩增强：**当宫缩间歇由时间较长，转为逐渐缩短，并持续时间逐渐增长，且强度不断加大时，应赶紧入院。

**尿频：**准妈妈本来就比正常人的小便次数多，间隔时间短，但在临产前会突然感觉离不开厕所，这说明小儿头部已经入盆，即将临产了。

**见红：**分娩前24小时内，50%的妇女常有一些带血的黏液性分泌物从阴道排出，称"见红"。这是分娩即将开始的一个可靠征兆，应立即入院。

**高危准妈妈早入院：**高危准妈妈应早些入院，以便医生检查和采取措施。

### 有以下异常情况时，也应及早入院

妊娠合并内科疾病，如心脏病、肝、肾病患等。

过去有过不良生育史，如流产3次以上、早产、死胎、死产、新生儿死亡或畸形儿史等。

本次妊娠出现某些异常现象，如妊娠期高血压综合征、羊水过多、羊水过少、前置胎盘、胎位不正等。

存在其他特殊情况，如高龄产妇、身材矮小、骨盆狭窄等。

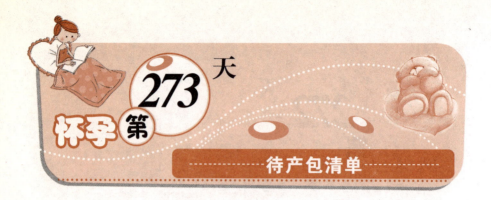

## 怀孕第273天 待产包清单

预产期已经开始倒数计时，入院准备工作需要提上日程，除了了解医院的入院程序，还要准备好各项母婴用品，下面是待产时候需要用到的一些物品清单。

### 妈妈待产包

**梳洗用具**：牙膏、牙刷、漱口杯、香皂、洗面奶；毛巾3条（擦脸、身体和下身）；擦洗乳房的方巾2条；小脸盆2个，洗下身的脸盆，热敷或者清洁乳房的脸盆备1个；梳子、镜子、发卡。

**特殊衣物**：大号棉内裤3条；哺乳胸罩2件、背心2件、哺乳衬垫；便于哺乳的前扣式睡衣；束腹带1条；产妇垫巾、特殊或加长加大卫生巾、产后卫生棉、面巾纸；保暖的拖鞋（产后需要加强脚部保暖）。

**个人餐具**：水杯、汤匙（有的医院需要自己准备成套餐具，需要提前搞清楚）。

**方便食品**：准备一些巧克力或饼干，饿了随时吃。

**证件**：身份证、医疗保险卡、有关病历、住院押金等。

### 准爸爸候产包

在等待生产的时间里，准爸爸也不是无事可做，以下是准爸爸需要准备的东西：

1. 照相机或录像机，可以记录这重要的一刻。

2. 游戏机或轻松的书，可以帮您缓解神经压力。

3. 洗漱用品和换洗衣物（如果需要您陪护的话）。

4. 小收音机，没有辐射，且可以和妻子、宝宝一起听音乐。

### 宝宝要用的东西

和尚衫2~3件；

纸尿裤（小号）2包；纯棉尿布若干；

睡袋（有的医院会提供）；包被；

小方巾3条，宝宝吃奶、喝水时垫在下巴底下；

奶粉1包（备用）；水碗、小勺；

奶瓶、奶瓶刷。

第10个月 迎接新生命的到来

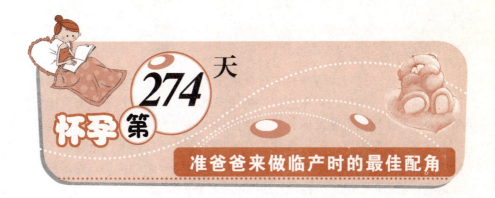

怀孕第 274 天

准爸爸来做临产时的最佳配角

在中国，准爸爸进产房也开始提倡起来，让丈夫能够一起分担生产过程的辛苦，一起聆听宝宝的第一声啼哭，一起共享宝宝降临人世时的无尽喜悦。那么，准爸爸怎样才能在产房里发挥最大的作用呢？

### 缓解准妈妈痛苦的奇招

**招数一：**好话说尽。坚持鼓励准妈妈的表现出色，要表现出对她能够顺利生产的信心，要让准妈妈知道她将带给他们生活一个崭新的开始，要一再表白对她的感情和感激之情。

**招数二：**按摩高手。在整个生产过程中，要通过对准妈妈不同身体部位的按摩，达到缓解疼痛的效果，比如背部按摩、腰部按摩，还有腹两侧按摩。

**招数三：**制造轻松气氛。为了鼓励准妈妈，在阵痛间隙，准爸爸可以和她一起畅想即将诞生的宝宝的模样，将来怎样培养他，调侃宝宝会像彼此的缺点，会如何调皮，如何可爱，生活会如何精彩等等，也可以回忆以前可笑的生活事件，要竭尽全力制造轻松气氛。

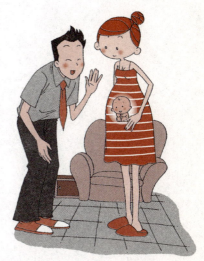

### "兵马"未动 "粮草"先行

要准备好充足的水、点心或者她平时最喜欢吃的小零食，最好还有巧克力，随时准备给她补充能量，这很重要。准妈妈在生产过程中，体力消耗巨大，虽然没有胃口吃什么东西，但是需要喝水，对于产程长的准妈妈，准爸爸到及时提醒准妈妈进食，保证准妈妈在关键时刻有力气。

### 不可有半点责备

准妈妈在生产过程中可能会有过激或反常表现，比如大哭大叫，产房里的准爸爸常常会成为攻击对象。在这种情况下，准爸爸千万不可流露出任何责备，对一些生理的异常反应，要表现出极大的理解和容忍，这个时候准爸爸的表现甚至会影响以后的夫妻感情和家庭生活。所以，准爸爸这时一定要沉住气。在阵痛过程中，不要进行无关的，或内容复杂的谈话，而是要尽量和准妈妈一起用以上提到的各种方法挺过一阵阵的痛楚。

第10个月　迎接新生命的到来

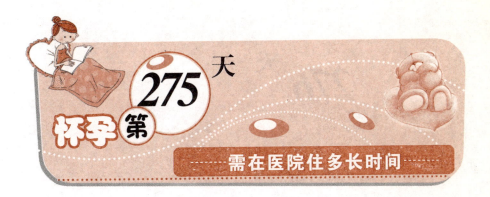

怀孕第275天 —— 需在医院住多长时间

顺产的新妈妈一般产后恢复较快，产后仅有会阴部位伤口，并发症少。如果局部伤口愈合好，没有感染，3天后即可出院。而对于剖宫产的新妈妈，因损伤较大，术后需要较长时间恢复，且需要观察术后并发症，因此住院天数稍微长一些。

### 产后住院注意事项

要有充足的休息和睡眠，以利身体复原；摄取足够的营养，不必忌食；要注意外阴部的清洁，勤换卫生棉；每天需淋浴，以维持皮肤正常的排泄功能。

### 产后要坐月子

准妈妈完成分娩以后，生殖器官及各系统进入恢复阶段，现代医学上称这一时期为"产褥期"，也就是民间所称的"坐月子"，一般需要42~56天。坐月子的目的是为了让新妈妈能借助饮食、休息，甚至健身操让自己身体的气血、筋骨以及生殖器官完全恢复健康。

### 产后日常生活的恢复

正常情况下，新妈妈分娩后6小时内应排尿一次；产前灌肠的新妈妈，可能产后2~3天首次大便，产前未灌肠的新妈妈，可能1~2天首次排便；顺产的新妈妈在产后6~12小时内就可以下床，剖宫产的新妈妈产后第2天可下床；顺产的新妈妈，产后2~3天即可洗澡，如果是会阴侧切或剖宫产，可由家人协助擦洗身体，先不要洗澡；一般情况下，恶露在产后2~4周就干净了，少数新妈妈可以持续1~2个月；产后性生活一般随身体的恢复，应在分娩2个月以后进行。

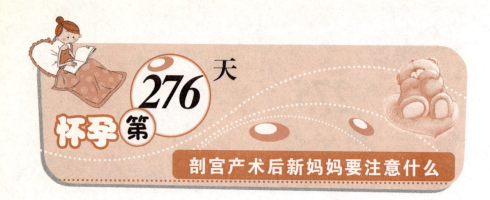

## 怀孕第 276 天：剖宫产术后新妈妈要注意什么

### 采取正确体位

剖宫产新妈妈应采取正确体位，去枕平卧6小时，然后采用侧卧或半卧位，使身体和床呈20°~30°角。

### 合理安排产后饮食

术后6小时可进流质食物，术后第二天可吃粥、鲫鱼汤及猪蹄汤等半流质食物。应注意补充富含蛋白质的食物，以利于伤口愈合。

### 及早下床活动

剖宫产术麻醉作用消失后，可在床上做些上下肢收放活动，术后24小时翻身、坐起，并慢慢下床活动，这样可以促进伤口血液流动，防止血栓形成，促进肠蠕动，防止肠粘连。

### 提倡母乳喂养

早哺乳有利于子宫复旧，也可避免乳汁淤积。

### 注意阴道出血

阴道出血如超过月经量，应告知医生，及时采取措施。剖宫产术后100天，若无阴道出血，可恢复性生活，但应采取避孕措施，产后半年可上节育环。

### 及时排尿

留置尿管在术后36小时即可拔除，并在3~4小时及时排尿，以免形成尿潴留。

### 防止伤口裂开

术后腹部应加压包扎，在咳嗽、恶心、呕吐时病人应压住伤口两侧，防止切口缝线断裂。当妈妈感觉剖宫产伤口疼痛时，可以采取半卧位，这样能够减少伤口的张力，减轻伤口的疼痛。

### 少用止痛药

剖宫产术后麻醉药的作用逐渐消失，新妈妈一般在术后数小时，伤口开始剧烈疼痛，但要尽量少用止痛药物。

第10个月　迎接新生命的到来

怀孕第 277 天　产后要及时排尿

### 以防生尿潴留

正常情况下，新妈妈分娩后 6 小时内应排尿一次，否则容易发生尿潴留、尿不彻底，引发尿路感染。产后 8 小时仍未排尿的新妈妈，经过检查如果子宫底高达脐以上水平，或在宫底下方扪及囊性物，表示可能存在尿潴留，需要进行导尿，避免胀大的膀胱影响子宫收缩。

即使排尿后仍需注意防止膀胱内有残余尿。检查的方法为新妈妈排尿后在耻骨上方用力压小腹部，体会一下是否还有尿意。如果仍有尿意，说明有残余尿，需要继续刺激排尿，直到恢复正常排尿为止。

### 产后不能排尿的产生因素

分娩过程中，胎儿先露较长时间的压迫膀胱，膀胱黏膜水肿，张力下降，收缩力差；会阴伤口产生疼痛，对排尿有恐惧心理，尿道反射性痉挛，因此排尿困难；腹壁松弛，张力下降，排尿无力；有的准妈妈不习惯躺着排尿。

### 促排尿的方法

可以试着多饮水，使尿量增多，小便时争取半蹲半立的姿势；在下腹正中放置热水袋以刺激膀胱收缩；平时多做收缩膀胱括约肌的锻炼，每 15～20 分钟收缩和放松骨盆肌肉 5 次；从心理上克服这种恐惧，随着身体的慢慢复原，相信很快就可以自己排尿了。

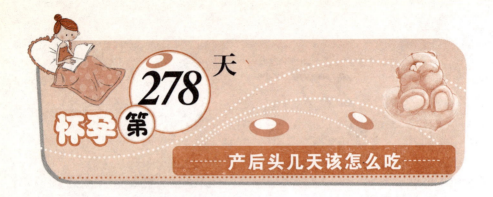

## 怀孕第 278 天

### 产后头几天该怎么吃

1. 由于产后胃消化能力弱，食欲尚未恢复，产后头几天饮食以半流质、软饭为主，加工也要精细一些。

煮荷包蛋、蒸蛋羹、冲蛋花汤、藕粉等都是很好的选择。

可另外选用稀粥、汤面、馄饨、面包、牛奶、豆浆等，选用的动物性蛋白以鸡蛋、瘦肉、鱼、鸡较好。

除了三顿饭，可以在下午和晚间各加餐1次。

2. 鸡汤、鱼汤、排骨汤有利下奶，但要把汤内浮油撇净，以免进食过多脂肪，奶汁内脂肪含量增加，导致婴儿腹泻，也不要过咸。

3. 不要忌食青菜和水果，绿叶菜和水果含有丰富的维生素C、食物纤维，能使大便通畅。

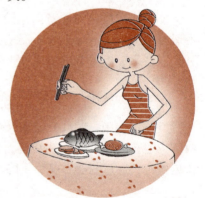

4. 孕期合并缺钙、贫血以及分娩时出血多的新妈妈，除了吃含钙、铁多的食物，如牛奶、鸡血、猪肝、青菜、豆制品外，还要继续服用鱼肝油丸、钙片等。

5. 不要吃辛辣和生冷坚硬的食物，如韭菜、大蒜、辣椒、胡椒、茴香等，这些食物会使母体内热，通过乳汁会影响到婴儿。

一般产后3~4天新妈妈就可以吃普通饭食了，不要吃得过稀，也不要吃得过饱、过多。

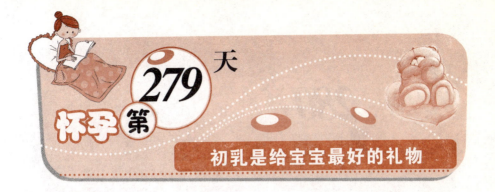

## 怀孕第279天 初乳是给宝宝最好的礼物

### 初乳最珍贵

新妈妈最初分泌的乳汁叫初乳，虽然不多但浓度很高，颜色类似黄油。与成熟乳比较，初乳中含有丰富的蛋白质、脂溶性维生素、钠和锌，还有包含人体所需的各种酶类、抗氧化剂等。相对而言含乳糖、脂肪、水溶性维生素较少；初乳中IgA可以覆盖在新生儿未成熟的肠道表面，阻止细菌、病毒的附着；初乳还有促脂类排泄作用，减少黄疸的发生。所以初乳被人们称为第一次免疫。新妈妈一定要抓住给宝宝初乳喂养的机会。

此外，早产乳也具有最适合喂养自己早产儿的特点，如早产乳乳糖较少，蛋白质、IgA、乳铁蛋白较多，最适合早产儿生长发育的需要。

### 早接触、早吸吮、早开奶

目前主张产后立即喂奶，正常足月新生儿出生脐带结扎后，如无异常情况，半小时内就可以喂哺，这就是现在所提倡的早接触、早吸吮、早开奶。

早接触是指分娩的妈妈和婴儿进行皮肤接触在2~3分钟以内开始，接触时间不得少于30分钟；早吸吮是指产后30分钟内让婴儿吸吮；早开奶是指分娩后尽早开始给宝宝哺乳。

### 喂奶时要注意

哺乳前新妈妈应先做好准备，将手洗干净，用温开水清洗乳头；哺乳时妈妈最好坐在椅子上，将宝宝抱在怀中，如宝宝的头依偎于母亲左侧手臂，则先喂左侧乳房，吸空后换另一侧；妈妈将拇指和四指分别放在乳房上、下方，托起整个乳房喂哺，让宝宝把整个乳晕都含在口中，除非奶流过急，新生儿呛奶，否则避免用手剪刀式夹托乳房；哺乳完毕后，以软布擦洗乳头，并盖于其上；再将宝宝抱直，头靠肩，用手轻拍宝宝背部，使宝宝打几个嗝，胃内空气排出，以防溢奶，然后将宝宝放在床上，向右倾卧位，头略垫高。

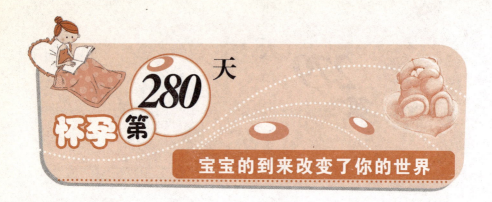

## 怀孕第280天

### 宝宝的到来改变了你的世界

#### 家庭角色的改变

家庭有了新成员，会改变原先只有丈夫和妻子两人的小家庭。

**爸爸**：责任增大了，除了要照顾妻子，还要有大部分的精力照顾孩子的生活起居、养育、教育等问题；经济负担也会相应增加；家庭责任感自然而然会加强；面临着上有老、下有小的家庭角色。

**妈妈**：大部分妈妈会把更多的精力放在孩子身上，往往会忽略丈夫的生活和感受。因此，妈妈要同时关心丈夫，避免丈夫的失落感。

**爷爷奶奶**：由于有了第三代，会更加高兴；但是要注意处理好与新爸爸、新妈妈和孙辈的关系，尤其婆媳之间，要因孙辈的出现而使家庭关系更融洽，而不是矛盾重重；也要注意自己身体的状况，帮忙带孩子的时候做到力所能及。如精力不够，最好找个保姆。

#### 养育宝宝的烦琐

一个鲜活的生命放在你面前，往往会手足无措，不知道宝宝哭了怎么办、生病了怎么办、怎么喂奶、怎么换尿布等等，一系列令爸爸妈妈头疼的情况都会出现。这时，要做好心理准备，照顾宝宝是既费精力、又费心力的事情；新妈妈要先注意自己身体的恢复和健康，抓紧一切空余时间休息；遇上问题，多请教有经验的人和医生；爸爸更要关心、体贴妻子，让妻子坐好月子。

孩子的到来虽然改变了你们以前的生活，可有孩子的生活会更丰富、更精彩，好好享受生活，做称职的爸爸妈妈吧。